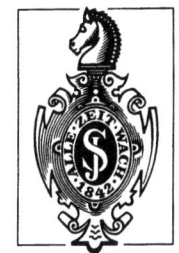

Ch. Hannig

Radiologische Funktionsdiagnostik des Pharynx und des Ösophagus

Mit 132 Abbildungen
und 39 Tabellen

Springer-Verlag
Berlin Heidelberg New York
London Paris Tokyo
Hong Kong Barcelona
Budapest

Priv.-Doz. Dr. Christian Hannig
Klinikum rechts der Isar
der Technischen Universität Mnchen
Ismaninger Straße 22

81675 München

ISBN-13: 978-3-642-78144-5   e-ISBN-13: 978-3-642-78143-8
DOI: 10.1007/978-3-642-78143-8

Dieses Werk ist urheberrechtlich geschützt. Die dadurch begründeten Rechte, insbesondere die der Übersetzung, des Nachdrucks, des Vortrags, der Entnahme von Abbildungen und Tabellen, der Funksendung, der Mikroverfilmung oder der Vervielfältigung auf anderen Wegen und der Speicherung in Datenverarbeitungsanlagen, bleiben, auch bei nur auszugsweiser Verwertung, vorbehalten. Eine Vervielfältigung dieses Werkes oder von Teilen dieses Werkes ist auch im Einzelfall nur in den Grenzen der gestzlichen Bestimmungen des Urheberrechtsgesetzes der Bundesrepublik Deutschland vom 9. September 1965 in der jeweils geltenden Fassung zulässig. Sie ist grundsätzlich vergütungspflichtig. Zuwiderhadlungen unterliegen den Strafbestimmungen des Urheberrechtsgesetzes.

© Springer-Verlag Berlin Heidelberg 1995
Softcover reprint of the hardcover 1st edition 1995

Die Wiedergabe von Gebrauchsnamen, Handelsnamen, Warenbezeichnungen usw. in diesem Werk berechtigt auch ohne besondere Kennzeichnung nicht zu der Annahme, daß solche Namen im Sinne der Warenzeichen- und Markenschutz-Gesetzgebung als frei zu betrachten wären und daher von jedermann benutzt erden dürften.
Produkthaftung: Für Angaben über Dosierungsanweisungen und Applikationsformen kann vom Verlag keine Gewähr übernammen werden. Derartige Angaben müssen vom jeweiligen Anwender im Einzelfall anhand anderer Literaturstellen auf ihre Richtigkeit überprüft werden.

Satz: Datenkonvertierung durch Springer-Verlag
SPIN 10101434   21/3130-5 4 3 2 1 0 Gedruckt auf säurefreiem Papier

Inhaltsverzeichnis

1	**Einführung**	1
1.1	Ziel der Studie	1
1.2	Einleitung	2
1.3	Geschichte der Kinematographie	3
2	**Patientengut**	5
3	**Methodik**	9
3.1	Technische Beschreibung der verwendeten Geräte	9
3.1.1	Röntgenbildverstärker mit Einrichtung für die Hochfrequenzkinematographie	9
3.1.2	Film und Entwicklung	10
3.1.3	Auswertegerät	10
3.2	Strahlenbelastung	10
3.3	Radiologische Untersuchungstechnik	11
3.3.1	Kontrastmittel	11
3.3.1.1	Nicht-wasserlösliche Barium-Sulfat-Suspensionen	12
3.3.1.2	Wasserlösliche Jod-haltige Kontrastmittel	13
3.3.2	Physikalisch angepaßtes Kontrastmittel und Pharmakoradiographie	14
3.3.2.1	Thermische Provokationstests	14
3.3.2.2	Pharmakologische Provokations- und Extinktionstests	14
3.3.3	Entwicklung einer Barium-Sulfat-Gelatinekugel für spezielle pharyngo-ösophageale Fragestellungen	18
3.3.3.1	Anwendungsbeispiele (Beispiel 1–3)	20
3.3.3.2	Angaben zur Arzneiform	22
3.3.3.3	Herstellung	22
3.3.3.4	Diskussion zur Wertigkeit der Bariumsulfat-Gelatinekugel	24
3.3.4	Untersuchungsmodus	25
3.3.4.1	Auswahl des Kontrastmittels	25
3.3.4.2	Standardprojektionen	26
3.4	Experimentelle Bestimmung des "normalen" Bolusvolumens	29
3.5	Neuentwickelte Meßparameter zur Bestimmung der pharyngo-ösophagealen Motilität	30

3.6	Experimentelle Bestimmung der Abhängigkeit der Kontraktionsparameter vom Bolusvolumen	33
3.7	Auswertung der Meßergebnisse mittels eines Computerbogens...	37
3.7.1	Beurteilung der oralen Funktion...................................	38
3.7.2	Beurteilung der pharyngealen Funktion......................	39
3.7.3	Beurteilung der Funktion des tubulären Ösophagus ...	40
3.8	Zusammenführung der Untersuchungsdaten der Hochfrequenzkinematographie, Manometrie, pH-Metrie, Endoskopie und anderer klinischer Untersuchungen...	40
4	**Anatomie**...	**43**
4.1	Die Pharynxkonstriktoren...	44
4.2	Bindegewebskompartimente als Dehnungs- und Verschieberäume...	46
4.3	Innervation...	47
4.4	Vaskularisation	48
4.5	Der obere Ösophagussphinkter	48
4.6	Anatomisch-histologische Bestimmung der muskulären Zusammensetzung des pharyngo-ösophagealen Überganges und des Ösophagus	49
4.6.1	Überblick über die bisher vorliegenden Studien..........	49
4.6.2	Eigene Untersuchungen zum muskulären Aufbau des tubulären Ösophagus...	50
4.7	Röntgenanatomie...	54
5	**Physiologie des Schluckaktes**......................................	**57**
5.1	Die orale Phase	57
5.2	Die pharyngeale Phase...	60
5.3	Die ösophageale Phase	62
5.4	Der obere Ösophagussphinkter	63
5.5	Röntgenmorphologie des Schluckaktes bei Normalpatienten	64
6	**Experimentelle Bestimmung der "Normalwerte" der Motilität des Pharynx und des Ösophagus**........	**67**
6.1	Bestimmung der Normalwerte der pharyngealen Kontraktionsparameter an einem Normalkollektiv......	68
6.1.1	Definition des Normalkollektivs	68
6.1.2	Beschreibung des Normalkollektivs............................	69
6.1.3	Meßwerte des Normalkollektivs	69
6.1.3.1	Quantitative Parameter	69
6.1.3.2	Qualitative Parameter..	72

6.2	Ermittlung eines Referenzbereiches der Kontraktionsparameter	73
6.3	Simultane kinematographische und manometrische Registrierung der normalen primären Peristaltik des tubulären Ösophagus	74
6.4	Diskussion	76
7	**Dysphagie und Globus pharyngis**	**81**
7.1	Ziel des Kapitels	81
7.2	Begriffsbestimmung und historischer Überblick	81
7.2.1	Definition der Dysphagie	81
7.2.2	Definition des Globus pharyngis	82
7.2.3	Historischer Überblick	82
7.3	Patientengut	83
7.4	Ergebnisse	84
7.4.1	Dysfunktionen in beiden Kollektiven	85
7.4.1.1	Störungen der oralen Motorik	85
7.4.1.2	Störungen der pharyngo-laryngealen Interaktion	85
7.4.1.3	Störungen der pharyngealen Kontraktilität	87
7.4.1.4	Störungen der Funktion des oberen Ösophagussphinkters	89
7.4.1.5	Pharyngeale inkonstante und konstante Wandschwächen	91
7.4.1.6	Störungen der Ösophagusfunktion	94
7.4.2	Morphologische Veränderungen	96
7.4.2.1	Morphologische Veränderungen im Pharynx	96
7.4.2.2	Morphologische Veränderungen des Ösophagus	99
7.5	Diskussion	103
7.5.1	Psychosomatische versus somatische Theorien	103
7.5.2	Diskussion der Dysfunktionen	106
7.5.2.1	Ursachen der Dysfunktion des oberen Ösophagussphinkters	110
7.5.2.2	Dysfunktionen des tubulären Ösophagus	110
7.5.3	Diskussion der morphologischen Veränderungen des Pharynx und des Ösophagus	113
7.5.4	Überprüfung der kinematographischen Diagnosen beim Globus pharyngis durch eine Follow-Up-Studie	116
7.6	Schlußgedanken	116
8	**Neurologische Schluckstörungen**	**117**
8.1	Problemstellung	117
8.2	Modifikationen des radiologischen Untersuchungsmodus	118
8.3	Patientengut mit neurologischen Erkrankungen	119
8.4	Röntgenkinematographische Analyse des Pathomechanismus der Aspiration	120

8.4.1	Festlegung des Schweregrades einer Aspiration	120
8.4.2	Die prädeglutitive Aspiration	124
8.4.3	Die intradeglutitive Aspiration	126
8.4.4	Die postdeglutitive Aspiration	128
8.5	Fallbeispiele für die prä-, intra- und postdeglutitive Aspiration	130
8.6	Erste Ergebnisse einer auf der Basis kinematographischer Analyse entwickelten funktionellen Anti-Aspirations-Chirugie (Modifizierte Laryngo-Hyoido-Mento-Pexie)	135
8.7	Röntgenkinematographische Analyse neurologischer Schluckstörungen ohne Aspiration	140
8.7.1	Oropharyngeale Dysfunktionen	141
8.7.2	Pharyngeale Dysfunktionen	144
8.8	Diskussion	146
9	**Achalasie und diffuser Ösophagusspasmus**	**147**
9.1	Begriffsbestimmung	148
9.2	Beschreibung der Krankheitsbilder (Röntgenmorphologie, Diagnostik und Therapie)	148
9.2.1	Hypomotile und amotile Achalasie	148
9.2.2	Hypermotile Achalasie	150
9.2.3	Diffuser Ösophagusspasmus	152
9.3	Patientengut	152
9.4	Ergebnisse und Statistik	156
9.4.1	Röntgenkinematographische Untersuchungsergebnisse	156
9.4.2	Manometrische Untersuchungsergebnisse	162
9.5	Diskussion	163
10	**Zenker'sche Divertikel**	**167**
10.1	Einleitung	167
10.2	Radiologische Stadieneinteilung	168
10.3	Symptomatik	170
10.4	Therapie	172
10.5.	Patientengut	173
10.5.1	Patienten mit bisher nicht behandelten Zenker'schen Divertikeln	173
10.5.2	Alters- und Geschlechtsverteilung	174
10.5.3	Beschwerdebild der Patienten	174
10.6.	Ergebnisse	176
10.6.1.	Befunde am oberen Ösophagussphinkter	176
10.6.2.	Inzidenz pharyngealer "Pouches"	180
10.6.3	Pharyngeale Kontraktilität in Abhängigkeit vom Divertikelstadium	181
10.6.4	Postoperative Ergebnisse am oberen Ösophagussphinkter	182

10.6.5	Veränderungen am Ösophagus	183
10.6.5.1	Störungen des ösophago-gastrischen Überganges	184
10.6.5.2	Störungen der Ösophagusfunktion	184
10.6.5.3	Morphologische Ösophagusveränderungen	185
10.7	Diskussion	185
10.7.1	Diskussion der eigenen Ergebnisse	189
10.7.1.1	Befunde am Ösophagus und am ösophago-gastrischen Übergang als pathogenetische Faktoren	190
10.7.1.2	Veränderungen am Pharynx	192
10.7.2	Prädisponierende Faktoren zur Genese	193
10.7.3	Alters- und Geschlechtsverteilung der Patienten	195
10.7.4	Verlaufsbeobachtungen von Patienten	196
10.7.5	Schlußfolgerungen	197
11	**Funktionelle und morphologische Veränderungen des oberen Ösophagussphinkters und des Pharynx nach Laryngektomie**	**199**
11.1	Anatomische Veränderungen	199
11.2	Einteilung des Patientengutes nach Tumorstadium und Therapieschema	200
11.3	Angepaßte Methodik	201
11.4	Ergebnisse	201
11.5	Diskussion	207
12	**Indikationen für die Hochfrequenzkinematographie beim Staging maligner Pharynxprozesse**	**211**
12.1	Stufendiagnostik beim Pharynxmalignom, Definition des Studienzieles	211
12.2	Spezielle Anatomie der retropharyngealen Kompartimente – Konsequenzen für die Tumorausdehnung	211
12.3	Spezielle Untersuchungstechniken bei der "statischen" und der "dynamischen" Pharyngographie (HFK)	212
12.3.1	Statische Pharyngographie	212
12.3.2	Hochfrequenzkinematographie	213
12.4	Patientengut	216
12.5	Diskussion	220
13	**Zusammenfassung**	**223**
	Literaturverzeichnis	225
	Sachverzeichnis	241

Danksagung

Meinem klinischen Lehrer, Herrn Prof. Dr. med. Dr. h.c. P. Gerhardt, Direktor des Instituts für Röntgendiagnostik, möchte ich ganz besonders für die Unterstützung und großzügige Förderung der vorliegenden Arbeit, sowie für seine zahlreichen hilfreichen Anregungen danken.

Besonderen Dank schulde ich auch seinem Vorgänger am Lehrstuhl für Röntgendiagnostik, Herrn Prof. Dr. med. H. Anacker, der mir die zur Erlernung der Methode notwendigen Studienaufenthalte in den Vereinigten Staaten ermöglichte und für die ersten apparativen Einrichtungen sorgte.

Herrn Prof. Dr. med. A. Breit, seinerzeit kommissarischer Direktor des Instituts für Röntgendiagnostik, bin ich für die Ermutigung und die Unterstützung zur Fortführung der Forschungsarbeiten zu großem Dank verpflichtet.

Dem kürzlich verstorbenen Herrn Prof. Dr. M.W. Donner, Chairman of the Department of Radiology, Johns-Hopkins-University Baltimore, möchte ich für die ersten grundlegenden Erfahrungen in der Röntgendiagnostik der Schluckstörungen während meiner Studienaufenthalte in den Vereinigten Staaten danken. Er hat mir zusammen mit den Mitarbeitern des "Swallowing Centers" entscheidende Impulse für unsere Studien gegeben. Die anatomisch-physiologischen Grundkenntnisse verdanke Herrn Prof. Dr. J. Bosma aus Baltimore.

Mein Dank gilt ferner allen Mitgliedern der "Arbeitsgemeinschaft für Dysphagie" ohne deren interdisziplinäre Zusammenarbeit die vorliegende Arbeit nicht möglich gewesen wäre. Dies gilt insbesondere für die Kollegen der Chirurgischen Klinik (Direktor: Prof. Dr. J. R. Siewert), der II. Medizinischen Klinik (Direktor: Prof. Dr. M. Classen) sowie der Klinik und Poliklinik für Hals-Nasen-Ohren-Heilkunde (Direktor: Prof. Dr. W. Schwab, emerit., jetzt: Prof. Dr. W. Arnold).

Den Doktoranden, Herrn C. Volkmer, Herrn A. Denzinger, Herrn K. Amon und Herrn W. Kohl möchte ich für den Beistand bei der Datendokumentation meinen Dank abstatten. Für wertvolle Ratschläge und tatkräftige Unterstützung bei der statistischen Auswertung bin ich Herrn PD Dr. K. Ulm, Institut für Medizinische Statistik und Epidemiologie der Technischen Universiätt München (Direktor: Prof. Dr. Lange) verpflichtet. Bei der Datenverarbeitung unterstützte mich tatkräftig Frau Ehegartner (Chirurgische Klinik). Beratend standen mir hierbei Herr M. Wissinger, Herr A. Gillhuber und Herr D. Feiler zur Seite.

Mein besonderer Dank gilt weiterhin Frau T. Garnebode, die sehr sorgfältig das Bildmaterial aufbereitete.

Nicht zuletzt danke ich meiner Ehefrau, Dott. Anita Wuttge-Hannig, die mich über mehrere Jahre am Institut für Röntgendiagnostik bei der wissenschaftlichen Arbeit mit großem Engagement unterstützte. Aus ihrer Feder stammen die zahlreichen anatomischen und schematischen Zeichnungen.

1 Einführung

1.1 Ziel der Studie

Bei der röntgendiagnostischen Erfassung krankhafter Veränderungen des Pharynx und des Ösophagus war und ist die Aufmerksamkeit primär auf die Darstellung morphologischer Veränderungen gerichtet. Bei der hohen Bedeutung funktioneller Störungen in der Problemzone "Kreuzung der Atem- und Speisewege" im pharyngo- ösophagealen Übergang bestand darüber hinaus gastroenterologischerseits dringender Bedarf an röntgendiagnostischer Erfassung auch von Funktionsveränderungen und Funktionsstörungen. Die bis ins einzelne gehende pathognomonische und kausale Differenzierung der verschiedenen Funktionsstörungen ist von hoher Praxisrelevanz für die Differential-Indikationsstellung zur Therapie. In diesem interdisziplinären Problemkomplex bringt die von uns eingesetzte spezielle Röntgendiagnostik in Form der Hochfrequenzkinematographie wesentliche Entscheidungshilfen ein. Dies gilt insbesondere für den Pharynx und den oberen Ösophagussphinkter (OÖS), die an der Kreuzung des Atmungs- und Verdauungsweges eine präzise abgestimmte Schutzfunktion erfüllen.

In der vorliegenden Arbeit sollen die Art und Häufigkeit pharyngo-ösophagealer Funktionsstörungen bei den Leitsymptomen Dysphagie und Globus pharyngis analysiert und der Zusammenhang zwischen Motilitätsstörungen des Pharynx und des Ösophagus als pathogenetisches Prinzip am Beispiel ausgewählter Krankheitsbilder erörtert werden.

Erst durch die enge interdisziplinäre Zusammenarbeit im Rahmen der Arbeitsgemeinschaft für Schluckstörungen am Klinikum rechts der Isar war die klinische Wertung dieser Funktionsstörungen möglich.

Diese seit 1984 bestehende Arbeitsgruppe setzt sich aus Mitarbeitern der Chirurgischen Klinik, der II. Medizinischen Klinik, der Klinik und Poliklinik für Hals-Nasen-Ohren-Heilkunde, der Dermatologischen Klinik und des Instituts für Röntgendiagnostik am Klinikum rechts der Isar der Technischen Universität München zusammen. Die neurologische und psychiatrische Rehabilitation wurde zum Teil durch die Mitarbeiter des Neurologischen Krankenhauses München Tristanstraße übernommen.

Die anhand von kinematographischen Studien gewonnenen Daten sollen im Hinblick auf ihre Bedeutung für die Pathogenese der einzelnen Funktionsstörungen diskutiert werden.

Insbesondere sollten folgende Fragestellungen geklärt werden:

a Wie ist die Röntgenmorphologie des Schluckaktes beim Gesunden ?
Ist mit möglichst wenigen Meßparametern eine Definition des Motilitätsverhaltens eines "normalen" Pharynx und des oberen Ösophagussphinkters zu erzielen ?

b Welche Beiträge liefert die HFK für die Erkennung und Interpretation pathophysiologischer Vorgänge bei neurologischen Schluckstörungen ?

c Ist dadurch eine Verbesserung in der Planung funktionsgerechter chirurgischer Eingriffe möglich ?

d Sind bei Patienten mit Globus und Dysphagie signifikante Unterschiede im Motilitätsmuster des oberen Ösophagussphinkters und des Pharynx nachweisbar ?
Wenn ja :
Zu welchen Sekundärveränderungen haben sie geführt, beziehungsweise was sind ihre Ursachen ?

e Sind beim Zenker'schen Divertikel Veränderungen des oberen Ösophagussphinkters und des Pharynx nachweisbar ?
Wenn ja :
Finden sich Hinweise auf einen Beitrag des oberen Ösophagussphinkters zur Divertikulogenese ?

f Welche motorischen Veränderungen zeigt der "Pharynxschlauch" nach Laryngektomie ?

g 36,9 % aller Patienten nach einer Therapie wegen eines Larynxmalignoms leiden unter Dysphagie : Ist durch Hochfrequenzkinematographie eine Differenzierung zwischen einer Funktionsstörung, bzw. einer Narbe oder einem Rezidiv möglich ?

h Kann die Hochfrequenzkinematographie einen Beitrag zum Staging der Pharynxtumoren leisten ?

1.2 Einleitung

Nach klinischer Erfahrung sind Krankheiten des oberen Digestionstraktes häufig mit motorischen Störungen assoziiert oder durch sie verursacht. Dadurch erwachte ein verstärktes Interesse an der propulsiv peristaltischen Funktion des Pharynx, des oberen Ösophagussphinkters (OÖS) und des Ösophagus.

Die herkömmlichen diagnostischen Verfahren weisen bei der Funktionsuntersuchung des Pharynx und des pharyngo-ösophagealen Überganges wegen der sehr schnell ablaufenden Motorik dieser Region unbefriedigende Ergebnisse auf.

Der konventionelle Ösophagus-Breischluck im Mono- und Doppelkontrast hat unverändert seinen Stellenwert in der Erkennung morphologischer Veränderungen. Die Aussagekraft der Durchleuchtungsbeobachtung ist jedoch durch die physiologisch begrenzte zeitliche Auflösung schneller Bewegungsvorgänge eingeschränkt.

Die HNO-Spiegeluntersuchung bietet eine limitierte Einsicht in den Hypopharynx und erlaubt nur sehr eingeschränkte Aussagen über dessen Motilität.

Der obere Ösophagussphinkter und seine unmittelbare Umgebung stellt für die flexible Endoskopie eine gerätebedingt schlecht einsehbare Region dar.

Da die starre Endoskopie in Vollnarkose durchgeführt werden muß, ist eine Beurteilung der Funktion nicht möglich.

Die stark funktionsorientierte Manometrie stößt im Bereich des oberen Ösophagussphinkters an Grenzen, welche auf der radialen und axialen Asymmetrie der Druckverteilung in dieser Übergangsregion beruhen (Welch et al. 1973). Zudem vollführt der Pharynx und damit der obere Ösophagussphinkter während eines Schluckaktes eine cranio-caudale Bewegung von 2-3,5 cm, welche zwangsläufig zu Meßartefakten durch Verschiebung der Druckabnehmersonde gegenüber den zu messenden Pharynxarealen führt (Nielsson).

Die "Hochfrequenzkinematographie", das von uns mit 50 Bildern/s durchgeführte Verfahren erlaubt als einzige radiologische Untersuchungstechnik eine präzise Erfassung der verschiedenen Phasen des oro-pharyngealen Transports eines Kontrastmittel-Bolus. Ihre Eignung ergibt sich aus den physiologischen Gegebenheiten: Für den normalen Ablauf eines Schluckaktes bei gleichzeitigem Schutz der Atemwege ist die wohlkoordinierte Aktion von 5 Hirnnerven und 26 Muskelgruppen erforderlich (Dodds et al. 1975; Bosma et al. 1986). Diese komplexen motorischen Abläufe von der Speisebolusformung und Propulsion im Mund bis zur Passage durch den Oro- und Hypopharynx erfolgen durchschnittlich innerhalb von 0,7 s. (Dodds et al. 1977; Miller 1982). Dieser Bewegungsvorgang kann durch die Hochfrequenzkinematographie in mindestens 35 Einzelbilder aufgeschlüsselt werden, während bei der konventionellen Durchleuchtung nur eine Aufnahme, beziehungsweise mehrere Serien unterschiedlicher, nicht vorhersehbarer Phasen möglich sind.

Zur exakten Analyse der funktionellen und morphologischen Störungen des Pharynx und des pharyngo-ösophagealen Überganges ist daher eine Methode mit hoher Orts- und Zeitauflösung nötig.

Mit Hilfe der Hochfrequenzkinematographie und der verwandten Bildsequenzen von 50-100 Bildern/s. ist es möglich, den genauen zeitlichen Ablauf und die Art einer pharyngo-ösophagealen Funktionsstörung durch eine Bild-bei-Bild-Analyse mit einer Genauigkeit von +/- 20 ms, beziehungsweise +/-10 ms zu bestimmen (Brühlmann 1985; Hannig et al. 1987).

1.3 Geschichte der Kinematographie

Bereits einige Monate nach Conrad Röntgens Entdeckung der X-Strahlen wurden die ersten Forschungsarbeiten über X-Strahlen-undurchlässige Kontrastmittel zur Darstellung des Magen-Darm-Trakts begonnen. Im Jahre 1892 wurde vom Direktor des Physiologischen Instituts der Harvard-Universität die erste Forschungsarbeit darüber an die Medizinstudenten Walter Cannon und Albert Moser vergeben. Sie sollten nach einem "Kontrastmittel" fahnden, um den Schluckmechanismus am Tier zu untersuchen. Als erste demonstrierten sie am 29.12.1896 vor der Amerikanischen

Gesellschaft für Physiologie mit basischem Wismut gefüllte Kapseln und mit Brot vermischtes Wismut zur radioskopischen Untersuchung des Schluckmechanismus bei Gänsen (Toellner 1986).

In einer Arbeit 1898 beschreiben sie erstmals den Epiglottisschluß während des Schuckakts beim Tier (Cannon et al. 1898).

Die ersten Versuche kinematographischer Aufzeichnungen bewegter Objekte wurden von Mac Intyre unternommen (Mac Intyre 1897). Die Filmbelichtung erfolgte zu dieser Zeit direkt durch die Röntgenstrahlen.

Rieder führte im Jahre 1903 eine Photoserienuntersuchung des Magen-Darmtrakts mit Wismutbrei am Menschen ein (Toellner 1986).

Kraus gelangen im Jahre 1912 durch direkte Serienaufnahmen auf eine Plattenwechsel-vorrichtung mit 0,6 Bildern/s. Aufzeichnungen der Ösophagusfunktion (Kraus 1912). Mittels dieser recht einfachen Untersuchungsanordnung konnte er zeigen, daß der "Ösophagusmund" beim Eintreffen des geschluckten Kontrastmittels bereits offen steht. Er beschrieb auch die aktive Pharynxkontraktion zur Bolusentleerung in den Ösophagus.

Erste Ergebnisse indirekter Leuchtschirm-Kinematographie präsentierte Janker 1931 (Janker 1931).

Mit der Einführung der Bildverstärker-Röhre begann Janker 1958 diese Technik für die Kinematographie einzusetzen. Schon in den Fünfziger Jahren konnten Janker und Schwab qualitativ hochstehende Filme mit Hilfe dieser Technik vorstellen, die sich unter anderem mit der Schluckfunktion und der Ersatzsprache des Kehlkopflosen sowie mit Störungen bei krankhaften Veränderungen der oberen Speisewege befaßten (Janker et al. 1958; Janker 1960; Schwab 1965).

Auf dem ersten europäischen Kongress für Röntgenkinematographie im Januar 1962 in München berichtete Bischoff über den Wert der Strahlenpulsung zur weiteren Dosiseinsparung (Bischoff 1962). Seither wurde diese Methode in größerem Umfang diagnostisch anwendbar.

Es ist das Verdienst von M.W.Donner Ende der Siebziger Jahre an der Johns-Hopkins-Universität in Baltimore, die erste interdisziplinäre Arbeitsgruppe für Schluckstörungen gegründet zu haben (Donner 1983). Er leitete damit in Ergänzung zur rein röntgenmorphologischen Beurteilung pharyngealer und ösophagealer Erkrankungen den Schritt zur systematischen Analyse der begleitenden und oft ursächlichen Motilitätsstörungen dieses Organbereichs ein (Donner et al. 1976; 1981; 1983; 1985). Entscheidende Impulse bezüglich anatomischer und physiologischer Grundlagen verdanken wir J.F.Bosma (Bosma et al. 1980; 1986).

Die Pionierarbeit in der Therapie von Schluckstörungen, vor allem denen der reflexgetriggerten Phase, wurde von J.A.Logemann erbracht (Logemann 1979; 1983; 1988).

2 Patientengut

In einer prospektiven Studie wurden im Rahmen der interdisziplinären Sprechstunde für Dysphagie am Klinikum rechts der Isar der Technischen Universität München 1556 röntgenkinematographische Untersuchungen an 1298 Patienten durchgeführt. Diese Patienten sind ein Teil unseres Gesamtkollektivs von 1812 Patienten. Die verbleibenden 256 Untersuchungen wurden zur Abklärung von Schlaf-Apnoe sowie Kiefergaumenspalten vorgenommen.

Der Einweisungsgrund der obengenannten 1298 Patienten war in der Mehrzahl aller Fälle Schluckbeschwerden im Sinne einer Dysphagie (532 Patienten) oder ein Globusgefühl (392 Patienten). Die übrigen Patienten wurden zur Abklärung einer Refluxerkrankung, zum prätherapeutischen Staging einer Pharynxneoplasie sowie zur postoperativen Kontrolle nach einer Laryngektomie überwiesen.

Zur Bearbeitung unseres Studienziels wurden aus diesem Patientengut 8 Kollektive ausgewählt. Sie sind in Tabelle 2.1 aufgeführt.

Die Addition der Prozentzahlen der einzelnen Patientenkollektive überschreitet 100 %, da bei mehreren Patienten die Eingliederung in mehr als eine pathologische Gruppierung nötig war.

Soweit klinisch erforderlich, wurden die Diagnosen durch endoskopische, 24h-pH-metrische und 24h-manometrische sowie weitere Untersuchungen gesichert.

Als Kontrollkollektiv dienten 65 Patienten, welche wegen unklarer Oberbauchbeschwerden, Magenentleerungs- oder Dünndarm-Motilitätsstörungen zur Ausschlußdiagnostik gelangten. Es wurden nur solche Patienten in das Normalkollektiv aufgenommen, welche bezüglich Anamnese und aller Untersuchungsergebnisse kei-

Tabelle 2.1. Diagnosegruppen

Diagnosegruppen	Patienten	% des Gesamtkollektivs
Dysphagie	532	41,0
Globusgefühl	392	30,2
Neurologische Schluckstörung	143	11,0
Zenker'sche Divertikel	114	8,8
Achalasie	56	4,3
Diffuser Ösophagusspasmus	18	1,4
Z.n. Larynx-Neoplasma	65	5,0
Pharynxtumoren	23	1,8

Teilweise sind die Diagnosegruppen überlappend

ne Auffälligkeiten aufwiesen. Ein pathologischer Befund wurde durch körperliche Untersuchung, Kinematographie, HNO-Spiegelbefund und zum Teil auch Manometrie sowie 24h-Ph-Metrie ausgeschlossen. Eine Ösophago-Gastroskopie wurde bei 43 dieser 65 Patienten mit negativem Ergebnis durchgeführt.

Auch ein weiter unten beschriebener standardisierter Anamnesebogen erbrachte bei dieser "Normal"-Patientengruppe keinen Hinweis auf eine krankhafte Veränderung am Pharynx, oberen Ösophagussphinkter oder Ösophagus.

Die Alters- und Geschlechtsverteilung wird in den einzelnen Kapiteln für jedes Patientenkollektiv gesondert dargestellt.

Standardisierter Anamnesebogen

Die Anamnese ist in der Abklärung einer Dysphagie oder eines Globusgefühls von grundlegender Bedeutung. Nach Tytgat kann sie bereits mit einer Sicherheit von 90 % auf eine korrekte Arbeitsdiagnose hinweisen, weshalb ein standardisierter Anamnesebogen erstellt wurde. Er wurde als Synthese eigener Überlegungen und der Fragebögen von Castell, Curtis und Tytgat angelegt (Castell et al. 1983; Curtis et al. 1984; Tytgat et al. 1985).

Neben einem eingehenden ärztlichen Gespräch mit dem Patienten kam regelmäßig unser Anamnesefragebogen zur Anwendung, der in Tabelle 2.2 vorgestellt wird. Die positiv beantworteten Fragen wurden in den Freitext des Computer-Auswertebogens, der in Kapitel 3 besprochen wird, übernommen.

Diese gezielte Anamnese ermöglichte es, schon zu Untersuchungsbeginn ein geeignetes diagnostisches Prozedere festzulegen.

Tabelle 2.2. Anamnesebogen für die Hochfrequenzkinematographie

Patient	Röntgenuntersuchung am Cine-Nr.

Bei Ihnen ist eine Röntgenuntersuchung über den Schluckablauf vorgesehen, um eine eventuell vorhandene Störung aufzudecken.
In diesem Rahmen bitten wir Sie, beiliegende Fragen zu beantworten. Sollten Sie damit Schwierigkeiten haben, helfen wir Ihnen gerne dabei. Zutreffendes anstreichen!

Fragen zur Erkrankung

Haben Sie Schluckbeschwerden?	❏ ja ❏ nein
- für feste Speisen (Fleisch, Fisch, Nüsse)?	❏ ja ❏ nein
- für pürrierte Kost (Kartoffelbrei, Hackfleisch)?	❏ ja ❏ nein
- für Flüssigkeiten (Wasser, Milch, Orangensaft)?	❏ ja ❏ nein
Seit wann?	❏ ja ❏ nein
Sind sie abhängig von den Tageszeiten?	❏ ja ❏ nein
Haben die Beschwerden in letzter Zeit zugenommen?	❏ ja ❏ nein
Treten Sie nur anfallsweise auf?	❏ ja ❏ nein
Ist der Schluckvorgang schmerzhaft?	❏ ja ❏ nein
Haben Sie unabhängig von der Nahrungsaufnahme ein Kloß- bzw. Fremdkörpergefühl im Hals?	❏ ja ❏ nein
Verschwindet der Kloß wenn Sie etwas nachtrinken/nachessen?	❏ ja ❏ nein

Standardisierter Anamnesebogen 7

Bleibt die Nahrung stecken?	❏ ja ❏ nein
Kommt sie wieder hoch?	❏ ja ❏ nein
- sofort?	❏ ja ❏ nein
- wenn Sie den Kopf vorbeugen?	❏ ja ❏ nein
- wenn Sie den Oberkörper vorbeugen?	❏ ja ❏ nein
Ist die Nahrung dann angedaut (saurer Geschmack)?	❏ ja ❏ nein

Haben Sie Sodbrennen?	❏ ja ❏ nein
- häufig?	❏ ja ❏ nein
- nach bestimmten Speisen (Kaffee, Fett, Schokolade, Alkohol, Zwiebeln, Tomaten, heißen Getränken)?	❏ ja ❏ nein
Ist am Morgen Ihr Kissen durch Speichel benässt?	❏ ja ❏ nein
Kommt Ihnen nachts Nahrung oder Speichel hoch?	❏ ja ❏ nein

Verspüren Sie einen Druck hinter dem Brustbein?	❏ ja ❏ nein
- tritt er anfallsweise auf?	❏ ja ❏ nein

Kennzeichnen Sie bitte den Ort Ihrer Beschwerden in der Skizze:

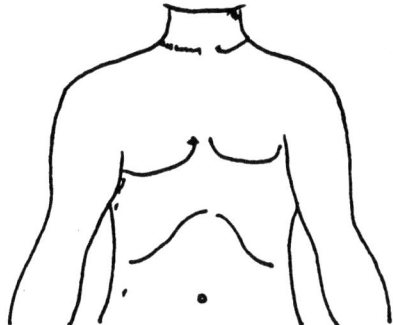

Müssen Sie beim Essen oder Trinken oft husten?	❏ ja ❏ nein
Läuft Ihnen beim Trinken Flüssigkeit aus der Nase?	❏ ja ❏ nein

Fällt Ihnen in Gesellschaft auf, daß Sie länger zum Essen brauchen als die Anderen?	❏ ja ❏ nein

Leiden Sie unter Heiserkeit?	❏ ja ❏ nein
Haben Sie Mundtrockenheit?	❏ ja ❏ nein
Ist die Tränensekretion gestört?	❏ ja ❏ nein

Leiden oder litten Sie an:	
- Nasennebenhöhlenentzündung?	❏ ja ❏ nein
- Lungenentzündung?	❏ ja ❏ nein
- Schlaganfall?	❏ ja ❏ nein
- Kinderlähmung?	❏ ja ❏ nein
- Schüttellähmung (M. Parkinson)?	❏ ja ❏ nein
- Multipler Sklerose?	❏ ja ❏ nein
- Zuckerkrankheit (Diabetes mellitus)?	❏ ja ❏ nein
- Schilddrüsenvergrößerung?	❏ ja ❏ nein
- Schilddrüsenüber-/Unterfunktion?	❏ ja ❏ nein
- Haut- und Muskelerkrankungen (z.B. Sklerodermie, Lupus erythematodes, Polymyositis, Dermatomyositis)?	❏ ja ❏ nein
- Blutarmut (Anämie)?	❏ ja ❏ nein
- Eisenmangel?	❏ ja ❏ nein

Wenn Ihnen zu Ihren Beschwerden noch etwas einfällt, notieren Sie dies bitte
....
....
....

Allgemeine Fragen

Ihre Größe? ...... cm Ihr Gewicht? ..... kg	
Haben Sie an Gewicht verloren?	❏ ja ❏ nein
- wieviel?	
- in welchem Zeitraum?	
Rauchen Sie?	❏ ja ❏ nein
- Seit wann?	
- Wieviel?	
Trinken Sie regelmäßig Alkohol?	❏ ja ❏ nein
Hatten Sie in letzter Zeit vor der Schluckstörung größere berufliche oder private Probleme?	❏ ja ❏ nein
Haben Sie einen „Sprechberuf" (Lehrer, Sänger)?	❏ ja ❏ nein
Schnarchen Sie?	❏ ja ❏ nein
Sind Sie in Ihrem Beruf der Einwirkung von Staub oder Chemikalien ausgesetzt?	❏ ja ❏ nein
Haben Sie sich eine Verletzung der Speiseröhre zugezogen?	❏ ja ❏ nein
Wurden Sie operiert?	❏ ja ❏ nein
- wenn ja, wann und woran?...	
....	
Wurden Sie früher einmal im Hals-/Brustbereich bestrahlt?	❏ ja ❏ nein
- wenn ja, wann und woran?...	
....	
Welche Medikamente nehmen Sie regelmäßig ein?	
....	
Gibt es in Ihrer Familie Schluckstörungen?	❏ ja ❏ nein

3 Methodik

3.1 Technische Beschreibung der verwendeten Geräte

3.1.1 Röntgenbildverstärker mit Einrichtung für die Hochfrequenzkinematographie

Zur Erfassung der schnellen Bewegungsvorgänge der pharyngo-ösophagealen Motorik wurde eine Arriflex-35R-Kinokamera der Firma Arnold und Richter München mit Bildfolgen von 50 Bildern/s verwandt, die an eine Bildverstärker-Fernsehkette für die gastroenterologische Diagnostik angeschlossen ist (Lissner 1965). Durch den Einsatz eines Pulsgenerators wird während der Öffnung der Kamerablende ein Strahlenimpuls von 4 ms abgegeben. Hierdurch ergibt sich im Vergleich zum Dauerbetrieb eine Dosisersparnis von 72 % (Brühlmann 1985). Das am Ausgangsschirm des Bildverstärkers erzeugte Signal wird durch einen Lichtverteiler - das heißt einen halbdurchlässigen Spiegel- aufgezweigt und sowohl der Fernsehkamera mit Monitor zur simultanen Durchleuchtungsbeobachtung als auch der Kinokamera zugeführt. Eine photoelektrische Meßeinrichtung am Röntgengenerator sorgt durch den automatischen Dosisabgleich für eine konstante Schwärzung des 35 mm Films (Abb.3.1).

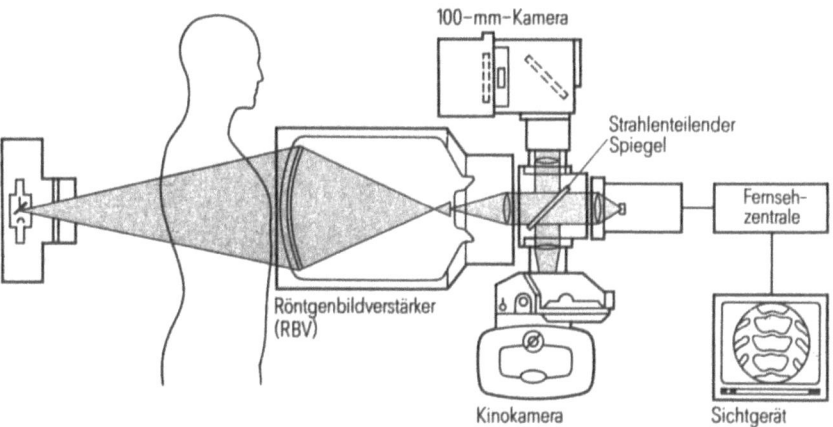

Abb. 3.1. Schematische Darstellung der Hochfrequenzröntgen-Kinematographie.

3.1.2 Film und Entwicklung

Verwandt wurde der 35 mm Roll-Film der Firma Kodak, Typ CFT. Die modernen Kinofilme bieten aufgrund der feinen Körnung bei hoher Empfindlichkeit eine gleichzeitig sehr hohe Ortsauflösung, welche eine Differenzierung von 5 Linienpaaren pro mm zuläßt. Die modernen Videogeräte mit 1249 Zeilen leisten eine örtliche Auflösung von 1,5 Linienpaaren/mm (Hynes et al. 1979). Somit hat die Röntgenkinematographie auch gegenüber den neuen Video- und Bandspeichersystemen mit 1249 Zeilen und 50 Halbbildern/s eine um den Faktor 6,6 bessere örtliche Auflösung. Die Kinofrequenz kann zudem bei gleichbleibender örtlicher Auflösung auf bis zu 150 Bildern/s gesteigert werden. Dagegen ist die Videofrequenz systembedingt auf in Europa 25, bzw. in den Vereinigten Staaten 30 Vollbilder/s beschränkt.

Für die Film-Entwicklung wurden die Chemikalien der Firma Kodak, Typ Cineflour angewandt. Die Filmentwicklung erfolgt im Arrilab 35 der Firma Arnold und Richter München.

3.1.3 Auswertegerät

Zur Analyse wurde ein ARRI-35R - Cine-Analyzer der Firma Arnold und Richter München benützt, der über eine 45 x 34 cm große Retroprojektionsmattscheibe zur Planimetrie verfügt.

Die Geometrie der Projektionseinheit garantiert eine gute Reproduzierbarkeit der planimetrisch abgenommenen Meßdaten.

Die präzise Zeitmessung wird zum einen durch die in der ARRI-Flex-35R-Kamera eingestellte und regelmäßig oszillographisch überprüfte Aufnahmefrequenz von 50 Bildern/s, zum anderen durch das im Auswertetisch eingebaute Bilder-Zählwerk ermöglicht. Der zeitliche Abstand zwischen zwei Einzelbildern beträgt 20 ms.

3.2 Strahlenbelastung

In Zusammenarbeit mit unseren Physikern wurde ein anatomisches Phantom exponiert, welches einem "Torso" aus Kopf, Hals und oberer Thoraxapertur entspricht. Das anatomische Präparat hatte eine normale durchschnittliche Knochendichte, die Fett- und Muskelweichteile waren durch einen Wachs-/Kunststoffmantel anatomisch genau nachgebildet.

Bei der Exposition wurden die Standarduntersuchungs-Projektionen der HFK für den Hals gewählt. Für die Expositionsdauer wurden in der postero-anterioren und der lateralen Projektion entsprechend unseren durchschnittlichen Untersuchungszeiten eine Durchleuchtungszeit von 20 s und eine Film-Aufzeichnungszeit von 20 s zugrundegelegt. Im Mittel wurden je 4 s Aufnahmezeit für die 3 seitlichen Projektionen und die 2 postero-anterioren Serien zugrundegelegt. Diese Werte entsprechen den durchschnittlichen Belichtungszeiten von 450 unserer in dieser Hinsicht ausgewerteten Untersuchungen.

Die Dosimetriekapsel wurde durch ein "Applikations-Fenster" an die Stelle der Schilddrüse plaziert.

Die Berechnung der Dosiswerte und der Dosisverteilung erfolgte bei der Gesellschaft für Strahlen- und Umweltforschung in Neuherberg (GSF).

Es ergaben sich folgende Dosiswerte:

1) Hauteinfallsdosis (Hals):	16,4 mSv (max. Dosis)
2) Schilddrüsendosis:	13,8 mSv (" ")
3) Augenlinsendosis:	0,16 mSv (" ")

Diese Werte korrelieren sehr gut mit den von Brühlmann 1985 für etwas kürzere Expositions-Zeiten vom Strahlenbiologischen Institut der Universität Zürich ermittelten Werte bei Messungen am Alderson-Phantom (Brühlmann 1985). Die klinisch relevante Schilddrüsendosis betrug 10,6 mSv und die Augenlinsendosis 0,1 mSv. Er fand bei einer vollständigen Untersuchung des Pharynx mit 5 Schluckakten und der Speiseröhre mit zwei Boluspassagen eine Gonadenbelastung kleiner als 0,1 mSv (1 mSv = 100 mrem).

Hierbei ist anzumerken, daß wegen der langsameren Peristaltik für die Motilitätsuntersuchung der Speiseröhre für diesen Organbereich eine Videoaufzeichnung ausreichend ist und somit die Sternaldosis von 1,1 auf kleiner als 0,1 mSv reduziert werden kann.

In Anbetracht der diagnostischen Aussagekraft liegen die gemessenen Dosiswerte in einem völlig unbedenklichen Bereich.

Man vergleiche zum Beispiel die mittlere Dosisbelastung bei einer HWS-Aufnahme im a.p. Strahlengang, die mit einer Schilddrüsenbelastung von 1,57 mSv nur 8,8 mal niedriger ist als eine komplette kinematographische Untersuchung des Pharynx und des pharyngo-ösophagealen Überganges. Dieser Vergleichswert stammt aus der Tabelle 3 der Nationwide Evaluation of X-ray Trends in Medical Physics Data Book, edited by Padikal and Fivozinsky, 1982.

3.3 Radiologische Untersuchungstechnik

3.3.1 Kontrastmittel

Die Wahl des Kontrastmittels hängt von der klinischen Fragestellung und der Anamnese des Patienten ab. Mit dem Ziel einer möglichst genau der Beschwerden verursachenden Situation adaptierten Testmahlzeit kommen entweder flüssige, semi-solide, solide oder heterogen zusammengesetzte Kontrastmittelpräparationen zur Anwendung. Hierbei spielt neben der Form, der Größe und der Temperatur der Feuchtigkeitsgehalt bzw. die Viskosität eine entscheidende Rolle. Das verwandte Spektrum reicht von den verformbaren Festkörpern über High-Density-Barium-Sulfat-Suspensionen mit guten Doppelkontrast-Eigenschaften und angesäuerten Low-Density-Barium-Sulfat-Präparationen über ionische wasserlösliche bis zu nicht ionischen, iso-osmolaren, Jod-haltigen Kontrastmitteln. Weiterhin werden die üblichen Präparate und Präparationen zur Pharmakoradiographie vorgestellt.

3.3.1.1 Nicht - wasserlösliche Barium-Sulfat-Suspensionen

Im Regelfall wird für die dynamische Aufzeichnung eine relativ dünnflüssige, hochviskose Bariumsuspension mittlerer Dichte (100 g%), wie z.B. Micropaque flüssig R angewandt.

[Lt Angabe des Herstellers enthalten 100 ml Suspension : 100 g BaSO4. Der pH-Wert liegt im Bereich 4,5 - 5,5, die Viskosität beträgt 50 - 80 mPa/s. Als Hilfsstoffe enthält Micropaque flüssig unter anderem Geschmackskorrigentien (Vanillearoma) und Konservantien (Parabene).]

Für die "statische" Pharyngographie (Darstellung des Pharynx im Doppelkontrast) wird eine Modifikation der von Tenner (Tenner 1984) empfohlenen Präparation verwandt. Micropaque HD Oral Pulver® wird hierbei im Verhältnis 1:1 mit Micropaque flüssig® (100 g%) gemischt. Auf diesem Weg wird versucht, die hohe Viskosität des Flüssigpräparates mit der guten Kontrastdichte des HD (= high density) Pulvers zu kombinieren.

[Lt Angabe des Herstellers für Micropaque HD Oral Pulver® enthalten 100 g Pulver 96,057 g BaSO4. Nach Zugabe von 80 ml Wasser ergibt sich ein Gewichts-Volumenverhältnis von 220 g% und eine Viskosität von 90 mPa/s. Die granulometrische Feinverteilung der BaSO4-Partikel ist unregelmäßig mit einer relativ größten Konzentration von BaSO4-Partikeln im Bereich von 2 - 20 m. Als Hilfsstoff enthält Micropaque HD unter anderem Geschmackskorrigentien (Vanillearoma) und einen Entschäumer (Dimetikon).]

Der Vorteil der obenbeschriebenen korpuskulären Kontrastmittel-Suspensionen liegt in einem sehr guten, homogenen Wandbeschlag, der eine optimale Diagnostik auch sehr kleiner Schleimhautveränderungen im Doppelkontrast zuläßt. Aufgrund der geringen Kosten und der hohen diagnostischen Effizienz wurden Barium-Sulfat-Präparationen im Normalfall angewandt.

Ein Nachteil ist bei Perforation von Hohlorganen mit Übertritt von KM in Pleura, Mediastinum oder Peritoneum der durch die nicht resorbierbaren KM-Partikel ausgelöste Fremdkörperreiz, welcher zu chronischen Fibrosierungen, bzw. zu einer Bariumperitonitis führen kann (Cohen 1987; Dodds et al. 1982; Vogel 1986).

Die tracheale bzw. alveoläre Aspiration von Barium-Sulfat-Kontrastmitteln ist entgegen der vorwiegend in den anglo-sächsischen Ländern vertretenen Meinung (Curtis 1983; Dodds et al. 1982; Nelson et al. 1964) nicht frei von Nebenwirkungen.

Bei Eintritt von Kontrastmittel in den Alveolarraum treten granulomatöse Reaktionen durch die nicht resorbierbaren Barium-Kristalle auf (Fite 1955), wie es auch im Tierexperiment belegt wurde (Frech et al. 1970; McAlister et al. 1983). Diese Nebenwirkung wird durch eine niedrige Viskosität des nicht wasserlöslichen Kontrastmittels begünstigt.

Bei der trachealen Aspiration von hochviskösem Barium-Sulfat sind Todesfälle durch Obstruktion der Trachea bzw. der Hauptbronchien beschrieben (Gelfand 1980; Lareau et al. 1976; McAlister et al. 1984).

Weiterhin sind bei Aspiration von Carboxymethylcellulose-haltigen Präparationen eine vorrübergehende Phagozytosehemmung im Lungengewebe und eine Verdickung der Alveolarsepten beschrieben (Hellström et al. 1949).

3.3.1.2 Wasserlösliche Jod-haltige Kontrastmittel

Spezielle klinische Fragestellungen, wie neurologische Krankheitsbilder und postoperative Verlaufskontrollen, zwingen zum Ausweichen auf resorbierbare Kontrastmittel, welche bei trachealer Aspiration und Leckagen des Gastrointestinaltrakts besser verträglich sind.

Bei Verdacht auf eine Perforation eines Hohlorgans sind hyperosmolare, wasserlösliche Kontrastmittel wie Natrium-Meglumin-Diatrizoat (Gastrografin®, Schering) oder Meglumin-Ioxitalamat (Telebrix Gastro®, Byk Gulden) oder Lysinamidotrizoat (Peritrast-Oral-G I®, Köhler) wegen der guten Resorbierbarkeit angezeigt.

Diese Präparategruppe verbietet sich jedoch bei Patienten mit erhöhtem Aspirationsrisiko, da durch die Hyperosmolalität die Entstehung eines lokalen Lungenödems gefördert wird.

Neben der Osmolalität ist für die pulmonale Verträglichkeit das Ausmaß der Aspiration sowie die Viskosität und die Chemotoxizität des angewandten Kontrastmittels verantwortlich.

Die obengenannten hoch-osmolaren, ionischen, monomeren Kontrastmittel dringen aufgrund ihrer niedrigen Viskosität schnell bis in den Alveolarraum vor. Im Vergleich zum Plasma ist ihre Osmolalität 5-7 fach höher, was zu einem massiven alveolären und interstiziellen Flüssigkeitseinstrom und somit zu einer Störung des Gasaustausches führt (Auffermann et al. 1988; Frech et al. 1970, Ginai et al. 1984, Reich 1969). Zusätzlich kann durch Schaumbildung eine erhebliche Obstruktion der zentralen Atemwege entstehen (Gelfand 1980; Vogel 1986). Durch mechanische Irritation oder chemotoxische Histamin-Freisetzung aus Mastzellen kann das Auftreten von Bronchospasmen begünstigt werden (Gmeinwieser et al. 1988).

Diese Gefahr tritt bei iso-osmolaren, Jod-haltigen, dimeren Kontrastmitteln nicht auf, da sie wegen der annähernd dem Plasma gleichen Osmolalität keine alveoläre Diffusion von Flüssigkeit bei trachealer Aspiration nach sich ziehen (Gmeinwieser et al. 1988). Die im Vergleich zu den ionischen, hochosmolaren, monomeren Kontrastmitteln (z.B. Gastrografin®) höhere Viskosität von Iotrolan verzögert zudem die Alveolisierung.

Nach eigenen Beobachtungen kommt es auch bei Aspiration größerer Mengen Iotrolan (Isovist®, Schering) in durchschnittlich 25 min zu einer fast vollständigen Resorption des Kontrastmittels aus der Lungenperipherie. Die bis zu 24 Stunden nach der Untersuchung beobachtete geringe Kontrastierung der Hauptbronchien und der Trachea wird durch den fehlenden Verdünnungseffekt bei Iso-osmolalität verursacht (Gmeinwieser et al. 1988).

Das wasserlösliche, Jod-haltige, iso-osmolare Kontrastmittel Iotrolan (Isovist®, Schering) sollte demnach bei Gefahr einer trachealen Aspiration, wie z.B. bei Patienten mit neurologischen Schluckstörungen oder einem V.a. eine ösophago-tracheale Fistel verabreicht werden. Es enthält 300 mg Jod/ml.

Die Osmolalität dieses Produkts beträgt 320 m osmol/kg H_2O. Das nicht-ionische Isovist® hat zudem den Vorteil eines relativ neutralen Geschmacks ähnlich einem Zuckerwasser, und wird auch von Kleinkindern gut akzeptiert.

Prinzipiell weisen alle wasserlöslichen Kontrastmittel im Vergleich zu den BaSO$_4$-Präparationen den Nachteil des schlechten oder zum Teil insuffizienten Wandbeschlags für die Doppelkontrastdarstellung auf.

3.3.2 Physikalisch angepaßtes Kontrastmittel und Pharmakoradiographie

In diesem Abschnitt soll besprochen werden, welche thermischen, chemischen und physikalischen Veränderungen der Bariumsulfat-Suspension eine weitere Eingrenzung der Differentialdiagnosen von Funktionsstörungen ermöglichen.

Es sollen die wichtigsten Pharmaka aufgezeigt werden, welche Provokations- und Exstinktionsteste zur Abklärung einer Motilitätsstörung erlauben.

3.3.2.1 Thermische Provokationstests

Eine thermische Anpassung der Bariumsulfat-Suspension ist vor allem bei Patienten mit Erkrankungen aus dem neurologischen, bzw. neuromuskulären Formenkreis indiziert.

Im Normalfall wird der Test-Bolus in Zimmertemperatur verabreicht.

Eine niedrige Bolustemperatur verlangsamt die pharyngo-ösophageale Motilität; andererseits beschleunigen heiße Getränke die Ausbreitung der peristaltischen Welle. Dadurch wird die pharyngo-ösophageale Transitzeit verkürzt, der untere Ösophagussphinkter erschlafft kürzer und die Sphinkterkontraktion ist von geringerer Amplitude (Winship et al. 1970).

Bei der dystrophischen Myotonie können durch eisgekühlte Bariumsulfat-Suspensionen Veränderungen im Verhalten der Pharynx- und Ösophagusmuskulatur zu sogenannten "Formes frustes" führen. Das heißt es kann zu einem vorübergehenden völligen Sistieren der Förderleistung kommen.

Umgekehrt kann durch Anwendung von Kälte im Sinne von Eissonden-Stimulation eine reduzierte pharyngeale Sensibilität gebahnt, und dadurch die pharyngo-ösophageale Motilität gefördert werden (Logeman 1983, 1988).

3.3.2.2 Pharmakologische Provokations- und Extinktionstests

Durch die Pharmakoradiographie des Ösophagus sind im Gegensatz zur Manometrie nur qualitative Aussagen möglich.

Der Säure-Bariumsulfat-Test, der Carbachol-Test zur Provokation sowie der Nifedipin-Test zur Extinktion eines diffusen Ösophagusspasmus sind preiswerte und wenig aufwendige Screening-Verfahren, die in der Routine - Röntgendiagnostik des Ösophagus bei entsprechenden Verdachtsmomenten unbedingt angeschlossen werden sollten.

3.3 Radiologische Untersuchungstechnik

Säure

In Anlehnung an den Bernsteintest wurde von Donner die Durchführung eines Schluckes mit angesäuertem Barium-Sulfat zur Beurteilung der Säuresensibilität des Ösophagus vorgestellt (Bernstein et al. 1958; Donner 1966).

Dieser sogenannte "Säure-Barium-Test" wurde bei allen unseren Patienten mit klinischem Verdacht auf einen Reflux, aber ohne eindeutige radiologische Zeichen einer Refluxerkrankung bei der Untersuchung mit einer neutralen Bariumsulfat-Suspension angewandt.

Unter Mithilfe der Apotheke des Klinikums rechts der Isar der Technischen Universität München wurden mehrere handelsübliche $BaSO_4$-Feritgpräparate auf ihre pH-Stabilität nach Beimengung von 1N HCl getestet. Hierbei stellte sich heraus, daß einige Bariumsulfat HD-Präparationen, wie Micropaque HD Pulver® und EZHD-Pulver®, für die pH-Titration nicht geeignet sind, da die Säure offenbar die vorhandenen "Lösungsvermittler" dieser Suspensionen zerstört und das Barium innerhalb weniger Minuten ausflockt. Als gut praktikabel und über mehrere Stunden pH-stabil erwies sich eine einfache Rezeptur aus der Fertigpräparation Micropaque flüssig®:

30 ml Wasser
2,5 ml HCl (1N = 98%)
30 ml Micropaque flüssig®

Hierdurch konnte ein gut reproduzierbarer pH-Wert von 1,6 - 1,7 erreicht werden.

Zu saure Suspensionen, wie zum Beispiel ein pH-Wert von 1,4, lösen bereits bei gesunden, asymptomatischen Patienten Motilitätsstörungen aus. Zu schwach saure Präparationen, wie zum Beispiel ein pH-Wert von 2,4, ergeben eine falsch negative Reizantwort (Donner 1976).

Die oben genannte Rezeptur zeigte dreistündlich einen Anstieg der Wasserstoffionen-Konzentration um pH 0,1, so daß theoretisch erst nach 9 - 12 Stunden ein pH-Wert 2 zu erwarten wäre.

Trotzdem empfiehlt es sich, das saure Bariumsulfat-Gemisch mindestens alle 3-6 Stunden frisch herzustellen.

Die praktische Durchführung geschieht wie folgt :

Mehrere Schlucke mit einer neutralen Bariumsulfat-Suspension, wie Micropaque flüssig, wurden unter Durchleuchtung in RAO-Bauchlage beobachtet und jede peristaltische Welle vom Pharynx bis zum Mageneingang verfolgt. Im Falle einer normalen Peristaltik wurde dies einmal kinematographisch festgehalten.

Sodann wurden dem Patienten zunächst mehrere Schlucke der angesäuerten Präparation ohne Röntgenkontrolle verabreicht, um einen ausreichenden Kontakt des Säure-Gemisches mit der Ösophagusschleimhaut zu gewährleisten. Erst dann wurden unter Durchleuchtung beziehungsweise unter Videodokumentation 3 weitere Schlucke mit 15 ml saurer Bariumsulfat-Suspension beurteilt.

Der Test wurde als positiv gewertet, wenn entweder eine hypotone Reaktion mit verlängerter Verweildauer der Testlösung im Ösophagus auftrat, oder eine hypermotile Peristaltik mit nicht propulsiven segmentalen Kontraktionen zu verzeichnen war. Die hypermotile Reaktion war seltener als die hypotone Form zu beobachten.

Zum Abschluß wurden dem Patienten 10-20 ml einer säurebindenden Suspension, z.B. Aluminium-Magnesium-Hydroxit ("Maaloxan®") verabreicht.

Zur Kontrolle, ob sich dadurch die Ösophagusfunktion wieder normalisiert hatte, wurde abschließend die Peristaltik mit neutralem Barium-Sulfat beobachtet. Eine Beurteilung der Wirkung von Aluminium-Magnesium-Hydroxid wird noch unter "säurebindender Medikation" besprochen.

Im Vorfeld dieser Untersuchungen wurde bei 520 Patienten unseres Gesamt-Patientenkollektivs, 290 mit gesicherter gastro-ösophagealer Refluxerkrankung und 230 ohne Hinweis auf eine Refluxerkrankung, ein Säure-Barium-Test durchgeführt. Hierbei ergab sich eine Spezifität von 75 % bei einer Sensitivität von 78 %. Der "predictive Value" war 81 %.

Orale Antazida

Aluminium-Magnesium-Hydroxid (Maaloxan®) zeigte bei unseren Patienten mit gastro-ösophagealem Reflux eine fördernde Wirkung auf die ösophageale Peristaltik.

Bei 10 Patienten mit anamnestisch und radiologisch gesichertem Reflux wurde eine Bestimmung der ösophagealen Transitzeit unter kinematographischer Beobachtung durchgeführt. Ein Vergleich der Transitzeit mit neutralem Barium-Sulfat vor und nach Gabe von Maaloxan zeigte eine Beschleunigung der primär verzögerten Peristaltik nach Medikamenteneinnahme. Es konnte so eine Normalisierung der ösophagealen Transitzeit erzielt werden.

Cholinergika

Die gebräuchlichen Cholinergika sind Mecholyl und Carbachol ("Doryl") sowie Edrophonium ("Tensilon").

Direkt wirkende Cholinergika haben nach Donner bei einer subcutanen Applikation von 6 - 10 mg Mecholyl auf die glatte Muskulatur der normalen Speiseröhre nur geringen Einfluß (Donner 1976). Sie können aber bei der Diagnose der Achalasie und der Chargas-Krankheit hilfreich sein, da sie bei diesen Krankheitsbildern zu Kontraktionen im mittleren und unteren tubulären Ösophagus führen (Siewert 1991).

Als Provokationstest bei Verdacht auf einen diffusen Ösophagusspasmus wurde Carbachol in der Routine-Diagnostik in einer Dosierung von 0,25 - 0,5 mg i.m. eingesetzt. Es wurde als zweite Möglichkeit einer Spasmusstimulation neben Pentagastrin angewandt.

Die Patienten gaben im Vergleich bei Carbachol häufiger Nebenwirkungen wie Hitzewallungen oder ein Oppressionsgefühl an.

Anticholinergika und Spasmolytika

Atropin und seine synthetischen Derivate Methanthelin und Propanthelin werden wegen ihrer Nebenwirkungen derzeit wenig eingestezt. Sie erlauben wegen ihrer Erregungsübertragung auf die glatte Muskulatur eine Differenzierung zwischen

3.3 Radiologische Untersuchungstechnik   17

glattmuskulären und skelettmuskulären Erkrankungen des Ösophagus bei geringer therapeutischer Breite (Donner 1976).

Scopolaminium-Bromid ("Buscopan comp.") wird bei uns regelhaft in einer Dosierung von 10 - 20 mg i.v. zur hypotonen Darstellung des oberen Gastrointestinaltrakts verabreicht. Wegen der Kontraindikation bei Prostatahypertrophie und bei Glaukom kann auf Glucagon ausgewichen werden.

Calcium-Antagonisten und Nitrate

Nifedipinkapseln (Adalat) in einer Dosierung von 10 - 20 mg und Glyzeroltrinitratkapseln Nitrolingual forte) mit 0,8 mg Wirkstoff werden sublinqual zur Extinktion eines diffusen Ösophagusspasmus und gelegentlich bei einer hypermotilen Achalasie eingesetzt. Die entsprechenden Retardpräparate können auch zur Langzeittherapie der Achalasie und des diffusen Ösophagusspasmus verabreicht werden. Wegen ihrer Nebenwirkungen wie Kopfschmerzen und hypotone Kreislaufreaktionen war ihr Einsatzspektrum eingeschränkt.

Aus unserem eigenen Patientengut sind uns 4 Patienten bekannt, bei welchen eine akute Impaktation (Steakhouse-Syndrom) durch eine subliquale Applikation von 20 - 40 mg Nifedipin innerhalb von 20 min zu einer Desobstruktion des Ösophagus führten. Sie wurden anschliessend einer interdisziplinären Diagnostik zugeleitet. Bei 2 Patienten ließ sich langzeit-manometrisch ein diffuser Ösopahgusspasmus diagnostizieren.

Da diese Pharmaka sowohl bei der Angina pectoris als auch beim "Non cardiac chest pain" wirksam sind, ist mit ihnen eine Differenzierung zwischen koronarer Herzerkrankung und einer Funktionsstörung des Ösophagus nicht möglich.

Gastrointestinal wirksame Hormone

Glucagon wird in der Dosierung von 1 mg GlucagonHCl bei Patienten der Risikogruppe (siehe Spasmolytika) i.v. zur Hypotonie in der radiologischen Diagnostik der oberen Speisewege verabreicht. Die Hypotonie hält im Vergleich zu "Buscopan" weniger lange an.

Da Glucagon bei Patienten mit Achalasie zu einer kurzzeitigen Erschlaffung des unteren Ösophagussphinkters führt (Siewert 1991), kann bei einem Ösophagus-Breischluck in Hypotonie eine Frühform einer Achalasie verkannt werden.

Motilin wurde von uns bisher nur 5 mal im Rahmen eines Studienprotokolls eingesetzt. Eine abschliessende Beurteilung ist noch nicht möglich.

Magen-Darm-motilitätssteigernde Mittel

Meclopramid ("Paspertin") erhöht die Amplitude der peristaltischen Welle im Ösophagus und führt zu einer Druckerhöhung im unteren Ösophagussphinkter (Dodds et al. 1973).

3.3.3 Entwicklung einer Barium-Sulfat-Gelatinekugel für spezielle pharyngo-ösophageale Fragestellungen

Die Diagnostik von Festkörperdysphagien kann erhebliche Schwierigkeiten verursachen, wenn lediglich gering ausgeprägte Stenosen verschiedener Ätiologie vorliegen. Mit dieser prall-elastischen "Kugel" wurde ein wesentlicher Schritt zu einer verbesserten Diagnostik bei Festkörperdysphagie getan.

Gestützt auf die Präparation des nicht verformbaren, flachen Barium-Sulfat-Mash-Mallows des Johns Hopkins Schluckzentrums suchten wir nach einem formstabilen, elastischen, runden, sich bei Körperwärme schnell auflösenden Festkörper. In Zusammenarbeit mit den Apothekern des Klinikums rechts der Isar wurde eine Barium-Gelatine-Kugel von 1,4 - 1,5 cm Durchmesser entwickelt, die andere Bariumpräparationen, wie zum Beispiel eine Barium-Sulfat-Paste oder flüssiges Bariumsulfat, in sinnvoller Weise ergänzt.

Bei der Röntgendiagnostik der Speiseröhre ist häufig eine definierte Dehnung des Ösophaguslumens diagnostisch von großem Wert. Bei der Passage einer Bariumsulfat-Gelatinekugel des Durchmessers von 1,4 - 1,5 cm lassen sich gut latente Stenosen oder Strikturen maligner oder benigner Natur nachweisen. Neben diesen morphologischen Veränderungen lassen sich durch diese Kugeln auch funktionelle Störungen der Speiseröhrenmotorik während der Boluspassage beobachten, wie etwa eine gestörte Passage am oberen oder unteren Ösophagussphinkter oder die Auslösung eines diffusen Ösophagusspasmus. Eine weitere Indikation stellt die Überprüfung postoperativer Zustände im Magen-Darm-Trakt dar. Hier kann eine objektive Aussage über eine eventuelle Anastomosenenge oder über die Effizienz einer stattgehabten Dilatationstherapie oder einer Myotomie am unteren Ösophagussphinkter bei der Achalasie getroffen werden.

Für den normalen Ösophagus ist nach Mitteilung von Miller und Donner eine Aufdehnung auf 1,4 - 1,5 cm einerseits dem Patienten gut zumutbar und entspricht andererseits auch den physiologischen Verhältnissen bei der Boluspassage durch die Speiseröhre (Donner 1976; Miller 1982).

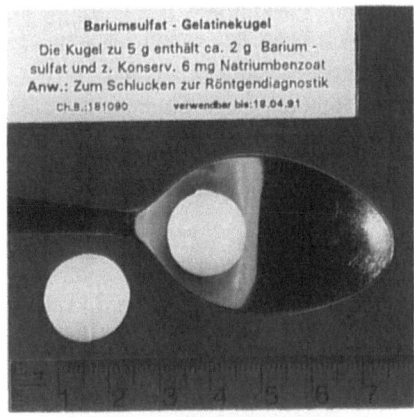

Abb. 3.2. Die prall-elastische Bariumsulfat-Gelatinekugel von 1,4 cm Durchmesser ist wegen ihrer elastischen Verformbarkeit gut zur Erkennung von relativen Engstellen oder zur Objektivierung einer Festkörperdysphagie geeignet. Wegen ihrer schnellen Auflösung können längerfristige Impaktationen vermieden werden.

3.3 Radiologische Untersuchungstechnik

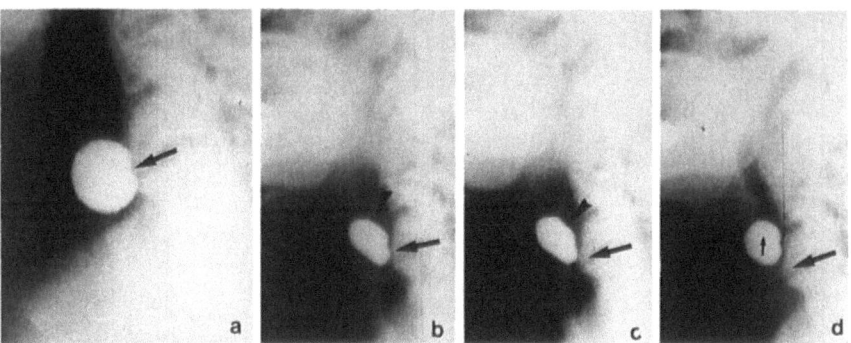

Abb. 3.3. Röntgenkinematographische Sequenz; Zeitintervall der Einzelbilder 20 ms; **a** Die Bariumsulfat-Gelatinekugel wird durch den großen Spondylophyten bei C4.5 deutlich imprimiert (*schwarzer Pfeil*); **b-d** Deformierung der prall-elastischen Kugel vor der Passage durch den Spondylophyten

Dieser Durchmesser berücksichtigt auch die älteren Angaben von Schatzki, nach denen "Schatzki-Ringe" bei Hiatushernien etwa ab einem Durchmesser von 1,3 cm symptomatisch werden (Schatzki 1963).

Radiologische Anforderungen an die Barium-Gelatinekugeln sind eine gute Gleitfähigkeit, eine ausreichende Kontrastdichte und ein akzeptabler Geschmack. Durch Einspeicheln oder Benetzen kann die Kugel ausreichend schlüpfrig gemacht werden.

Eine weitere wichtige Eigenschaft des zu verabreichenden Festkörpers ist die schnelle, experimentell bei Körperwärme ca. 10 min dauernde Auflösung bei einer stattgehabten Impaktation oder beim Steckenbleiben vor einer Stenose.

All diese Voraussetzungen werden von unserer Bariumsulfat-Gelatinekugel erfüllt (Abb. 3.2). Zudem bietet die prall-elastische Konsistenz unserer Gelatinekugel einen weiteren Vorteil : Harte Festkörper ohne Elastizität, z.B. Kapseln, bereiten beim Schlucken im Bereich des Pharynx oft erhebliche Beschwerden, insbesondere dann, wenn sie beim älteren Menschen die Pharynx-Hinterwandregion, die oftmals durch cervicale Spondylophyten imprimiert ist, passieren müssen. Wie röntgenkinematographisch dokumentiert werden konnte wird unsere Bariumsulfat-Gelatinekugel durch Spondylophyten eingedrückt, wobei die Passage subjektiv als weniger unangenehm empfunden wird. Nach Passage der Engstelle nimmt die Kugel wieder ihre sphärische Ausgangsform an (Abb. 3.3). Zusätzlich ist die Erkennung einer zweiten ösophagealen Engstelle durch Applikation einer einzigen Kugel möglich.

Jedoch muß bei der Anwendung der Barium-Sulfat-Gelatinekugel die Gefahr einer vollständigen Obstruktion des Larynx bei einer Impaktation der Kugel in den Aditus laryngis bedacht werden. Bei Patienten mit neurogenen, zum Teil durch eine Störung des sensiblen Imputs verursachten Schluckstörungen, darf sie nicht angewandt werden.

Um die Patienten mit einer anamnestisch nicht bekannten neurologisch-bedingten Erkrankung rechtzeitig zu erkennen und eine gefährdende tracheale Impaktation

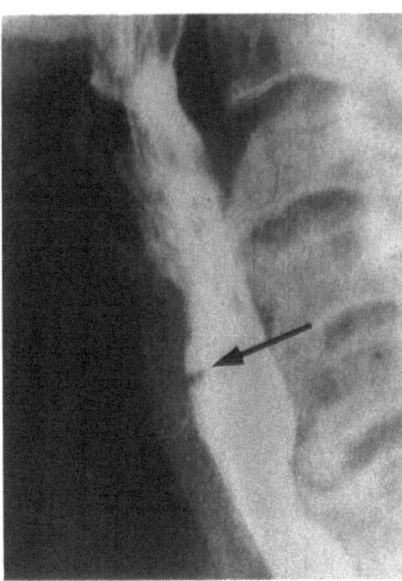

Abb. 3.4. Sequenzbild des selben Patienten von Abb. 3.3. Die Pharynx-Prallfüllungs-Aufnahme zeigt neben der Impression durch den Spondylophyten auch den Befund eines ventralen Membransegels ("Web").

zu vermeiden, sollte die Kugel regelmäßig erst vier-geteilt, bzw. halbiert werden, und danach langsam auf die Maximal-Belastung gesteigert werden.

Die Kugel wird jeweils mit einem Becher einer hochverdünnten Wasser-Bariumsulfat-Suspension, die im Durchleuchtungsbild transparenter ist als die Kugel, verabreicht. Der Patient wird aufgefordert, die Kugel etwas im Mund zu behalten und sie einzuspeicheln, um sich an Grösse und Konsistenz zu gewöhnen.

3.3.3.1 Anwendungsbeispiele

Beispiel 1:

Bei dem in Abb. 3.3 vorgestellten Patienten kommt in Sequenzbild a neben der Impression der Bariumsäule durch einen Spondylophyten (bei HWK 5.6) bei der Prallfüllungsaufnahme eine zusätzlich bestehende Membranstenose [web (Pfeilspitze)] als bandförmige schmale KM-Aussparung zur Darstellung (Abb. 3.4).

Durch Applikation der Bariumsulfat-Gelatinekugel ließ sich nachweisen, daß nicht das Membransegel, sondern offensichtlich die Spondylosis deformans für die Fremdkörperdysphagie des Patienten verantwortlich war.

Beispiel 2 :

Der Patient des Beispiels 2 stellte sich mit dem Verdacht auf eine Frühform einer Achalasie vor. Eine vorausgegangene "normale" Ösophagus-Breipassage hatte bis auf eine geringe Hypomotilität des tubulären Ösophagus keinen pathologischen Befund ergeben. Insbesondere war der ösophago-gastrische Übergang für eine flüssige Bariumpräparation nicht verzögert.

3.3 Radiologische Untersuchungstechnik

Abb. 3.5. Frühstadium einer Achalasie. **a** Hoher Kontrastmittel-Support-Level; **b** Impaktation der Bariumsulfat-Gelatinekugel vor der Cardia; **c** 5 min später hat sich die Kugel soweit aufgelöst, daß eine Cardiapassage möglich ist

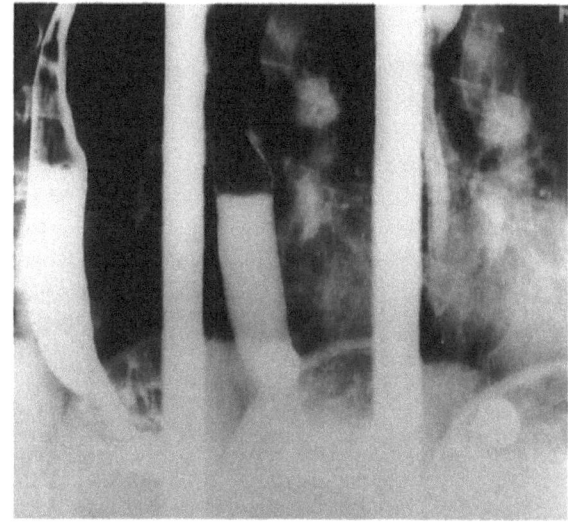

Abb. 3.6. Achalasie des Stadiums III nach Brombart. Zustand nach 3 Dilatationstherapie. Der pharyngo-ösophageale Übergang ist für Flüssigkeiten und für die Bariumsulfat-Gelatinekugel kaum noch behindert. Der Support-Level ist dementsprechend niedrig

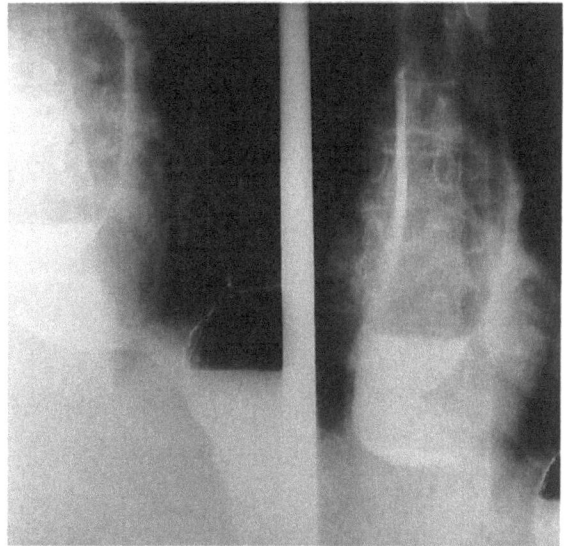

Nach der Applikation der Bariumsulfat-Gelatinekugel kam es zu einer Impaktation an der Cardia (Abb. 3.5) mit Dilatation des Ösophagus und zum Aufbau eines "Support-levels". Gleichzeitig gab der Patient jetzt die typischen epigastrischen Beschwerden an, die durch Flüssigkeiten allein vorher nicht provozierbar waren. Die Kugel löste sich innerhalb von 5 min soweit auf, daß eine Cardiapassage möglich war. Die Verdachtsdiagnose einer beginnenden Achalasie wurde manometrisch bestätigt und der Patient einer Dilatationstherapie zugeleitet.

Beispiel 3:

Ein Patient mit fortgeschrittener Achalasie (Stadium III nach Brombart) stellte sich zur Erfolgskontrolle nach 3 Dilatationstherapien vor. Zwei vorausgegangene Kontrollen hatten noch keine befriedigende Cardiapassage für Festkörper ergeben. Der jetzt kaum noch verzögerte ösophago-gastrische Übertritt wurde als ausreichender Therapieerfolg (Abb. 3.6) gewertet. Der Patient ist bisher subjektiv beschwerdefrei.

Es muß in diesem Zusammenhang darauf hingewiesen werden, daß die Probe auf Festkörper-Durchgängigkeit im Gegensatz zum Kontroll-Gastrografin-Schluck zum Ausschluß einer Perforation nicht am Tage der Dilatationstherapie sondern frühestens 4 - 7 Tage nach Dilatation und nach Abklingen des dadurch verursachten Ödems erfolgen sollte.

3.3.3.2 Angaben zur Arzneiform

Zusammensetzung (Baum et al. 1988):

1 Kugel enthält 2,4 - 2,5 g Bariumsulfat in einer dafür modifizierten Pastillenbasis, die aus der Vorschrift des Britischen Arzneibuches entwickelt wurde (British Pharmacopoeia, 1980).

Eigenschaften :

Masse einer Kugel bei der von uns verwendeten Form: ca. 5,5 g, Durchmesser : 1,5 cm
Farbe : Weiss
Oberfläche : glatt und ölig
Geruch.Geschmack : nach Zitrone
Schmelzverhalten : Die Kugeln schmelzen bei einer Temperatur von 37°C. Es entsteht dabei eine homogene, weiße Masse.
Verhalten im künstlichen Magensaft : Innerhalb von ca. 10 min löst sich die Kugel bei 37°C bis auf Bariumsulfat auf, das als Sediment zurückbleibt.

3.3.3.3 Herstellung

Verwendete Geräte :

Metallgießform für 1,5 cm im Durchmesser große sphärische Kugeln, 50 ml Perfusor-Einmalspritzen, Skalpell, haushaltsübliches Vakuumfolienschweißgerät, entsprechende Folie, Wasserbad, Euroflasche mit Sprühkopf.

Vorbereitung :

Zur Vorbereitung der Gießform werden die Bohrungen der geöffneten Gießform mit dem Silikonölspray dünn besprüht (Pharm.Ztg., 1986). Nachdem das Lösungsmittel verdunstet ist, wird die zusammengebaute Gießform ca. 1 Stunde ins Gefrierfach des Kühlschrankes gestellt.

3.3 Radiologische Untersuchungstechnik

Herstellung der Pastillenbasis :

Gelatine	50,0
Glycerol 85%	100,0
Natriumbenzoat	0,5
Zitronensäure	4,6
Zitronenöl terpenfrei	3 Tropfen
heißes, destilliertes Wasser	95,0

Natriumbenzoat und Zitronensäure werden im heißen destillierten Wasser gelöst. Danach wird die Gelatine aufgestreut, Glycerol zugegeben und der Ansatz gemischt. Nun erhitzt man die so erhaltene Basis im Wasserbad unter Rühren, um eine vollständige Auflösung der Gelatine zu erreichen. Anschließend setzt man das noch fehlende Zitronenöl zu. Die Pastillengrundlage wird immer frisch hergestellt. Sie kann nach Erkalten jederzeit wieder geschmolzen werden. Der Zusatz eines Süßstoffes ist möglich.

Herstellung der Bariumsulfatkugeln :

Heiße Pastillenbasis	250,0
Röntgenbaryt HN Sachtleben	200,0

In die auf dem Wasserbad erhitzte Pastillenbasis wird das Röntgenbaryt eingerührt. Mit 50 ml Einmalspritzen wird die entstandene Suspension immer heiß aufgezogen und in die kalte Metallgießform eingefüllt. Nach einer halben Stunde bei Raumtemperatur werden die Kugeln vorsichtig aus der Form genommen und die überstehenden Gußzapfen mittels Skalpell abgeschnitten. Wie eigene Erfahrungen zeigen, ist es ratsam, die Suspension während des Abfüllens immer wieder im Wasserbad zu erhitzen.

Die Teilchengröße des von uns verwendeten Bariumsulfats liegt bei 1 m, wodurch die Sedimentationsgeschwindigkeit herabgesetzt wird und eine sehr homogene Suspension gewährleistet ist (Produkt Information Blanc fixe XR, HX und HN).

Verpackung :

Die Kugeln werden sofort nach der Herstellung einzeln in Gefrierfolie entsprechender Größe vakuumversiegelt.

Etikettierung :

Als rezepturmäßig hergestelltes Arzneimittel erfolgt die Beschriftung nach ApoBo.

Lagerung :

Die Aufbewahrung erfolgt bei Raumtemperatur nicht über 25°C. Da Glycerol-Gelatine-Mischungen einen guten Nährboden für Mikroorganismen darstellen, setzen wir Natriumbenzoat als Konservierungmittel zu. Dennoch sind die Bariumsulfat-Gelatinekugeln zum baldigen Verbrauch bestimmt. Auch um genügende Elastizität und gleichbleibenden Durchmesser zu gewährleisten, wird die Haltbarkeit auf 3 Monate begrenzt.

Prüfung :

Gleichförmigkeit der Masse nach DAB 9
Gehaltsbestimmung : Ermittlung der Bariumsulfatkonzentration über den Glührückstand.

3.3.3.4 Diskussion zur Wertigkeit der Bariumsulfat-Gelatinekugel

Die Bariumsulfat-Gelatinekugeln wurden bisher bei ca. 450 Patienten angewandt. Sie haben sich bei folgenden Einweisungsdiagnosen als nützlich erwiesen :

1) Unklare Festkörperdysphagien

2) V.a. Achalasie (soweit nicht schon bei einem vorhergehenden Ösophagus-Breischluck bewiesen)

3) V.a. diffusen Ösophagusspasmus

4) V.a. submukösen stenosierenden Prozess des pharyngo-ösophagealen Überganges, des tubulären Ösophagus oder des ösophago-gastrischen Überganges (Auch bei negativen röntgenologischen und endoskopischen Befunden!)

5) V.a. Membranstenosen (webs)

6) Dysphagie bei Spondylosis deformans der HWS. Die Kugeln schrumpfen durch Flüssigkeitsverlust auf ca. 1,4 cm Durchmesser. Eine zu lange Lagerung (3 Monate) sollte vermieden werden, da ein stärkerer Flüssigkeitsverlust mit einer Reduktion der prall-elastischen Qualität einhergeht.

Die Kugeln sind in dieser Art sonst nicht erhältlich und bieten Vorteile gegenüber bisher in der Radiologie verwendeten Arzneiformen. So behalten z.B. die von Brühlmann verwendeten, mit trockenem Bariumsulfat gefüllten Oblatenkapseln ihren Durchmesser von 16 mm nach Angabe des Autors nicht lange bei (Brühlmann 1985). Die Nachteile von harten Festkörpern, wie Unibaryt R-Kapseln wurden eingangs erwähnt.

Die Herstellung kleinerer Kugeln, etwa in 2 g-Formen, ersparen das manchmal erforderliche Zerkleinern.

Abschließend sei noch darauf hingewiesen, daß bei Patienten mit erhöhtem Risiko einer Aspiration (z.B. neurologisch Erkrankte mit "silent" Aspiration) die Kugeln nicht zur Anwendung kommen sollten.

Zum Ausschluß einer eventuellen Aspirationgefahr wird zuerst ein Schluck mit Wasser und Bariumsulfat verabreicht. Nur bei regelrechter pharyngo-laryngealer Motorik kommen die Barium-Gelatinekugeln zur Anwendung.

Da jegliche Störung der pharyngealen oder laryngealen Sensibilität eine rechtzeitige Rezeption der Bariumsulfatkugel an der Kreuzung der Atem- und Schluckwege verhindert, könnte es zu einem Eintritt der Kugel in den Aditus laryngis kommen.

3.3 Radiologische Untersuchungstechnik   25

Auch eine fehlerhafte motorische Innervation dieses Kreuzungspunktes entspricht einer absoluten Kontraindikation zur Anwendung der Bariumsulfatkugel.

Dem Patienten sollte angeboten werden, die Kugel beim ersten Schluck auf eine ihm gewohnte Größe zu reduzieren. Bei weiteren Schlucken kann dann eine halbe bzw. ganze Kugel, je nach Empfinden des Patienten, verwendet werden.

In jedem Falle sind prophylaktische Maßnahmen zur sofortigen Intervention bei einer trachealen Aspiration bereitzuhalten.

3.3.4 Untersuchungsmodus

Der radiologische Untersuchungsablauf wird der Verdachtsdiagnose des Patienten angepaßt. Die Konsistenz, die Größe des Kontrastmittelbolus sowie die Körperhaltung des Patienten bei der Untersuchung werden auf das Beschwerdebild und die Eingangsanamnese abgestimmt. Damit soll eine ausreichende Testbelastung des Patienten zur Erkennung etwaiger Dekompensationen bei gleichzeitiger Vermeidung gefährlicher Impaktationen und Aspirationsepisoden erreicht werden (Hannig 1987).

3.3.4.1 Auswahl des Kontrastmittels

Bei Patienten mit der Fragestellung Globus pharyngis oder einer Dysphagie ohne Aspirationsepisoden kommt im Regelfall das obengenannte Barium-Sulfat-Fertigpräparat zur Anwendung, da die konstante Viskosität bei einem Standardbolus von 15ml eine verläßliche, inter-individuell vergleichbare Zeitmessung ermöglicht.

Bei neurologisch erkrankten Patienten ist eine Reduktion des Testvolumens auf 5 - 10 ml angezeigt. Barium-Sulfat kann in dieser Patientengruppe nur im Ausnahmefall angewandt werden. Bei anamnestisch bekannter Aspirationsgefahr wird statt Bariumsulfat (Micropaque ®) auf ein nicht ionisches iso-osmolares Kontrastmittel, wie Iotrolan (Isovist ®), ausgewichen. Bei diesem liessen sich auch nach Aspiration eines erheblichen Bolusanteils bisher keine pulmonalen Komplikationen beobachten (Hannig et al. 1989, 1990).

Bei der Festkörperdysphagie wurden den Beschwerden bereitenden Nahrungsmitteln nachempfundene Barium-Sulfat- imprägnierte Bolusformen verwandt, wie zum Beispiel Barium-Sulfat-getränktes Brot. Zu diesem Zweck wird auch die vorher vorgestellte Barium-Sulfat-Gelatine-Masse in entsprechende Form gebracht.

Zur besseren Lokalisation von submucös wachsenden Tumoren, weniger ausgeprägten Stenosen oder motilitätsgestörten Arealen kommt die Barium-Sulfat-Gelatinekugel zur Anwendung. Durch ihre semisoliden und prall-elastischen Eigenschaften können Engstellen relativ gefahrlos passiert werden. Bei einer Impaktation löst sich die Kugel bei Körperwärme (37°C) innerhalb von 10 min auf (Baum et al. 1988).

Zur Erkennung einer Säuresensibilität der Ösophagusschleimhaut, ähnlich dem Bernsteintest, wird in Anlehnung an Donner eine mit HCl auf den pH-Wert 1,7 angesäuerte Bariumsulfatpräparation verwandt (Donner 1976). Die säuresensitive

Reaktion kann sowohl in einer Hypo- bis Atonie als auch in einer ungerichteten, etagenartigen Kontraktion des Ösophagus bestehen. Dieser Test erwies sich als sehr sensitiv aber wenig spezifisch für die Erkennung einer gastro-ösophagealen Refluxerkrankung.

Die Kontrastmittel-Auswahl-Kriterien sind in Abb. 3.7 als Flow-Schema zur klinischen Anwendung zusammengefaßt.

3.3.4.2 *Standardprojektionen*

Der normale Untersuchungsmodus besteht aus folgenden Einstellungen, wobei der Schluckakt von der Vorbereitungsphase im Mund bis zur vollständigen Wiederentfaltung des Pharynx dokumentiert wird:

1) Im Stehen werden bei streng seitlichem Strahlengang drei Schlucksequenzen gefilmt :
   a) Es wird auf die Mundhöhle, den Naso- und Oropharynx zentriert. Beurteilt werden soll hierdurch sowohl die orale Bolusformung und -kontrolle zwischen hartem und weichem Gaumen und der Zunge als auch der Beginn des reflexgesteuerten Schluckakts mit der Anhebung des Velum palatini.
   Zur besseren Beurteilbarkeit der velo-palatinen Funktion kann der nasale Aspekt des weichen Gaumens durch die nasale Aspiration einer geringen Menge dünnflüssigen $BaSO_4$ kontrastiert werden.
   In dieser Einstellung wird auch der phonatorische Abschluß des Velum palatini durch das Testwort "Candy" geprüft.
   b) Beim zweiten Schluck wird auf den oro-hypopharyngealen Übergang zentriert, so daß die dorsale pharyngeale peristaltische Welle vom Passavant'schen Wulst bis zum oberen Ösophagussphinkter nachverfolgt werden kann.
   c) Anschließend wird auf die Region des pharyngo-ösophagealen Überganges zentriert, um eine Dysfunktion des oberen Ösophagussphinkters erkennen zu können. Diese Sequenz wird in lateralem oder bei Patienten mit kurzem Hals in schrägem Strahlengang aufgezeichnet.

2) Dokumentation des Schluckakts im postero-anterioren Strahlengang in zwei Sequenzen: Die Mandibula-Unterkante wird zur besseren Einsicht des Pharynx mit dem Os occipitale zur Deckung gebracht.
   In beiden Ebenen wird der Schluckakt von der Vorbereitungsphase im Mund bis zur kompletten Wiederentfaltung der pharyngealen Recessus aufgezeichnet.

3) Die Peristaltik des tubulären Ösophagus wird in RAO-Bauchlage dokumentiert, da so der störende Einfluß der Schwerkraft aufgehoben werden kann. Der Patient wird instruiert, nur einmal zu schlucken, um eine sogenannte "deglutitive Inhibition", das heißt einen Abbruch der peristaltischen Welle im tubulären Ösophagus durch die Auslösung eines erneuten Schluckakts zu vermeiden (Miller 1982). Zur Prüfung eines eventuellen gastro-ösophagealen Refluxes wird die Ösophagus-Cardia-Passage auch in Rückenlage und bei Rückdrehung von der Rechts-Seitenlage zur Rückenlage untersucht.

3.3 Radiologische Untersuchungstechnik

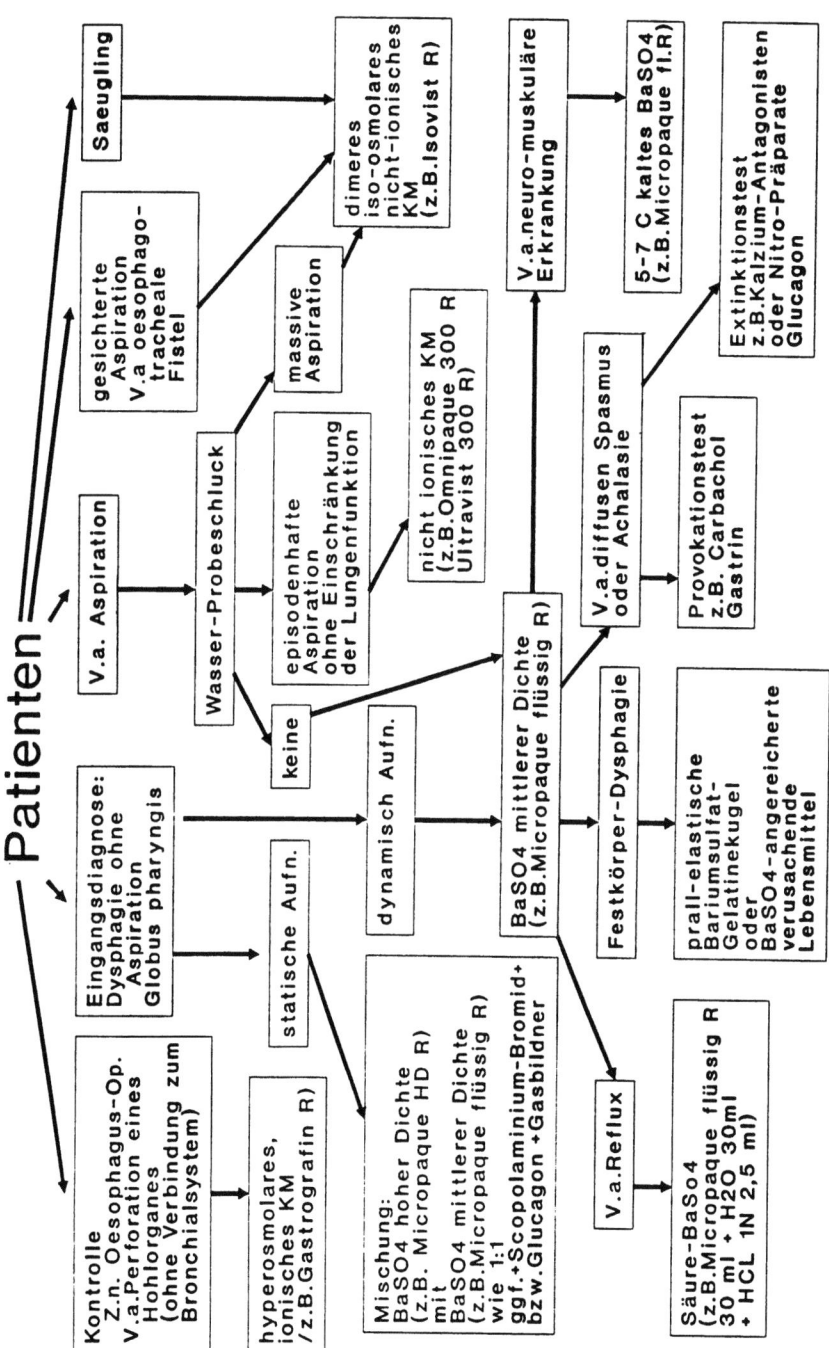

Abb. 3.7. Auswahl des Kontrastmittels und des Pharmakons

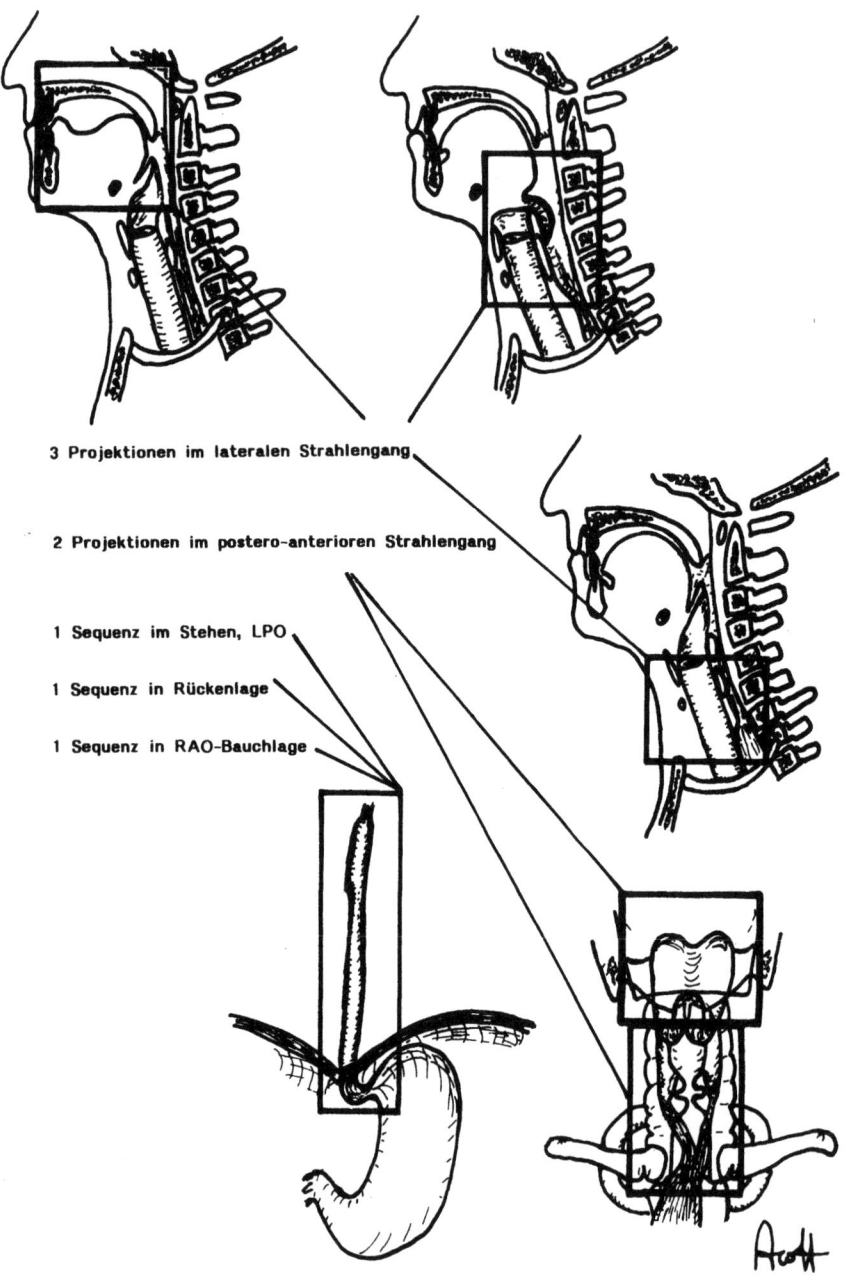

Abb. 3.8. Synopsis der Standardprojektionen

Abbildung 3.8 gibt eine Synopsis der Standardprojektionen.

Tests zur Refluxprovokation, wie Valsalva- und Trendelenburg-Manöver werden wegen ihrer hohen falsch positiven Ergebnisse nicht mehr durchgeführt.

3.4 Experimentelle Bestimmung des "normalen" Bolusvolumens

Aus obengenannten Gründen erscheint es uns sinnvoll, zunächst das mittlere Volumen eines normalen Schluckes zu ermitteln. Gemeint ist das Flüssigkeitsvolumen, welches während der normalen Nahrungsaufnahme von einem gesunden Probanten geschluckt wird.

Unseres Wissens ist in der Literatur bisher kein Normalwert bekannt.

Das mittlere Bolusvolumen wurde von uns an 200 freiwilligen Probanten aller Altersklassen ermittelt.

Die Probanten konnten aus einer Palette nicht karbonisierter, alkoholfreier, zimmerwarmer (ca. 21 °C +/-3 Grad) Flüssigkeiten ihr "Lieblingsgetränk" wählen.

Zur Auswahl standen:

- klares Wasser
- Milch
- Zitronen- oder Früchtetee
- verschiedene Fruchtsäfte.

Die gewählten Getränke wurden in Meßbechern zu 250 ml Gesamtinhalt gereicht. Die Probanten wurden aufgefordert, diese in ihrem "normalen Schlucktempo" zu leeren.

Um möglichst normale Umfeldbedingungen zu schaffen, wurden die Probanten nicht in der Klinik, sondern zu Hause oder in sonstiger privater, entspannter Atmosphäre untersucht. Ein zeitliches Limit für die Leerung der Testvolumina bestand nicht. Die Ermittlung des individuellen Schluckvolumens erfolgte durch einfaches Zählen der Einzelschlucke, die der jeweilige Probant zur Leerung des Bechers benötigte. Es wurde vereinbart, nur solange weiterzutrinken, bis der im Becher verbliebene Flüssigkeitsrest kleiner war als ein Einzelschluck.

Die Zahl der Schluckakte wurde vom Untersucher durch Mitzählen der Larynxelevationen ermittelt. Der verbliebene Rest wurde mit einer Einmalspritze ausgemessen.

Somit galt für jeden Patienten:

$$\text{Individuelles Schluckvolumen (Bolusvolumen)} = \frac{250 \text{ ml} - \text{ml Rest im Becher}}{\text{Zahl der Larynxelevationen}}$$

In Tabelle 3.1 sind die so ermittelten Volumina nach Altersgruppen aufgegliedert.

Das mittlere Bolusvolumen eines Einzelschlucks ist mit 24,18 ml (SD = 8,6) deutlich höher als die Volumina, die in der Radiologie und der Nuklearmedizin in der Regel für Schluckuntersuchungen verwendet werden.

Tabelle 3.1. Mittleres Bolusvolumen für Flüssigkeiten bei Probanten

Gesunde Freiwillige	= 200
Altersdurchschnitt	= 31,12 Jahre (11 - 90 Jahre)

Mittleres Schluckvolumen = 24,18 ml SD = +/- 8,6

Jahre	Patienten	Mittleres Schluckvolumen	SD
10 - 20	35	24,63 ml	+/- 10,37
20 - 30	86	23,82 ml	+/- 8,70
30 - 40	32	25,19 ml	+/- 8,58
40 - 50	17	24,07 ml	+/- 11,10
50 - 60	13	24,63 ml	+/- 10,37
60 - 70	13	28,00 ml	+/- 5,00
70 - 90	4	18,76 ml	+/- 8,90

Es ist zu diskutieren, ob nicht bei dieser Messung kompetitive Faktoren die Schluck-Volumina beeinflußt haben, obwohl die Probanten einzeln getestet wurden.

Das Durchschnittsalter der Patienten betrug 31,12 Jahre, das Geschlechtsverhältnis war mit männlich/weiblich = 105.95 annähernd ausgeglichen. Obwohl das Durchschnittsalter der Probanten deutlich niedriger ist als das unseres kinematographisch untersuchten Normalkollektivs (41,5 Jahre), ergeben sich daraus keine wesentlichen Volumensänderungen. Das mittlere Schluckvolumen erwies sich für die 2. bis 7. Dekade annähernd konstant, wie in der Tabelle 3.1 erkennbar. Lediglich für die 4 Probanten im Alter zwischen 70 und 90 Jahren lag das Schluckvolumen mit 18,7 ml niedriger als in dem nächstjüngeren Dezennium.

3.5 Neuentwickelte Meßparameter zur Bestimmung der pharyngo-ösophagealen Motilität

Die Bild-bei-Bild-Analyse am Pharynx beobachteter Motilitätsphänomene erlaubt bei der Aufnahmefrequenz von 50 Bildern/s. der Hochfrequenzkinematographie eine exakte Zeitmessung verschiedener Phasen der Boluspropulsion.

Zusätzlich besteht die Möglichkeit, durch Planimetrie oder Messung des Bewegungsumfanges definierter anatomischer Strukturen, Erkenntnisse über die pharyngo-ösophageale Motilität auch quantitativ zu erfassen.

Trotz des langen Anwendungszeitraumes der Röntgenkinematographie in der radiologischen Diagnostik haben nur sehr wenige Autoren bisher eine Zeit- und Streckenmessung durchgeführt (Curtis et al. 1984; Christrup 1964).

Der Beginn und das Ende der meßbaren Motilitätsphänomene muß röntgenmorphologisch gut erkennbar sein. Die zeitliche Genauigkeit von +/- 20 ms, entsprechend einer Bildsequenz, ist durch die Bildfrequenz/s definiert.

3.5 Neuentwickelte Meßparameter

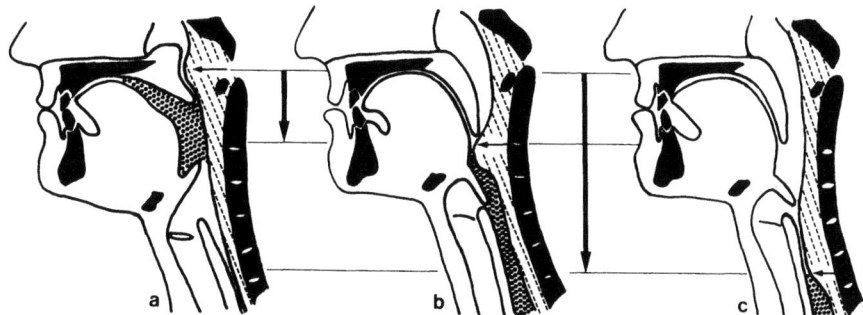

Abb. 3.9. Bildliche Darstellung der Peristatik-Zeit zwischen dem Beginn der pharyngealen Welle bei HWK 1 bis zur Abschluß der Passage des Bolus durch den oberen Ösophagussphinkter (*a-c*)

Unser Ziel war, durch die Definition geeigneter Parameter möglichst umfassende Erkenntnisse über die pharyngo-ösophageale Motilität und ihre Störungen bei bestimmten Krankheitsbildern zu erhalten.

Als ersten Parameter, die *"Peristaltikzeit"*, wurde die Dauer des Ablaufs der pharyngealen peristaltischen Welle im seitlichen Strahlengang gewählt. Als Beginn der peristaltischen Welle wurde die erste Ventralbewegung der Pharynxhinterwand nach Boluseintritt in den Pharynx definiert. Das Ende der pharyngealen Peristaltik wurde mit Ankunft der Welle am oberen Ösophagussphinkter festgelegt (Abb. 3.9). Der Übergang von der pharyngealen zu der ösophagealen Peristaltik, und damit die Ankunft der pharyngealen Schnürwelle am oberen Ösophagussphinkter, ist durch eine gut definierte Veränderung des Kontraktionsverhaltens zu erkennen (Palmer et al. 1988). Die in der lateralen Projektion nur als dorsale Schnürwelle erkennbare Pharynxperistaltik geht in das konzentrische Kontraktionsmuster der Ösophaguseperistaltik über. Bei etwa $^2/_3$ unserer Patienten wurde ein diskretes, kaum 20 ms andauerndes Sistieren der peristaltischen Welle beim "Umschalten" von pharyngealer auf ösophageale Peristaltik beobachtet.

Zudem zeigt die Region des oberen Ösophagussphinkters, die der Zone des höchsten Druckes dieses Sphinkters entspricht, nämlich die Pars fundiformis des M. cricopharyngeus, häufig eine Art "Stufenform" oder ist durch eine geringe, residuale Impression der Bariumsäule durch die noch leicht prominente Muskelwulst des M. cricopharyngeus demarkiert.

In der pa-Projektion ist sehr gut der Beginn des Boluseintritts in die Valleculae zu definieren. Das Zeitintervall von diesem Ereignis bis zum Beginn des Sphinkterschlusses nach erfolgter Boluspassage wurde als *"Pharynx-Passage-Zeit"* definiert (Abb. 3.10).

Zur semiquantitativen Erfassung der Stärke der peristaltischen Schnürwelle wurde bei allen Patienten die relative Ventralbewegung der Pharynxhinterwand in Höhe des 3. HWK gemessen. Der Quotient aus der Meßstrecke dieser Ventralbewegung mit dem Sagittaldurchmesser des 3. HWK ergab den sog. *"Einschnür-Quotienten"* als dimensionslose Größe (Abb. 3.11).

Zeitliche Dyskoordinationen der Funktion des oberen Ösophagussphinkters wurden als vorzeitiger Schluß, verzögerte Öffnung oder inkomplette Öffnung definiert.

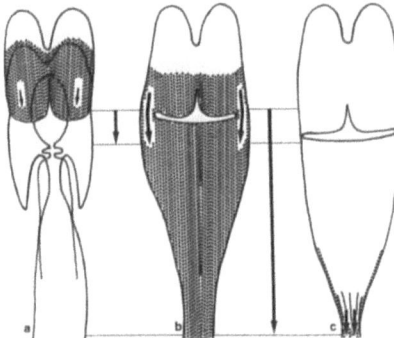

Abb. 3.10. Schematische Darstellung der Pharynx-Passage-Zeit. Sie wird zwischen Eintritt des Bolus in die Valleculae bis zum Abschluß der Passage durch den oberen Ösophagussphinkter gemessen (*a-c*)

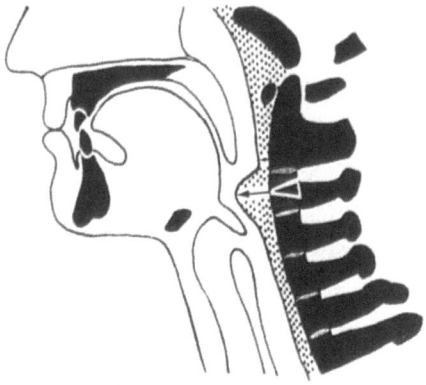

Abb. 3.11. Berechnung und Ausmessung des Einschnürquotienten in Höhe HWK 3, der eine semiquantitative Beurteilung der pharyngealen Kontraktilität ermöglicht

Die entsprechenden Zeitintervalle werden in ms und der Grad der durch sie hervorgerufenen Lumenobstruktion in Prozent gemessen.

Zur Quantifizierung der Förderleistung des tubulären Ösophagus wurde die "*ösophageale Transitzeit*" bestimmt. Dabei wurde in Rückenlage die Passagezeit des "Standardbolus" (s. Kap.4) vom oberen Ösophagussphinkter bis zur kompletten Entleerung der Ampulla epidiaphragmatica in den Magen gemessen.

Im Falle einer laryngo-trachealen Aspiration wurde zwischen regelmäßiger und episodenhafter *laryngealer Penetration* unterschieden.

Durch den Terminus *"prä-, intra- und postdeglutitive" Aspiration* war eine genaue zeitliche Zuordnung des Aspirationsereignisses zu den Phasen des Schluckvorganges möglich. Es wird hierduch eine Aspiration vor, während oder nach Triggerung des pharyngealen Schluckreflexes beschrieben. Die unseres Wissens in der Literatur erstmalig vorgenommene Definition des klinischen Schweregrades der Aspiration erwies sich als wertvoll für die Beurteilung von Prognose, bzw. dem Therapieerfolg rehabilitativer Maßnahmen.

Messungen der *Epiglottisschluß- bzw. Relaxationszeit* sind in ähnlicher Weise schon von Curtis und Christrup beschrieben worden (Curtis et al. 1984; Christrup 1964). In eigenen Messungen wurden hierbei folgende Werte ermittelt:

1. Das Zeitintervall vom Boluseintritt in die Valleculae bis zum Epiglottisschluß (komplette Überdeckung des Aditus laryngis).
2. Das Zeitintervall vom Boluseintritt in die Valleculae bis zur Rückkehr der Epiglottis in die Ausgangsstellung.

3.6 Experimentelle Bestimmung der Abhängigkeit der Kontraktionsparameter vom Bolusvolumen

Von mehreren Autoren wird ein Einfluß von Bolusgröße und - Konsistenz auf die Pharynxfunktion postuliert (Dodds et al. 1975; Fisher et al. 1978; Miller 1982).

Fisher beschreibt eine Zunahme der Bolusgeschwindigkeit mit einer Steigerung des Bolusvolumens von 5 auf 30 ml, wobei die Geschwindigkeit von 10 auf 70 cm/s steigt. Er mißt sowohl den Einfluß der Peristaltik als auch der Schwerkraft, die auf den Bolus einwirken.

Im Gegensatz hierzu definieren unsere Kontraktions-Meßparameter ausschließlich die peristaltische Aktivität, das heißt die Einschnürtiefe und die Ausbreitungszeit der peristaltischen Welle. Weiterhin wurde in eigenen Messungen der Einfluß der Bolusgröße auf die Epiglottis-Schluß- und Epiglottis-Relaxations-Zeit getestet. Bei konstanter Viskosität der Fertigpräparation (Micropaque flüssig ®) wurde bei gleichbleibender Raumtemperatur der Einfluß des Bolusvolumens auf die obengenannten Parameter ermittelt. Den 15 Probanten, die die Kriterien des Normalkollektivs erfüllten, wurde ein Bolus von 5, 10, 15, 20, 25, 30 ml verabreicht. Die Alters- und Geschlechtsverteilung entsprach annähernd der unseres Normalkollektivs. Es wurde darauf geachtet, daß der ganze Bolus durch einen einzigen Schluckakt transportiert wurde.

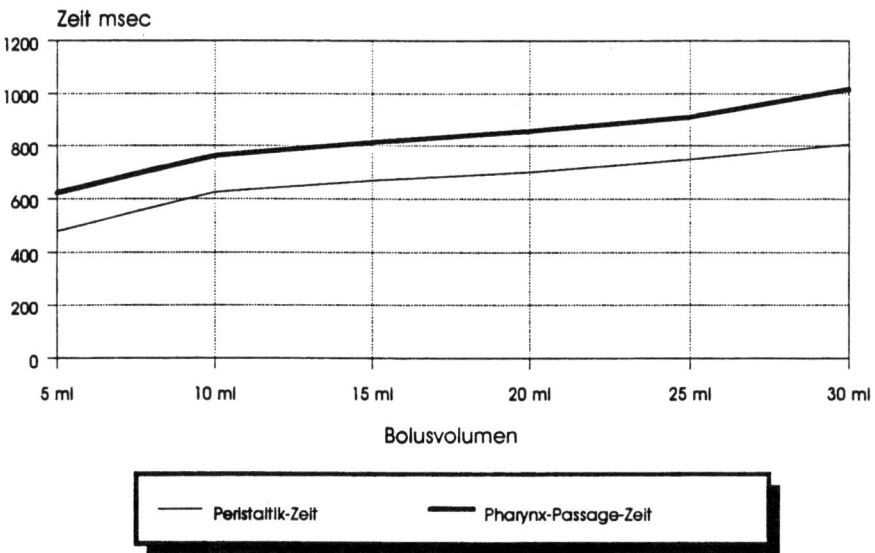

Abb. 3.12. Peristaltik- und Pharynx-Passage-Zeit in Abhängigkeit vom Bolusvolumen

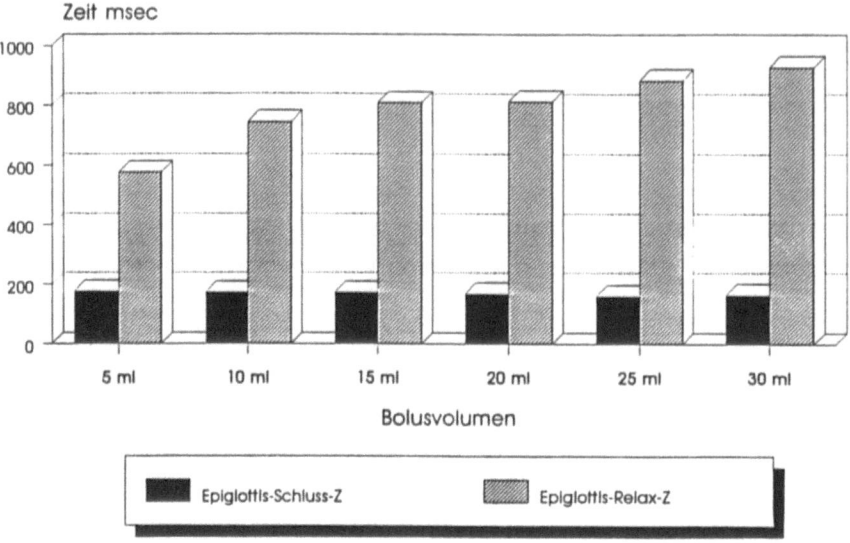

Abb. 3.13. Epiglottisschluß/Epiglottisrelaxions-Zeit in Abhängigkeit vom Bolusvolumen

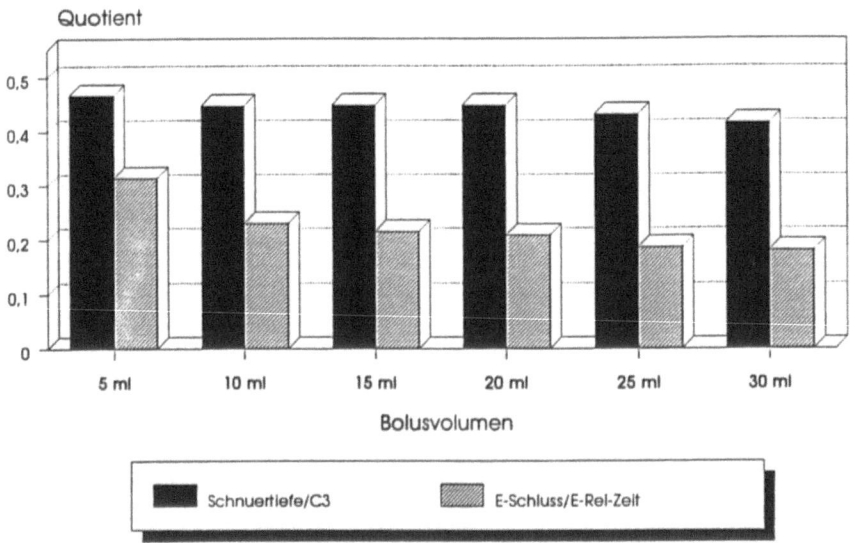

Abb. 3.14. Einschnür- und Epiglottisquotient in Abhängigkeit vom Bolusvolumen

Die Abb. 3.12, 3.13 und 3.14 geben die Meßergebnisse bezogen auf die steigende Bolusgröße wieder. In Abb. 3.12 werden die den Ablauf der peristaltischen Welle definierenden Parameter, die Peristaltik- und die Pharynx-Passage-Zeit in Abhängigkeit vom Bolusvolumen verglichen.

Wie in obenstehender Grafik erkenntlich, nehmen beide Zeiten parallel und fast linear mit dem Bolusvolumen zu. Der ähnliche Kurvenverlauf überrascht nicht, da auch im Normalkollektiv die Mittelwerte dieser beiden Parameter sehr nahe beisamen liegen. Die Zunahme dieser Kontraktionszeiten ist offenbar durch eine volu-

Tabelle 3.2. Mittelwerte der Meßparameter mit steigendem Bolusvolumen

	5 ml	10 ml	15 ml	20 ml	25 ml	30 ml
Peristaltik-Zeit[a]	480	624	668	700	748	806
Pharynx-Passage -Zei[a]	620	760	812	856	908	1016
Epiglottis-Schluß-Zeit[a]	176	172	172	168	160	164
Epiglottis-Relaxations-Zeit[a]	576	744	808	812	884	928
Epiglottis-Quotient	0,31	0,23	0,21	0,21	0,19	0,18
Einschnürquotient	0,47	0,45	0,45	0,44	0,43	0,41

* Werte in ms

menbedingt vermehrte Vordehnung des Pharynx bedingt. Offensichtlich kommt dieser Effekt zwischen 5 und 10 ml Volumenbelastung besonders stark zum Tragen, da hier beide Kurven einen steilen Anstieg aufweisen. Die Bolusgröße scheint somit die Muskelvorspannung der Pharynxkonstriktoren zu beeinflussen.

Abbildung 3.13 gibt den Zusammenhang zwischen Bolusgröße und Epiglottis-Schluß- beziehungsweise Epiglottis-Relaxations-Zeit wieder.

Die Epiglottisschluß-Zeit bleibt bei allen Bolusvolumina annähernd gleich. Dagegen nimmt die mittlere Epiglottis-Relaxations-Zeit von 576 auf 928 ms zu. Die fast konstante Epiglottis-Schluß-Zeit ist ein Indikator dafür, daß der Epiglottisschluß nur zu einem geringen Teil passiv von der Bolusmasse beeinflußt wird. Es wirken hier synergistisch vor allem die Larynxelevation und die intrinsischen Larynxmuskeln.

Die Verlängerung der Epiglottis-Relaxations-Zeit scheint durch die volumenbedingte längere "Abdeckelungs-Phase" des Aditus laryngis bedingt zu sein. Nach unseren Beobachtungen scheinen hier die elastischen Stellkräfte des Epiglottis-Knorpels nur wenig durch das Bolus-Volumen beeinflußt.

Dementsprechend nimmt der Quotient aus Epiglottis-Schluß- und Epiglottis-Relaxations-Zeit mit dem Bolusvolumen ab, wie in Abb. 3.14 dargestellt.

Gleichzeitig geht der ebenfalls in dieser Graphik aufgezeigte Quotient aus Schnürtiefe der peristaltischen Welle und Sagittaldurchmesser des 3. Halswirbelkörpers von 0,47 auf 0,41 zurück.

Da der oben beschriebene Einschnürquotient ein semiquantitativer Parameter der peristaltischen Schnürkraft ist, unterstützt seine Rückläufigkeit bei reziprokem Bolusvolumen unsere Hypothese, daß eine Zunahme der Volumen-Vordehnung des Pharynx seine Kontraktilität mindert.

In Tabelle 3.2 sind die Mittelwerte der Kontraktionsparameter, beziehungsweise der Epiglottis-Schluß- und Epiglottis-Relaxations-Zeiten zusammengefaßt.

Für die beiden Quotientwerte ergibt sich ein relatives Plateau zwischen 10 - 20ml Bolusgröße. Dies ist einer der Gründe für das von uns gewählte Standard-Bolus-Volumen von 15 ml.

Tabelle 3.3. Computerbogen für kinematographische Untersuchungen

Institut für Röntgendiagnostik
Klinikum rechts der Isar der Technischen Universität München
Direktor: Prof. Dr. Dr. h.c. P. Gerhardt

Hochfrequenzkinematographie

Kine-Nr.:
Name: Vorname: geb.:
Adresse:

überwiesen von: Untersuchungstag:

Bemerkungen-Klartext:
....
....

Globus: ❏ ja ❏ nein
Dysphagie: ❏ ja ❏ nein

Orale Boluskontrolle		**Weicher Gaumen**	
Boluskontrolle pathologisch:	❏ ja ❏ nein	Phonation pathologisch:	❏ ja ❏ nein
Leaking:	❏ ja ❏ nein	asymmetrisch:	❏ ja ❏ nein
Einseitige Aufladung:	❏ ja ❏ nein	Inkomplette Elevation:	❏ ja ❏ nein
Kompensationshaltung:	❏ ja ❏ nein	Nasopharynxabschluß	
Zungenatrophie:	❏ ja ❏ nein	pathologisch:	❏ ja ❏ nein
Dyskinesie:	❏ ja ❏ nein	nasale Penetration:	❏ ja ❏ nein
Tremor:	❏ ja ❏ nein	Kompensationshaltung:	❏ ja ❏ nein

Epiglottis		**Pharynxkonstriktoren**	
Ruhestellung pathologisch:	❏ ja ❏ nein	Pharynx-Peristaltik-Zeit:	_____s/100
Schluß nicht horizontal:	❏ ja ❏ nein	Einschnürquotient/C3:	__/__ (cm)
Kippung:	❏ ja ❏ nein	Pharynx-Passage-Zeit:	_____s/100
Schlußzeit:	_____s/100		
Relaxationszeit:	_____s/100		

OÖS-Segment		**Larynx/Trachea**	
vorzeitiger Schuß:	❏ ja ❏ nein	regelmäßige Penetration:	❏ ja ❏ nein
Zeit:	_____s/100	episodenhafte Penetration:	❏ ja ❏ nein
verspätete Öffnung:	❏ ja ❏ nein	deglutiv: ❏ prä- ❏ intra- ❏ post-	
Zeit:	_____s/100	Schweregrad: ❏ leicht ❏ mittel ❏ schwer	
inkomplette Öfnung:	❏ ja ❏ nein	Larynxelevation pathologisch: ❏ ja ❏ nein	
Lumenobstruktion:	_____%	Hyoidelevation/C3: __/__ (cm)	

Hypopharynx

Deformierung der Sinus piriformes:	❏ R	❏ L	❏ RL	❏ N	
Retention in den Sinus piriformes:	❏ R	❏ L	❏ RL	❏ N	
Passage durch die Sinus piriformes:	❏ RR	❏ OR	❏ S	❏ OL	❏ LL
Retention in den Valleculae:	❏ R	❏ L	❏ RL	❏ N	
Schleimhaut-Unregelmäßigkeiten:		❏ ja	❏ nein		
hypopharyngeale Stase:		❏ ja	❏ nein		
mit Dilatation:		❏ ja	❏ nein		
zeitger. Wiederentf.d. Pharyng. Recessus:		❏ ja	❏ nein		
Pouching:	❏ R	❏ L	❏ RL	❏ N	
Grad:		❏ 1	❏ 2	❏ 3	

Tabelle 3.3 (Fortsetzung)

laterale Divertikel:	❏ R	❏ L	❏ RL	❏ N
Grad:	❏ 1	❏ 2	❏ 3	
hypopharyngeale Wandschwäche:	❏ ja	❏ nein		
Grad:	❏ 1	❏ 2	❏ 3	
Zenker'sches Divertikel	❏ ja	❏ nein:		
Grad:	❏ 1	❏ 2	❏ 3	❏ 4
Valsalva Asymmetrisch:	❏ ja	❏ nein		
retrocrioidale Impression:	❏ ja	❏ nein		
konstant:	❏ ja	❏ nein		

Zervikaler Ösophagus		**restlicher Ösophagus**	
spondylophytäre Impression: ❏ ja ❏ nein		primäre Peristaltik:	❏ ja ❏ nein
Lumeneinengung:		Anisoperistaltik:	❏ ja ❏ nein
prävertebrale Weichteile		teritäre Kontraktionen:	❏ ja ❏ nein
pathologisch:	❏ ja ❏ nein	segmentale Spasmen:	❏ ja ❏ nein
Web.:	❏ ja ❏ nein	Etagenspasmen:	❏ ja ❏ nein
Lumeneinengung:	❏ ja ❏ nein	ösophago-ösophagealer	
Stenosen:	❏ ja ❏ nein	Reflux:	❏ ja ❏ nein
Verlagerung:	❏ ja ❏ nein	gastro-ösophagealer Reflux:	❏ ja ❏ nein
Infiltration:	❏ ja ❏ nein	Hypomotilität:	❏ ja ❏ nein
		Atonie:	❏ ja ❏ nein
		Hiatushernie:	❏ ja ❏ nein
		säuresensitiver Ösophagus:	❏ ja ❏ nein
		Schleimhaut-	
		Unregelmäßigkeiten:	❏ ja ❏ nein
		Verdrängung:	❏ ja ❏ nein
		Infiltration:	❏ ja ❏ nein
		Stenosen:	❏ ja ❏ nein
		Ösophago-gastr. Übergang	
		pathologisch:	❏ ja ❏ nein
		Divertikel:	❏ ja ❏ nein
		Passage von Festspeisen	
		pathologisch:	❏ ja ❏ nein
		Transitzeit:	_____ s

S, seitengleich; *LL/RR*, ausschließlich li.bzw. re.;
OL/OR, überwiegend li.bzw. re.; *RL*, Befund re. und li.

3.7 Auswertung der Meßergebnisse mittels eines Computerbogens

Zur Analyse der Motilitätsphänomene wurden für jede kinematographische Untersuchung 82 Einzelbeobachtungen bzw. Meßdaten auf einem Computerbogen erfaßt (Tabelle 3.3). Neben den abgehandelten Meßparametern der pharyngealen Motilität, wie der Ausbreitungszeit der pharyngealen Peristaltik, der Schnürtiefe und der Pharynx-Passage-Zeit und der Messung einer Dysfunktion des oberen Ösophagussphinkters sowie der Epiglottis wurden auch qualitative Alternativaussagen in den Computerbogen aufgenommen.

Entsprechend dem Untersuchungsgang beginnt der Auswertebogen mit Aussagen zur oralen Boluskontrolle.

3.7.1 Beurteilung der oralen Funktion

Hier bedarf der Begriff "*Leaking*" einer näheren Definition: Gemeint ist ein vorzeitiger Kontrastmittelübertritt aus der Mundhöhle über den Zungenrücken ohne willentliche Initiation des Schluckaktes. Als Ursache kommen Störungen der oralen Sensorik, eine Zungenatrophie oder eine gestörte Adduktion des weichen Gaumens gegen den Zungenrücken in Frage.

Im Abschnitt Hypopharynx erscheint der aus der angelsächsischen Literatur übernommene Begriff "*Pouching*". Gemeint sind hier passagere laterale Divertikel, die sich in der Region einer präformierten anatomischen Schwachstelle des Pharynx, der Membrana thyrohyoidea zwischen Schildknorpel und Zungenbein ausbilden können. Diese passageren Divertikel wölben sich nur während der Pharynxkontraktion vor.

Zur besseren Beurteilbarkeit der pathologischen Wertigkeit dieser "Pouches" wird bei der Filmauswertung eine Einteilung in 3 Schweregrade vorgenommen, die wie folgt definiert ist:

Schweregrad I: Entspricht einem Durchmesser der Protrusion kleiner als 0,5 cm. Die Füllung tritt erst spät beim Boluseintritt, die Entleerung frühzeitig während der Pharynxrelaxation auf.

Schweregrad II: Entspricht einem Durchmesser der Protrusion größer als 0,5 cm, jedoch kleiner als 1 cm. Es findet eine relativ frühe Füllung beim Boluseintritt sowie eine leicht verspätete Entleerung während der Pharynxrelaxation statt.

Schweregrad III: Entspricht einem Durchmesser der Protrusion größer als 1 cm. Hierbei kann eine frühe Füllung beim Boluseintritt und eine deutlich verzögerte Entleerung während der Pharynxrelaxation beoachtet werden.

Pouches sind zu unterscheiden von den seltenen lateralen Pharynxdivertikeln und den Zenker'schen Divertikeln.

Unter dem Begriff *Kompensationshaltung* werden alle Kompensationsmechanismen subsummiert, die als Bewegungsmuster zur Erhaltung der oralen Boluskontrolle zur Verfügung stehen. Dazu gehören unter anderem eine verstärkte Adduktion des weichen Gaumens gegen den Zungenrücken durch den M. palato-pharyngeus im Falle einer Zungenatrophie. Umgekehrt besteht im Falle eines zu kurzen oder paretischen weichen Gaumens eine vermehrte Elevation des Zungenrückens zum weichen Gaumen hin. Auch eine Veränderung der Kopfhaltung, z.B. im Sinne einer Anteflexion, zur Vermeidung eines vorzeitigen Kontrastmittelübertrittes in den Pharynx zählt zu diesen Kompensationsmechanismen (Buchholz et al. 1985).

Bei einer *Störung der oralen Boluskontrolle* wird diese im Auswertbogen als freie Bemerkung näher beschrieben.

Der weiche Gaumen wird durch die Phonation geeigneter Testworte wie "Kukkuck oder Candy" geprüft und dabei wird besonders auf eine *symmetrische, komplette Elevation des weichen Gaumens* geachtet.

Inkomplette Velumparalysen, z.B. nach Diphtherie, sind oft nur bei der phonatorischen Testung der Velumfunktion erkennbar, da das Innervationsmuster des weichen Gaumens während der Phonation und der Deglutition differiert (Donner et al. 1985).

Beim Nasopharynxabschluß wird darauf geachtet, ob zwischen Velum und Pharynxhinterwand eine komplette Abdichtung des Isthmus palato-pharyngeus erreicht wird. Das Eindringen von Kontrastmittel in den Nasopharynx wird als *nasale Penetration* bezeichnet. Dieser pathologische Befund findet sich z.B. bei neurologischen Schluckstörungen oder Patienten mit Lippen-Kiefer-Gaumen-Spalte.

Bei zu kurzem weichen Gaumen kann als sog. "Kompensationshaltung" eine vermehrte Ventralexkursion der Pharynxhinterwand in Höhe des M. constriktor pharyngis superior, des Passavant'schen Wulst beobachtet werden.

3.7.2 Beurteilung der pharyngealen Funktion

Die *Ruhestellung der Epiglottis* wird als pathologisch eingestuft, wenn sie vermehrt dem Zungengrund anliegt und dadurch bei Boluseintritt in den Oropharynx ihre Kippbewegung nicht oder verspätet einsetzt. Auch narbige Verziehungen der Epiglottis nach Operation oder Strahlentherapie werden unter diesem Begriff subsummiert.

Die Buchstaben "R" und "L" bezeichnen die Seite einer evtl. *Kippung der Epiglottis* während der Schluckbewegung.

Veränderungen des Hypopharyx werden nach ihrer Lokalisation ebenfalls mit "R" (für rechts) und "L" (für links) bezeichnet.

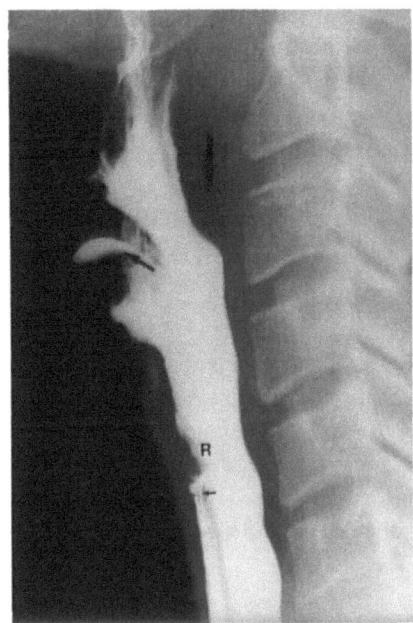

Abb. 3.15. Retrocricoidaler Venenplexus auf einer Sequenzaufnahme (*R*); direkt distal davon findet sich ein "Web". Im Nebenbefund besteht eine laryngeale Penetration (*mittelgroßer schwarzer Pfeil*), welche während der Pharynx-Passage (*großer schwarzer Pfeil*) auftritt

Der Befund einer sogenannten *retrocricoidalen Impression* ist häufig in der Prallfüllungsphase in den ventralen Anteilen der Hypopharyx-Vorderwand unmittelbar unterhalb der Impression durch die Ringknorpelplatte zu erheben (siehe Abb.3.15). Nach Enterline entspricht diese sehr formvariable, oft polyzyklisch begrenzte Impression dem durch die Pharynxkontraktion zusammengeschobenen retrocricoidalen Venenplexus (Enterline et al. 1976). Bei der Kinematographie wird eine mit der peristaltischen Aktivität ihre Form verändernde retrocricoidale Impression als Normalbefund betrachtet. Nur konstante, nicht formvariable Impressionen bedürfen weiterer Abklärung.

In Höhe des Halswirbelkörpers HWK 3 darf der *prävertebrale Weichteilsaum* 3 bis 6 mm in Höhe des 6. HWK 20 mm Breite nicht überschreiten.

Pathologische röntgendichte Einlagerungen in den prävertebralen Halsweichteilen werden ebenso wie eine Lumeneinengung durch eine spondylophytäre Impression auf dem Computerbogen erfaßt. Es wird vermerkt, ob im Bereich eines Spondylophyten eine zum Beispiel postentzündliche Adhäsion der Pharynxhinterwand eine regionale Bewegungseinschränkung verursacht.

3.7.3 Beurteilung der Funktion des tubulären Ösophagus

Für den *tubulären Ösophagus* wurden 11 qualitative Aussagen zur Motilität sowie 6 Aussagen bezüglich morphologischer Veränderungen niedergelegt.

Die *Transitzeit* wurde in Sekunden gemessen (s. Kap. 3.4). Bei klinischem Verdacht auf eine Stenosierung wurde die Cardiapassage mit der Barium-Gelatinekugel geprüft.

Bei der Beurteilung der ösophagealen Peristaltik wurde auf eine *primäre* oder *sekundäre* bzw. *tertiäre kontraktile Aktivität* geachtet. Hierbei wurde nur eine primäre Peristaltik als normal eingestuft. Die beiden anderen Formen wurden je nach Lebensalter des Patienten als pathologisch eingestuft.

Der "*Säure-Barium-Test*" (s. Kap. 3.3.2.1) wurde bei Verdacht auf eine Refluxerkrankung durchgeführt.

3.8 Zusammenführung der Untersuchungsdaten der Hochfrequenzkinematographie, Manometrie, pH-Metrie, Endoskopie und anderer klinischer Untersuchungen

Im Rahmen der interdisziplinären Zusammenarbeit wurden auch für die oben genannten klinischen Untersuchungen Computer-Erhebungsbögen erstellt.

Neben den Befunden dieser "technischen" Diagnosenverfahren wurden auch anamnestische Daten und die Ergebnisse der körperlichen Untersuchung und - insbesondere der HNO-ärztliche Spiegelbefund - der zentralen Datenerfassung zugeleitet (Abb. 3.16).

3.8 Zusammenführung der Untersuchungsdaten

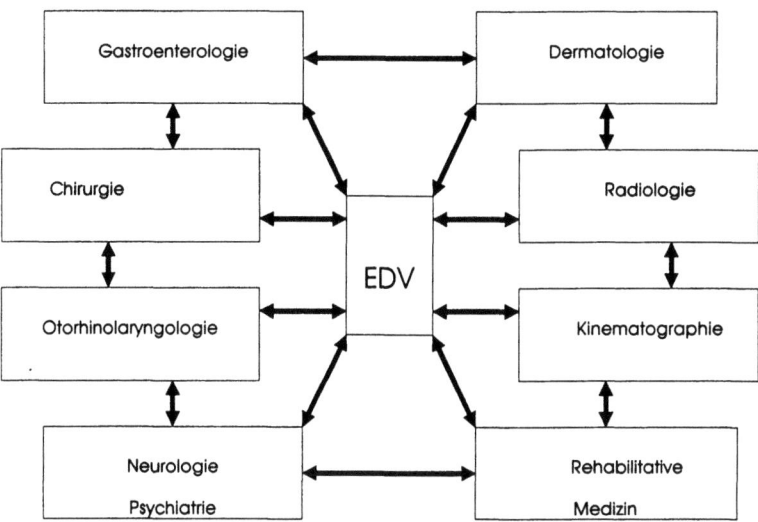

Abb. 3.16. Interdisziplinäre Arbeitsgruppe für Schluckstörungen am Klinikum recht der Isar

4 Anatomie

Eine der Auswirkungen des wachsenden klinischen Interesses an der Dysphagie ist die Wiederbelebung der anatomischen Studien über den Pharynx (Donner et al. 1985; Bosma et al. 1986). Eine besondere Bedeutung nimmt hierbei die Röntgenmorphologie des oberen Schluckweges ein (Zaino et al. 1977; Curtis 1986; Rubesin et al. 1987,1988).

Der Pharynx ist durch seinen anatomischen Aufbau an verschiedene Funktionen adaptiert: Das Schlucken, die Aufrechterhaltung des pharyngealen Luftweges und die Partizipation dieses Hohlorgans an Sprach- und respiratorischen Leistungen (Bosma et al. 1986).Somit ist er nicht nur ein Teil der Speisewege, sondern auch ein Bestandteil der oberen Luftwege.

Zu den aktiv am Schluckakt beteiligten Strukturen des Pharynx zählen der weiche Gaumen, der pharyngeale Anteil der Zunge und der Oro- und Hypopharynx. Die Ausdrücke Oro- und Hypopharynx entstammen einer etwas "willkürlichen" aber funktionell zweckmäßigen Drei-Etagen-Teilung des Pharynx: (Abb. 4.1).

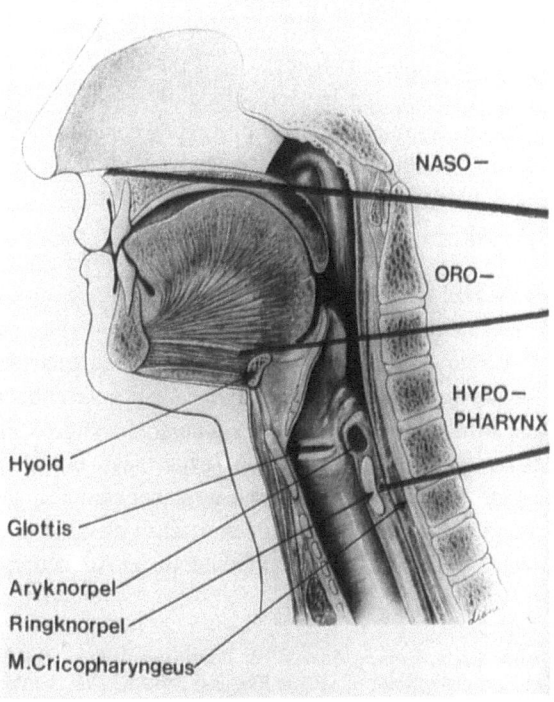

Abb. 4.1. Schematische Darstellung der anatomischen Begrenzungen des Naso-, Oro- und Hypopharynx. (Mod. nach Diane Robertson)

Nasopharynx

Der Nasopharynx gehört nicht zu dem Speiseweg. Er erstreckt sich von der Schädelbasis bis zu einer Verbindungslinie, welche durch den harten Gaumen, durch Teile des weichen Gaumens und durch die vor dem Atlasbogen gelegene Pharynxmuskulatur verläuft. Das Dach des Nasopharynx wird hauptsächlich von der Unterfläche des Keilbeinkörpers und der Pars basilaris des Os occipitale gebildet. Nach vorne besteht eine Verbindung mit dem Choanen der Nase. Beim Sprechen von Explosivlauten und beim Schlucken wird durch die Anhebung und Aposition des Velums gegen die Rachenhinterwand der Nasopharynx abgedichtet. Der dem Velum nach ventral entgegenkommende Abschnitt der Rachenhinterwand wird als Passavant'scher Wulst bezeichnet.

Oropharynx

Der Oropharynx reicht von der Unterseite des harten und weichen Gaumens bis zum Zungengrund in Höhe des Zungenbeins, wobei die Valleculae und der orale Aspekt der Epiglottis miteinbezogen sind. Nach ventral wird er durch den Zungenrücken, lateral und dorsal vom mittleren und unteren Pharynxkonstriktor begrenzt.

Hypopharynx

Der Hypopharynx beginnt am Unterrand der Valleculae in Höhe der pharyngo-epiglottischen Falte und endet am Unterrand des M. cricopharyngeus. Die Begrenzung besteht ventral aus dem Aditus laryngis und der Larynxrückwand, lateral und dorsal aus Teilen des mittleren und dem unteren Pharynxkonstriktor (M. thyreopharyngeus, M. cricopharyngeus).

Die Entleerung bzw. Kontraktion des Pharynxlumens in einer peristaltischen Sequenz resultiert aus einer Bewegung der Zunge, des Zungenbeins, des Larynx und der Kontraktion der pharyngealen Konstriktormuskeln und des M. salpingopharyngeus, palatopharyngeus und stylopharyngeus.

4.1 Die Pharynxkonstriktoren

Die Pharynxkonstriktoren sind an eine Aponeurose diffus-einstrahlend adaptiert, welche in einer dorsalen pharyngealen Raphe endet (Abb.4.2a). Ähnlich inserieren die MM. palato-pharyngeus, salpingopharyngeus und stylopharyngeus von innen her an diese Aponeurose. Die Textur dieser dorsalen Pharynx-Muskel-Aponeurose ist interessant, da durch den schräg oder zum Teil geflechtartigen Faserverlauf eine Verkürzung sowohl in der Längsachse als auch in der Sagittalachse möglich ist, ohne daß es zu einer Faltenbildung in der Aponeurose kommt (Bosma et al. 1986).

Abb. 4.2. a. Dorsale Ansicht der Pharynxmuskulatur. Die Mm. constrictor pharyngis superior, medius und inferior führen die Pharynxkontraktion aus. **b.** Ventrale Aufsicht auf die Pharynxmuskulatur mit Einsicht in den Larynx, die Mund- und Nasenhaupthöhle

4.1 Die Pharynxkonstriktoren

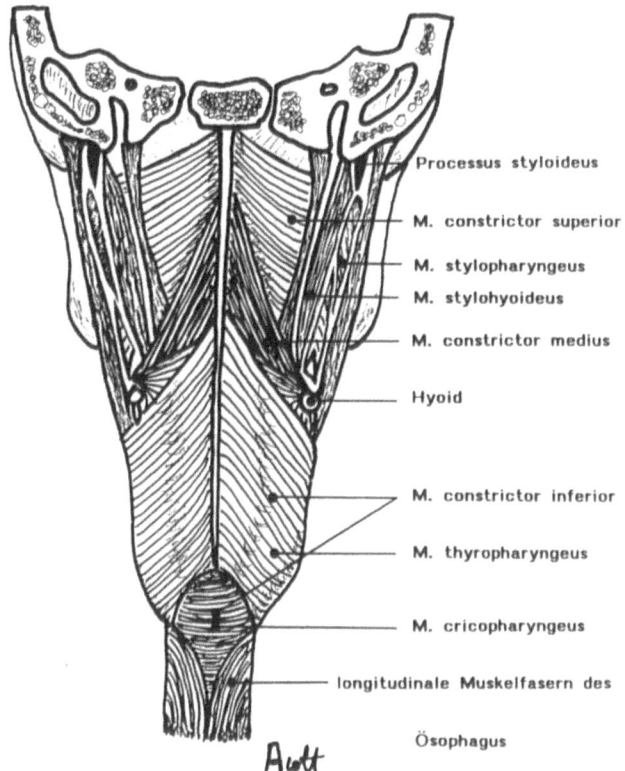

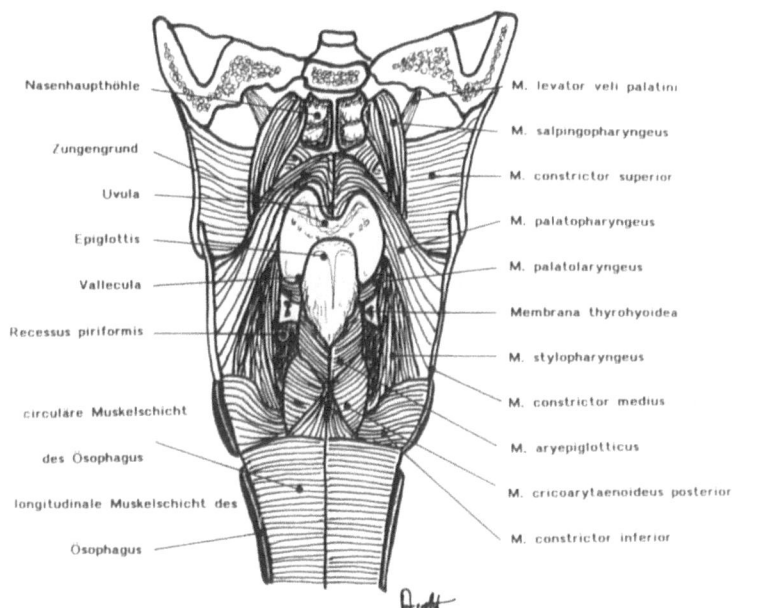

Der Muskelschlauch des Pharynx wird durch die MM. constrictores pharyngis, die "Schlundschnürer" gebildet. Man unterscheidet den M. constrictor pharyngis superior, medius und inferior, deren Fasern sich zeltartig überdecken und mit Ausnahme der Pars fundiformis des M. cricopharyngeus in der oben genannten dorsalen Raphe zusammenlaufen. Diese Muskelzüge bilden die Hinter- und z.T. Seitenwand des Pharynx und überdecken, bzw. setzen die palatopharyngeale Muskulatur nach caudal fort.

Der *M. constrictor pharyngis superior* setzt an den knöchernen und knorpeligen Strukturen der Schädelbasis (Processus pterygoideus und Os sphenoidale) an und hat auch Faserverbindungen mit der Mandibula und der Zunge. Sein Faserverlauf ist überwiegend horizontal. In seinen cranialen Anteilen strahlt er sehnig über die mediane Raphe in die Schädelbasis ein (Abb.4.2 a,b).

Der *M. constrictor pharyngis medius* inseriert am Zungenbein. Seine Muskelfasern divergieren nach cranial und caudal und bedecken teilweise den M. constrictor pharyngis superior.

Der *M. constrictor pharyngis inferior* gliedert sich in drei muskuläre Anteile (Bosma et al. 1986; Duranceau et al. 1990) (Abb.4.2 a, b), in die Pars thyreopharyngea, die Pars obliqua und die Pars fundiformis. Die Pars obliqua und fundiformis werden auch als M. cricopharyngeus bezeichnet. Abweichend von der für die Konstriktorengruppe typischen Orientierung umfassen die Muskelfasern der Pars fundiformis als hufeisenförmig durchgehender vertikaler Muskelzug den unteren Abschnitt des Pharynx. Sie nehmen auch nicht an der Bildung der dorsalen Raphe teil. Dieser auch "Schleudermuskel" genannte Teil des unteren Schlundschnürers inseriert an den beiden lateral gelegenen Cornu inferiores des Schildknorpels und an der Seitenfläche des Ringknorpels, wodurch eine den caudalen Hypopharynx von hinten unfassende Muskelschlinge entsteht. Vermutlich wird die Aktion der cricopharyngealen Muskelschlinge durch zwei submucöse Venenplexus unterstützt, von denen einer sich dorsal des Ringknorpels, der andere in der gegenüberliegenden Wand befindet (Butler 1951; Didio et al. 1968; Elze et al. 1918). Wegen der engen Nachbarschaft zum Nervenplexus kann ein zu pralles Anfüllen dieser Venenkissen Fremdkörper-Sensationen, wie zum Beispiel ein Globusgefühl, verursachen (Didio et al. 1968; Liebermann-Meffert et al. 1991).

4.2 Bindegewebskompartimente als Dehnungs- und Verschieberäume

Hypopharynx, Halsregion des Ösophagus, Trachea und Glandula thyreoidea liegen gemeinsam in einem viszeralen Kompartiment, dessen vordere Begrenzung die prätracheale Faszie und dessen hintere Grenze die prävertebrale Faszie ist. Lateral schließt beidseits eine durch die mediale Wand des Carotisblattes gebildete Faszie dieses Kompartiment ab (Abb. 4.3). Diese mit lockerem Bindegewebe ausgekleideten Verschieberäume erleichtern die Beweglichkeit des Pharynx gegen die Umgebungsstrukturen während des Schluckakts. Die durchschnittliche cranio-caudale Exkursion beträgt 2,5 - 3,5 cm gegenüber der prävertebralen Faszie (Nielsson 1988).

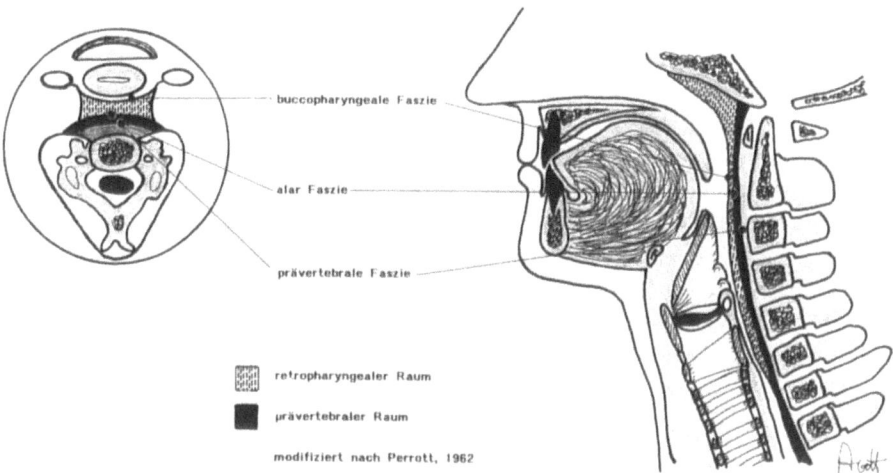

Abb. 4.3. Topographie der retropharyngealen Kompartimente modifiziert nach Perrott, 1962. Dorsal wird der Pharynx von der buccopharyngealen Faszie umscheidet, welche zusammen mit der Alar-Faszie den nur virtuell bestehenden Retropharyngeal-Raum bildet. Dieser ist gegen das Mediastinum abgeschlossen und bewegt sich bei dem Schluckakt zusammen mit dem Pharynx. Zwischen Alar- und prävertebraler Faszie liegt der Prävertebralraum, welcher zum Mediastinum hin geöffnet ist.

Andererseits sind aufgrund fehlender Sperrschichten Ausbreitungswege von Infektionen oder Tumorabsiedlungen aus dem Halsbereich in das vordere oder hintere Mediastinum möglich.

4.3 Innervation

Die sensorische und motorische Innervation des Pharynx und des Larynx liegen in der Medulla oblongata (Weisbrodt 1976, Holstege et al. 1983). Die Motoneurone der Konstriktoren, des M. levator veli palatini, des M. palatopharyngeus, M. salpingopharyngeus und der intrinsischen laryngealen Muskeln sind im Nucleus ambiguus lokalisiert und werden über die Fasern des 9. und 10. Hirnnervs vermittelt, wobei der Vagus als gemischter Nerv auch sensorische Fasern aus dem Ganglion nodosum führt. Die motorische Innervation der unteren Pharynxanteile sowie der intrinsischen Larynxmuskeln und des Ösophagus geschehen durch die pharyngealen, oberen laryngealen Nerven, das heißt dem N. laryngeus superior und den Ästen des N. vagus im N. laryngeus recurrens (Bosma et al. 1986). Die Nervenfasern für den Pharynx münden in den Plexus pharyngeus ein, welcher die mittlere Konstriktormuskulatur von außen umgibt und Fasern des N. vagus, des N. glossopharyngeus und des Ganglion cervicale superius des Sympathikus enthält. Die pharyngeale Peristaltik hängt jedoch keinesfalls von der vagalen Innervation ab, sondern geschieht über die Kontrolle intramuraler Nervenplexus (Butler 1951; Rohen 1955; Perrott 1962; Didio et al. 1968; Palmer 1976). Die Identität der sympathischen Komponente ist noch immer nicht geklärt. (Butler 1951; Perrott 1962; Palmer 1976; Weisbrodt 1976, Hannig et al. 1987).

4.4 Vaskularisation

Pharynx und oberer Ösophagus besitzen eine sehr dichte arterielle Gefäßversorgung mit Ästen aus der paarigen A. thyreoidea superior und aus der A. pharyngea ascendens, welche von der A. carotis externa abgeht. Größere zuführende Äste zweigen sich auf und haben periösophageal und peripharyngeal beim Eintritt in die Muskelwand bereits ein sehr feines Kaliber (Liebermann et al. 1987,1992; Duranceau et al. 1990). Sie durchziehen die Muskelwandung senkrecht und bilden in der Submucosa und Mucosa dichte Geflechte feinster Gefäße. Diese Netze stellen die Verbindung zum mittleren Ösophagus her.

Der venöse Abfluß verläuft über subepitheliale Plexus hauptsächlich längsgerichteter Gefäße, welche in dichte, submucöse Plexus drainieren (Liebermann-Meffert et al. 1979, 1987, 1992). Sie perforieren die Muskelwand senkrecht, um sich in den extramuralen Venen an der Außenfläche des Pharynx zu vereinigen. Diese Gefäße münden in die Vv. thyreoideae inferiores, welche sich beidseits in die Vv. brachiocephalicae entleeren.

4.5 Der obere Ösophagussphinkter

Killian hat erstmals die Existenz eines oberen Ösophagussphinkters postuliert (Killian 1907, 1908). Er lokalisierte ihn anhand seiner anatomischen Präparate in den M. cricopharyngeus. Die Unterscheidung der Pars obliqua, die wie die übrigen Pharynxkonstriktoren in die dorsale Raphe inseriert, und der Pars fundiformis mit horizontalem Muskelfaserverlauf geht ebenfalls auf ihn zurück. Er fand die Pars fundiformis sowohl von der Pars obliqua als auch von der anschließenden Ringmuskulatur des cervikalen Ösophagus deutlich abgrenzbar. Die Muskellücke zwischen diesen Faserbündeln wird als Killian'sches Dreieck bezeichnet.

Laimer und Abel konnten diese strenge Teilung des M. cricopharyngeus nicht nachvollziehen (Laimer 1883; Abel 1913). Perrott zeigte 1962 in einer brillanten anatomischen Studie die Varianten der muskulären Textur des pharyno-ösophagealen Überganges an 40 Leichenpräparaten (Perrott 1962). Er fand vier verschiedene Grundformen (Abb.4.4).

In 40 % der Präparate war die Pars fundiformis schmächtig entwickelt. Die Pars obliqua wies zwischen sich kreuzenden Strängen mehrere kleine Muskellücken auf.

In 30 % fand sich der von Killian beschriebene Aspekt mit einer deutlichen Lücke zwischen Pars obliqua und der kräftig ausgebildeten Pars fundiformis, wodurch die pharyngo-basilare Faszie sichtbar wurde (Abb. 4.4.b).

Bei weiteren 30 % waren Pars obliqua und Pars fundiformis nicht voneinander zu trennen. In dieser Gruppe fanden sich gleich häufig zwei unterschiedliche Ausprägungsmuster. Bei einem Typus war eine kräftige Pars obliqua mit dem M. thyropharyngeus verschmolzen (Abb. 4.4. c, d), bei dem anderen setzte sie sich gegenüber dem M. thyreopharyngeus deutlich ab.

Nach neueren manometrischen, elektromyographischen und radiologischen Ergebnissen beschränkt sich die Verschlußzone des OÖS nicht auf den M. cricopha-

4.6 Anatomisch-histologische Bestimmung der muskulären Zusammensetzung   49

Abb.4.4 a-d. Variationen der Textur der Pharynxhinterwand modifiziert nach Perrott. **a** Kreuzende Fasern der Pars obliqua des M. cricopharyngeus (*Pfeil*). **b** kräftig ausgebildete Pars horizontalis des M. cricopharyngeus (*Pfeilkopf*). **c** kräftig ausgebildete Pars obliqua bei schmächtiger Pars horizontalis (*Pfeilkopf*). **d** subtotale Verschmelzung der obliquen und der horizontalen Fasern des M. cricopharyngeus

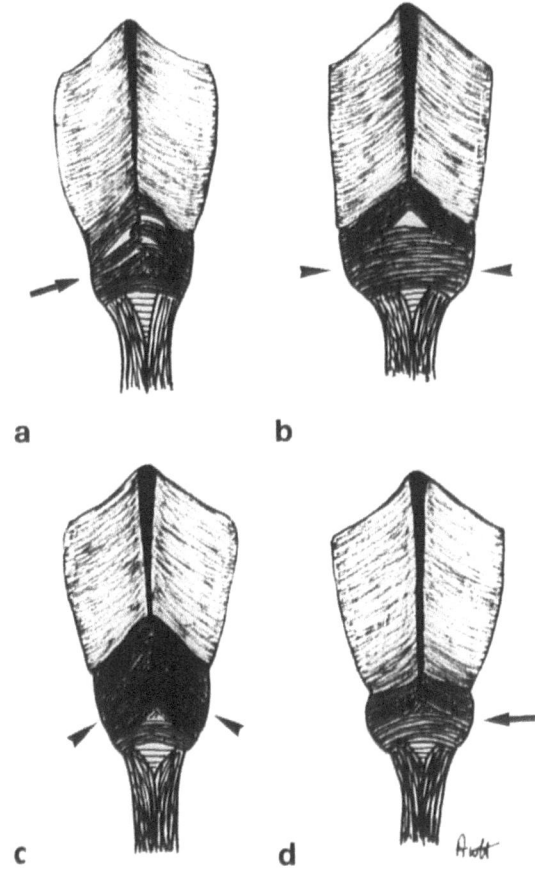

ryngeus. Es werden caudale Teile des unteren Schlundschnürers (M. thyreopharyngeus) und craniale Abschnitte der cervicalen Ringmuskelschicht des Ösophagus funktionell mit einbezogen (Zaino et al. 1970; Goyal et al. 1981).

4.6 Anatomisch-histologische Bestimmung der muskulären Zusammensetzung des pharyngo-ösophagealen Überganges und des Ösophagus

4.6.1 Überblick über die bisher vorliegenden Studien

Eine grundlegende systematische Arbeit über die Anatomie des Pharynx stammt von Bosma aus dem Jahre 1956 (Bosma 1956).

In der anatomischen Literatur sind die Angaben über den muskulären Aufbau des pharyngo-ösophagealen Überganges und des tubulären Ösophagus sehr unscharf und zum Teil auch kontrovers (Treacy et al. 1963; Stelzner et al. 1968; Lierse 1968; Duranceau et al. 1991).

Insbesondere bezüglich der Verteilung der quergestreiften und glatten Muskelfasern beschränken sich ältere Mitteilungen auf die Aussage, daß Pharynx und proximaler Ösophagus aus quergestreifter Muskulatur bestehen, der distale Ösophagus jedoch aus glatten Muskelfasern aufgebaut ist (Laimer 1883; Abel 1913).

Wegen der unterschiedlichen physiologischen Eigenheiten dieser Fasertypen ist gerade bei der Analyse von Motilitätsstörungen des Pharynx und Ösophagus eine genaue Kenntnis des Verteilungsmusters dieser Muskulatur von Interesse. Dies ist auch für die Pharmakoradiographie des Ösophagus von großer Bedeutung.

4.6.2 Eigene Untersuchungen zum muskulären Aufbau des tubulären Ösophagus

Folgende Fragen waren von Interesse:

a. Wo ist der Übergang zwischen glatten und quergestreiften Muskelfasern lokalisiert?

b. Ist der Übergang zwischen den beiden Zelltypen abrupt oder kontinuierlich?

c. Gibt es in Bezug auf die Verteilung von glatten und quergestreiften Muskelfasern Unterschiede zwischen innerer Ring- und äußerer Längsmuskulatur?

Diese für die radiologische Funktionsdiagnostik relevanten Fragestellungen wurden der "Arbeitsgemeinschaft für Dysphagie am Klinikums rechts der Isar" vorgestellt. Liebermann-Meffert hat sich der anatomisch-histologischen Durchführung der Studie angenommen.

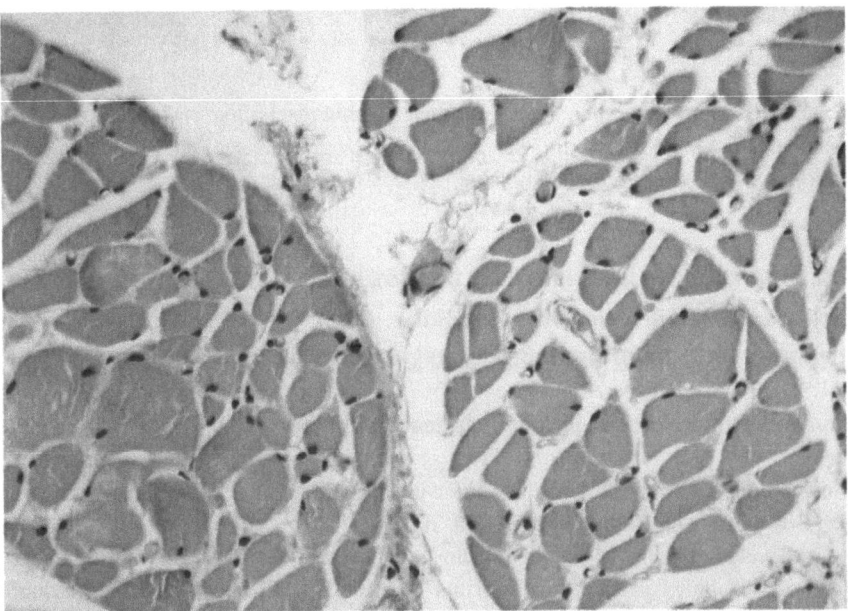

Abb. 4.5. Skelettmuskulatur aus dem proximalen Ösophagus, circa 2 cm distal des oberen Ösophagussphinkters

4.6 Anatomisch-histologische Bestimmung der muskulären Zusammensetzung

Es wurden 13 frische, das heißt weniger als 24 Stunden alte, menschliche Sektionspräparate untersucht. 7 stammten von Erwachsenen, 5 Frauen und 2 Männern mit einem Durchschnittsalter von 78,2 Jahren. Von Feten und Kleinkindern, welche zwischen der 25. Schwangerschaftswoche und dem 5. Lebensmonat verstorben waren, kamen 6 Präparate.

Von den Ösophaguspräparaten wurden in 1-cm-Abständen, vom Ringknorpel bis zur Cardia, aus der Vorder- und Hinterwand je 1-cm^2 Gewebsblöcke entnommen und Seriendünnschnitte als Längs- und Querschnitte durchgeführt.

Wegen der individuell unterschiedlichen Gesamtlänge des Ösophagus wurde diese 100 % gleichgesetzt und dann der Entnahmeort auf die Länge des Ösophagus bezogen.

Abbildung 4.5 zeigt einen Querschnitt 2 cm distal des Unterrandes des Ringknorpels. Es war hier ausschließlich Skelettmuskulatur nachzuweisen. Abbildung 4.6 repräsentiert einen Teil einer Längsschnittserie 8 cm unterhalb des Ringknorpels. In dieser Höhe ergab die Summe der Auswertungen aller Längs- und Querschnitte ein Verhältnis von glatter zu quergestreifter Muskulatur von 1:1.

Distal folgender prozentual zur Gesamtlänge des Ösophagus angegebener Lokalisationen war keine quergestreifte Muskulatur mehr nachweisbar.

Erwachsene:	* Ringmuskelschicht:	37 %
	* Längsmuskelschicht:	40 %
Feten/Kleinkinder:	* Ringmuskelschicht:	46 %
	* Längsmuskelschicht:	56 %

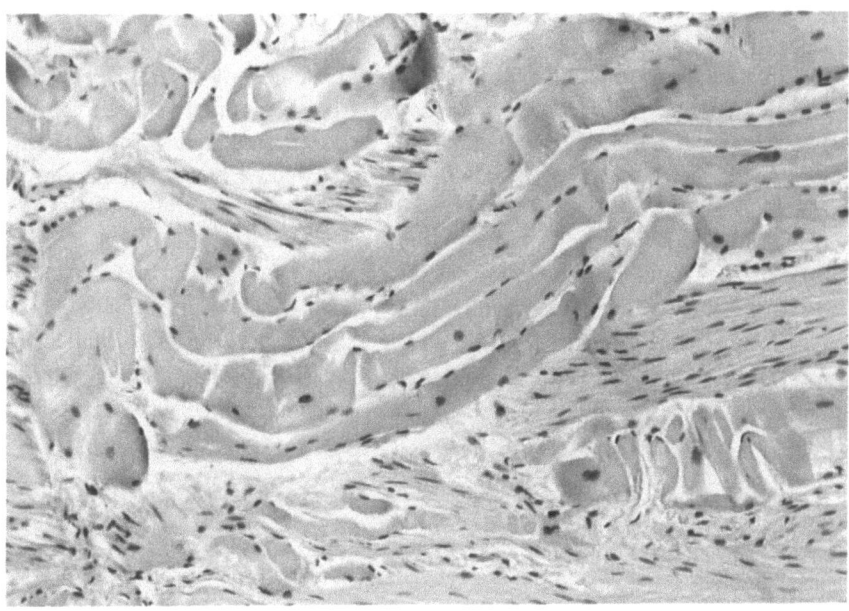

Abb. 4.6. 8 cm unterhalb des Ringknorpels finden sich glatte und gestreifte Muskelfasern im Verhältnis 1 : 1.

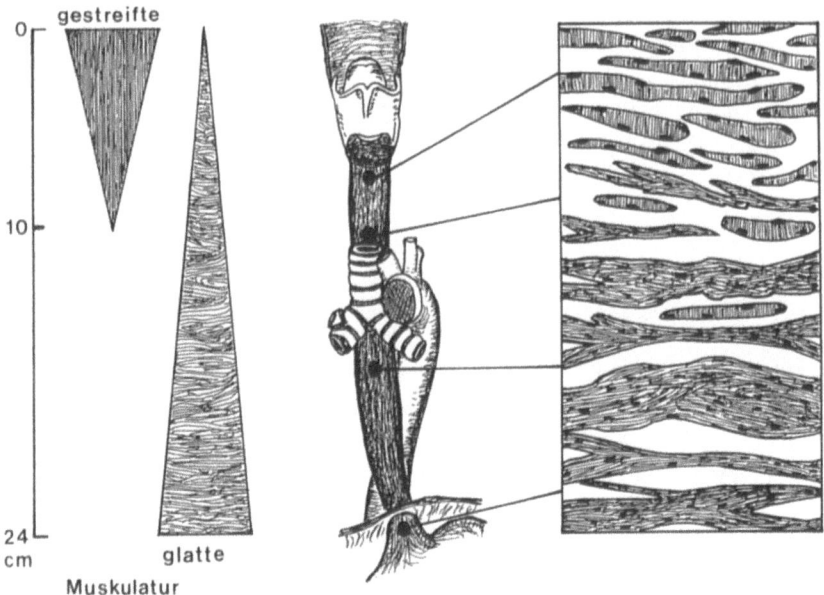

Abb. 4.7. Schematische Darstellung der Verteilung der glatten und der gestreiften Muskulatur in Relation zur Länge des Ösophagus

Bei 5 von 7 Erwachsenen konnten vereinzelte Fasern glatter Muskelzellen schon in Ringknorpelhöhe nachgewiesen werden.

Aus diesen experimentellen Ergebnissen lassen sich folgende Schlußfolgerungen ziehen:

Der Anteil der glatten Muskulatur nimmt linear mit der Distanz vom Ringknorpel zu (Duranceau et al. 1990) (s. Abb. 4.7). Etwa 10 cm unterhalb des Ringknorpels ist keine quergestreifte Muskulatur mehr nachweisbar (etwa in Höhe der Carina). Sowohl im Bereich der reinen skelettmuskulären Ösophagusanteile können isolierte kleine Gruppen von glatter Muskulatur angetroffen werden als auch umgekehrt im Bereich der glatten Muskulatur quergestreifte Muskelfasern (Kaufmann et al. 1968; Duranceau et al. 1990).

Die strenge Trennung der Muskelschichten in eine äußere Längs- und eine innere Ringmuskulatur ist in der Literatur vereinzelt angezweifelt worden. Sie wird von einigen Autoren als postmortales Artefakt angesehen (Kaufmann et al. 1968). Nach dieser Theorie beginnen die Muskelfasern der Muscularis propria in Längsrichtung im äußeren Teil der Wand, um sich dann zum Lumen hin schraubenförmig schrägzustellen. Diese Schrägstellung erfolgt apolar, das heißt in beide mögliche Drehrichtungen, so daß ein Netzwerk gebildet wird. Dieses Fasernetz verdichtet sich im distalen Ösophagus, bildet den unteren Ösophagussphinkter und strahlt in die Magenfornix ein. Andere Autoren (Liebermann-Meffert 1979, 1990, 1991) halten an der Trennung zwischen Ring- und Längsmuskulatur fest. Hierbei soll die Boluspropulsion mittels einer spangenförmigen Kontraktion der Ringmuskelschichten erfolgen. Die Ergebnisse der oben demonstrierten anatomisch-histologischen Studie unterstützen letztere Theorie.

4.6 Anatomisch-histologische Bestimmung der muskulären Zusammensetzung   53

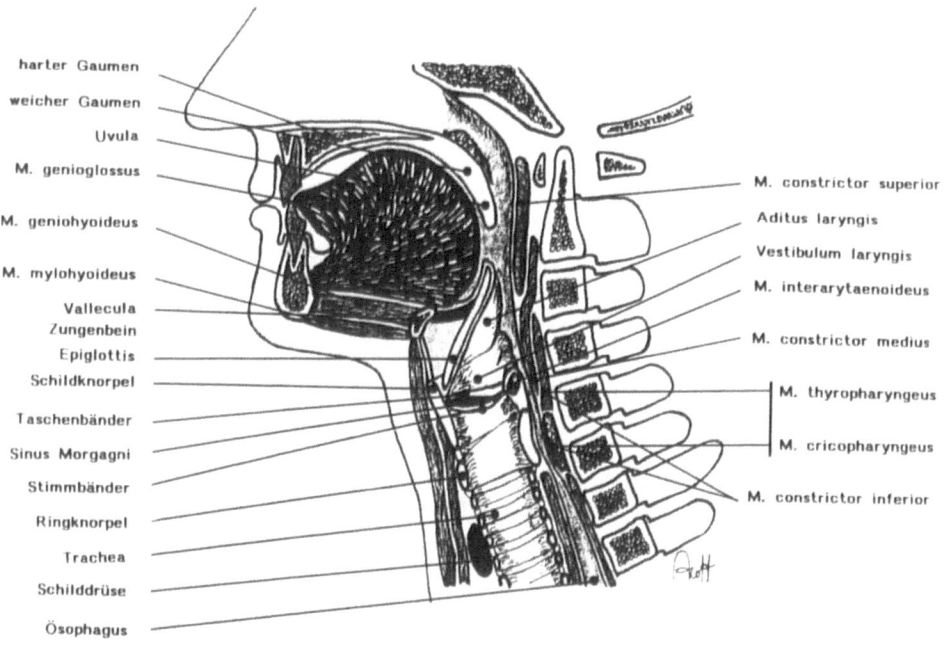

Abb. 4.8. Sagittalschnitt durch Mundhöhle, Pharynx und Ösophagus.

Abb. 4.9. Laterales Pharyngogramm im Doppelkontrast bei "E"-Phonation. Gut abgrenzbar sind Zungengrund (*z*), weicher Gaumen mit Uvula (*v*), Hyoid (*h*), Epiglottis (*e*), Valleculae seitlich. Die luftgefüllten Räume des Oro- und Hypopharynx lassen parallel zur Pharynx-Hinterwand die palatopharyngeale Falte (*schwarzer Pfeil*), die die Mm. palatopharyngeus und stylopharyngeus umscheiden, erkennen. Zwischen Zungengrund und weichem Gaumen sind manchmal die sich überlagernden palatoglossalen Falten (*schwarzer Pfeilkopf*) über dem M. palatoglossus erkennbar. Parallel darunter liegt die pharyngoepiglottische Falte (*weißer Pfeil*)

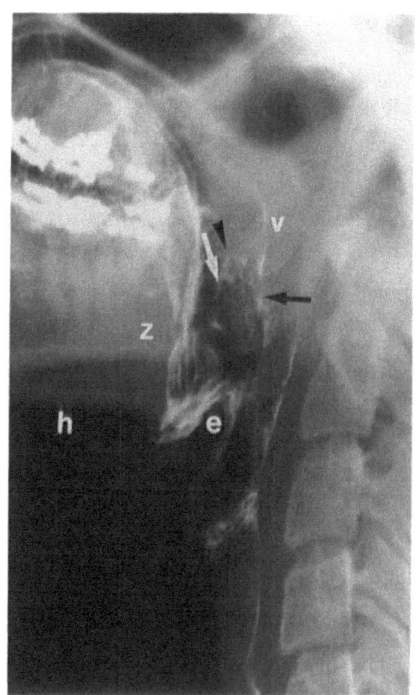

4.7 Röntgenanatomie

Einem anatomischen Sagittalschnitt durch die Mundhöhle, den Pharynx und den zervikalen Ösophagus wird ein laterales Pharyngogramm in Doppelkontrasttechnik gegenübergestellt (Abb. 4.8 und 4.9).

Die normale Röntgenanatomie des Pharynx im postero-anterioren Strahlengang wird in Abb. 4.10 demonstriert.

Bei der Aufnahme wurde der Doppelkontrast durch ein Pseudovalsalva-Manöver mit "dosierter" Pharynxdistension erzielt. Als Kontrastmittel diente die in Kapitel 3.3.1.1 beschriebene Präparation.

Bei dem in Abb.4.11 dargestellten normalen Patienten war es zu einer akzidentellen Aspiration von einer geringen Menge der Bariumsulfat-Suspension gekommen. Dadurch ergab sich das Bild eines Pharyngo-Laryngogrammes im postero-anterioren Strahlengang. Durch ein forciertes Pseudovalsalva-Manöver wurde die im Vergleich zur Abb. 4.10 stärkere Distension des Pharynx erzielt.

Ein normaler tubulärer Ösophagus zeigt im Doppelkontrast-Ösophagogramm nach Gabe von 1 mg Glucagon i.v. und CO_2- Bildnern ein allseits glattes Schleimhautrelief. Neben einer leichten Impression durch den Arcus aorticus und den linken Hauptbronchus, wie in Abb. 4.12 im rechten Bildteil erkennbar, dürfen beim Gesunden keine pathologischen Verlagerungen, Impressionen oder Infiltrationen nachweisbar sein.

Auf die normalen und pathologischen Veränderungen des tubulären Ösophagus bei der Monokontrastuntersuchung, bei weiteren pharmakologischen Testen und bei der Untersuchung ohne Hypotonie wird in Kapitel 3.3.4. eingegangen.

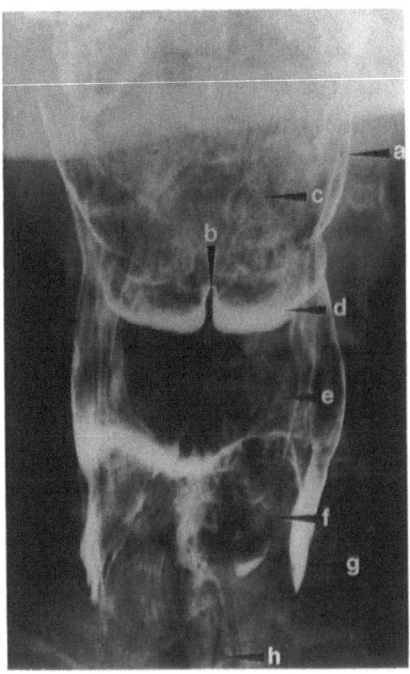

Abb. 4.10. Pharyngogramm im postero-anterioren Strahlengang mit "dosierter" Pharynxdistension. **a,** Membrana thyrohyoidea; **b,** mittlere Plica glossoepiglottica; **c,** Rand der Epiglottis in Ruhestellung; **d,** Valleculae **e,** Aryepiglottische Falte; **f,** Recessus piriformis; **g,** semizirkuläre Faserzüge des M. constrictor pharyngis inferior; **h,** Trachea

Abb. 4.11. Pharyngo-Laryngogramm eines Normal-Patienten. **a,** Seitenwand des Vestibulum laryngis; **b**, Plica ventricularis; **c,** Ventriculus Morgagni; **d,** Plica vocalis; **e,** Seitenwand der Trachea

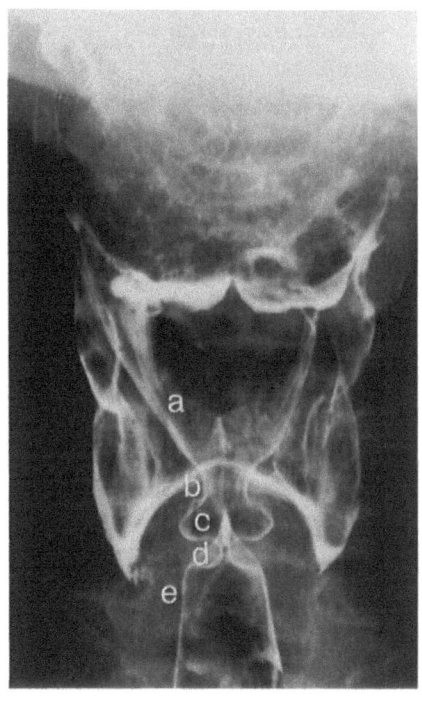

Abb. 4.12. Normalbefund im Doppelkontrast-Ösophagogramm. (Hypotonie nach Glucagon i. v. - Gasdistention nach Bicarbonat). In dem durch die Gasfüllung weitgestellten Ösophagus sind zwei der drei physiologischen Engen erkennbar. Im mittleren Drittel findet sich die durch den Aortenbogen und distal die durch den unteren Ösophagussphinkter verursachte Enge

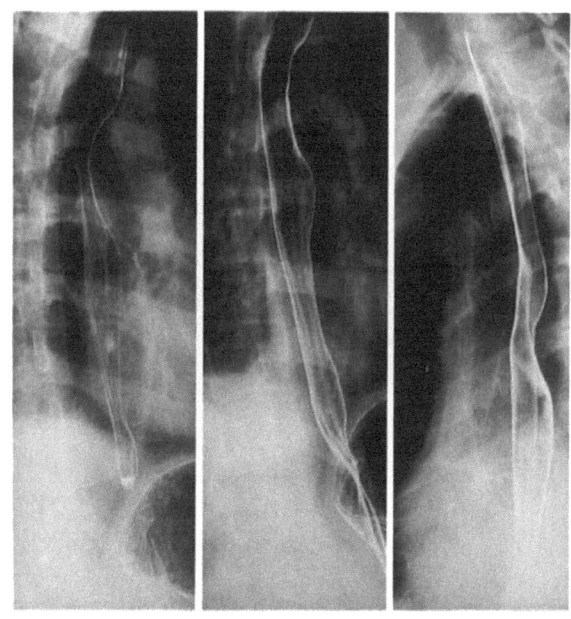

5 Physiologie des Schluckaktes

Der gesunde Erwachsene schluckt im Laufe von 24 Stunden zwischen 580 bis 2400 mal (Lear et al. 1965; Sakuda et al. 1975; Miller 1982; Logemann 1983). Die Mundhöhle des neurologisch ausgereiften menschlichen Wesens ist in ihrem anatomischen Aufbau und ihrer neurogenen Steuerung an die Aufgabe der Bolusbereitung angepaßt. Die Nahrung des Erwachsenen zeigt eine extreme Variationsbreite bezüglich Geschmack und physikalischer Zusammensetzung (Szczesniak 1963, Christensen 1984).

Die oralen Bewegungsmuster zur Vorbereitung der Speisen für den Schluckvorgang sind sowohl individuell als auch abhängig von der physikalischen Nahrungszusammensetzung sehr variabel.

Da die sensomotorischen Koordinationen der oralen Ernährung selbstständig von jedem Individuum in der Entwicklungsphase vom "Saugen" zu den erwachsenen Formen der Nahrungsaufnahme erlernt werden, kann eine starke interindividuelle Variationsbreite nicht überraschen (Bosma et al. 1986). Die enge Verknüpfung von Saugvorgang und Schluckreflex besteht auch nach der Kindheit fort. Die Fähigkeit zur Ernährung durch "Saugen" findet sich bei jedem neurologisch reifen Neugeborenen, bleibt aber als angeborenes primitives Verhaltensmuster während des ganzen Lebens verfügbar (Bosma 1985). Im Erwachsenenalter kann dieses Bewegungsmuster zur Anwendung kommen, um bei Patienten, bei welchen aufgrund eines neurologischen Defizits eine willkürliche Schluckinitiation nicht möglich ist, einen reflektorischen pharyngealen Schluck auszulösen (Ramsey 1986).

Beim Schluckakt lassen sich drei Phasen differenzieren, die einer individuellen, zentralnervösen, bzw. reflexgesteuerten Kontrolle unterliegen: *Die orale, pharyngeale und ösophageale Phase*.

5.1 Die orale Phase

Die orale Phase kann in 2 Abschnitte unterteilt werden. Während der *präparatorischen Phase* wird die Nahrung zerkleinert und erhält durch Einspeichelung eine adäquate Konsistenz. Die *orale Entleerungsphase* beginnt mit dem Aufladen des geformten Bolus auf die Zungenspitze, wo er durch eine Rollbewegung der Zunge gegen den harten Gaumen gepreßt und so zum Oropharynx transportiert wird.

Beim Kauen wird die Nahrung durch eine kombinierte Aktion der Zunge und des M. buccinator wiederholt zu den Molaren transportiert. Hierbei wird eine unterstützende Rolle der Gesichtsmuskulatur angenommen (Anderson 1968, Luschei et al. 1981).

Die Kaubewegungen der Mandibularmuskulatur sind gewöhnlich eine Kombination von vertikalen und transversalen Bewegungen. Die Richtung und die Stärke dieser Kompressions- und Mahlbewegungen wird sehr präzise durch Rezeptoren im Bereich der Zahnalveolen, im Temporomandibulargelenk und in der mandibulären Muskulatur gesteuert. Ein wichtiger Aspekt bei der oralen Nahrungsaufbereitung ist die Beimengung von Speichel (Shannon et al. 1974).

Durch diese Mechanismen wird ein schluckbereiter Bolus von den übrigen physikalisch noch inhomogenen Nahrungspartikeln in der Mundhöhle abgetrennt. Er wird in dem Raum, welcher der Schluckvorbereitung dient, gesammelt und geformt.

Dieser Raum wird cranial durch den Übergang vom harten zum weichen Gaumen begrenzt. Caudal wird der Bolus im Sulcus medianus der Zunge umschlossen und in stabiler Position gehalten. Alle bis jetzt beschriebenen Bewegungsphänomene unterliegen der Willkürmotorik (Bosma et al. 1986; Miller 1982,1987).

Beim neurologisch ausgereiften Individuum wird, im Gegensatz zum Säugling, der Beginn des pharyngealen Schluckakts willkürlich initiiert (Bosma 1985). Die Zunge transportiert den Bolus zu den Triggerarealen.

Es können Hauptareale und Triggerzonen zweiter Ordnung unterschieden werden. Über den Sitz dieser Triggerareale bestehen in der Literatur unterschiedliche Meinungen (Pommerenke 1928; Mansson et al. 1974, 1975; Miller 1982, 1987). Die Rezeptorareale umfassen nach Pommerenke den weichen Gaumen, die Uvula, den Zungengrund, den pharyngealen Aspekt der Epiglottis, die Gaumenbögen, die Valleculae, die Pharynx-Hinterwand und den pharyngo-ösophagealen Übergang (Pommerenke 1928). Miller und Sherrington hielten die Valleculae bei Ratten für die Haupttriggerareale. (Miller et al. 1916). Bei der Katze fand Storey sie an der Glottis und an der Basis der Epiglottis (Storey 1986). Sinclair hielt den hinteren Gaumenbogen für das sensibelste Areal (Sinclair 1970). Auch unterliegen die sensorischen Areale einer individuell unterschiedlichen Evolution bei der Entwicklung vom Säugling zum neurologisch ausgereiften Schluckmechanismus (Bosma 1985).

Übereinstimmend gilt der vordere Gaumenbogen als eines der Haupttriggerareale. Ein zweites, weniger wichtiges Areal liegt an der Hinterwand des Oropharynx. Es gelingt allerdings auch durch Eintröpfeln einer geringen Flüssigkeitsmenge in den Aditus laryngis, einen Schluckakt auszulösen, ohne daß die Flüssigkeit die sensiblen Areale der Mundhöhle oder des Pharynx berührt (Dodds et al. 1975). Diese Beobachtungen konnten beim Hund durch Rethi bestätigt werden (Rethi 1935). Nach unseren Beobachtungen kann bei Patienten mit Ausfall der obengenannten Haupttriggerzonen ein Schluckreflex auch durch Instillation von Flüssigkeit in die Valleculae oder die Sinus piriformes ausgelöst werden. Den geringsten Anteil an der Auslösung des Schluckreflexes scheinen der weiche Gaumen und die Uvula zu haben.

Da eine isolierte lokale Betäubung eines der Triggerareale keine wesentliche Erschwerung der Reflexinitiation ergibt, wird angenommen, daß der Schluckakt unter physiologischen Bedingungen durch die gleichzeitige Berührung größerer, zusammenhängender Schleimhautareale im Sinne einer Reizsummierung ausgelöst wird.

5.1 Die orale Phase

Die Triggerareale konnten durch Stimulation mit Berührungs- und Dehnungsreiz, bzw. Flüssigkeiten aktiviert werden (Singhai et al. 1976). Es ist daher anzunehmen, daß die Schluck-Initiationsareale aus Geschmacks-Chemorezeptoren, spezifischen Flüssigkeitsrezeptoren, langsam adaptierenden Druckrezeptoren und anderen sensorischen Rezeptoren gebildet werden (Kennedy et al. 1988). Dabei wurden im Bereich des Pharynx alle Rezeptorentypen, jedoch im Aditus laryngis vorwiegend Flüssigkeits- und Chemorezeptoren nachgewiesen (Miller et al. 1916). Bemerkenswert ist, daß bei einer Instillation von Öl in die Valleculae kein Schluckreflex ausgelöst werden konnte. Dies korreliert mit der klinischen Beobachtung, daß ölige Flüssigkeiten oft aspiriert werden, ohne entsprechende Schutzreflexe auszulösen (Olson 1970).

Die afferente Innervation aus diesen Rezeptoren zum zentralen Nervensystem wird über Fasern des N. vagus mit Bahnen aus dem N. laryngeus superior, des N. trigeminus und des N. glossopharyngeus geleitet. Die Fasern des N. trigeminus konvergieren im Nucleus traktus solitarii. Dieser Kern steht ebenso wie der Vagus- und der Glossopharyngeuskern mit dem Kortex in Verbindung.

Die motorischen Efferenzen werden über 4 Hirnnervenkerne, den Trigeminus-, den Fazialiskern, den Nucleus ambiguus und den Hypoglossuskern geleitet. Der Nucleus tractus solitarii als sensorischer und der Nucleus ambiguus als motorischer Vaguskern bilden die Hauptelemente des medullären "Schluckzentrums". Auch die umgebende Formatio reticularis ist daran beteiligt. Im dorso-lateralen und im antero-lateralen frontalen Kortex fand man beim Menschen Areale, deren Elektrostimulation Kaubewegungen und Schluckakte auslöste (Miller 1982). Eine Verbindung kortikaler Bahnen zum Schluckzentrum und eine enge Vernetzung mit dem Atemzentrum konnte nachgewiesen werden. Das Atemzentrum wird während der Aktivität des Schluckzentrums, das Schluckzentrum während der Respiration inhibiert.

Die motorischen Bahnen laufen mit den NN. trigeminus, fazialis, vagus, glossopharyngeus, hypoglossus und fraglich mit dem N. akzessorius. Diese Nerven weisen eine außerordentlich hohe Innervationsdichte von 1 Nervenfaser auf max. 2 Muskelfasern im mittleren und oberen M. constriktor pharyngis auf. Zum Vergleich beträgt die Innervationsdichte des M. abduzens des Auges nur 1 zu 9 (Feinstein et al. 1955).

Die neuro-physiologische Organisation des Schluckreflexes wird nach Kennedy in drei verschiedene Aktionsebenen eingeteilt (Kennedy et al. 1988), deren Interaktion einen sehr komplexen Charakter aufweist.

Auf der untersten Ebene besteht eine Interaktion zwischen Bolus und muskulärer Leistung. Die Eigenschaften des Bolus beeinflussen das Muster des Schluckablaufs, ähnlich wie die Aktivität der Extremitätenmuskulatur durch unterschiedliche Gewichte modifiziert wird.

Die mittlere Ebene besteht sowohl aus Reflexbögen als auch aus subcorticalen, Bewegungsmuster erzeugenden Arealen und fraglich auch aus anderen subcorticalen Verschaltungen. Die höchste Ebene wird aus kortikal deszendierenden steuernden Einflüssen gebildet. Dieser komplizierte Aufbau relativiert das binäre Modell einer initial rein willkürmotorischen und nachfolgend reflektorischen Steuerung des Schluckakts.

Bei der Auslösung der pharyngealen Schluckperistaltik wirken die Zungenmuskulatur, die supra- und infrahyoidale Muskulatur sowie der weiche Gaumen und der M. constrictor pharyngis superior zusammen (Ramsey et al. 1955; Vantrappen et al. 1974, Donner et al. 1985).

Die ersten muskulären Aktivitäten des reflexgetriggerten Schluckakts kennzeichnen den Übergang zur pharyngealen Phase. Der Beginn wird mit dem Anfang der dorsalen peristaltischen Welle, der Vorwölbung des Passavant'schen Wulsts zum Nasopharynxabschluß und dem Beginn der cranio-ventralen Bewegung des Larynx definiert.

5.2 Die pharyngeale Phase

Sie besteht aus einer komplexen neuromuskulären Leistung, da eine Vielfalt unterschiedlicher Funktionen in feiner zeitlicher Abstimmung annähernd simultan zu erfolgen haben. Gleichzeitig muß die Atmung unterbrochen werden, ein ausreichender Schutz der Atemwege durch die intrinsische und extrinsische Larynxmuskulatur gewährleistet werden und durch die Pharynxkontraktion ein rascher Bolustransport in den Ösophagus stattfinden.

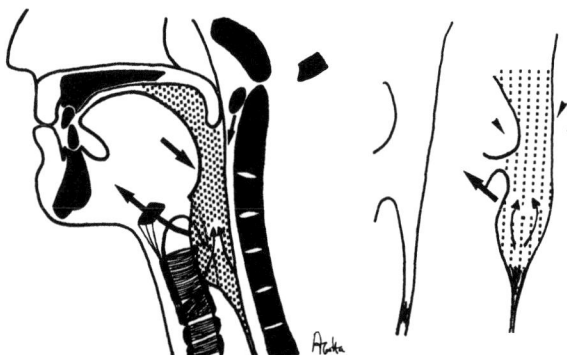

Abb. 5.1. Sogenannter *"Saug-Pumpen-Mechanismus"* des Pharynx. *Rechts* ist der Pharynx-Schlauch schematisch im Ruhezustand und während der Boluspassage (*getüpfelt*) dargestellt. *Linke Bildhälfte:* Pharynxschlauch und anatomische Leitstrukturen. Der Zungengrund (*schwarzer dicker Pfeil*, bzw. *Pfeilkopf* in der Schemazeichnung) bewirkt durch einen Stempelmechanismus eine Schubkraft auf den Bolus (Bolus = *punktierte Fläche*). Durch die Larynx-Exkursion nach ventral und nach cranial (*nach oben gerichteter, schwarzer, dicker, gebogener Pfeil, linke Bildhälfte*) wird das Pharynxlumen durch die Anhebung geweitet (*dünne, schwarze Pfeile*). In der Schemazeichnung ist die Ventral-Cranial-Bewegung durch den *dicken Pfeil*, der vom Arytenoid-Knorpel-Massiv ausgeht, dargestellt. Durch diese Anhebung des Larynx wird der schematisch angedeutete Aditus laryngis in Synergie mit der intrinsischen Larynxmuskulatur geschlossen. Durch die Aufweitung entsteht ein vorübergehender Unterdruck, wobei eine Saugkraft auf den Bolus einwirkt. Dieser Saug-Mechanismus wird durch die Cranial-Bewegung des Pharynx unterstützt, der sich über den entgegenkommenden Bolus stülpt (*gebogene, dünne Pfeile*). Der Pump-Mechanismus wurde in der Schemazeichnung rechts durch die beiden *Pfeilköpfe*, die den Zungengrund bzw. die pharyngeale Kontraktionswelle markieren, symbolisiert.

5.2 Die pharyngeale Phase

Das Anheben des weichen Gaumens gegen den Passavant'schen Wulst bildet ein dichtes Ventil gegen eine nasale Regurgitation. Gleichzeitig konvergieren die zentralen Anteile des M. constrictor superior nach medial und nach ventral.

Der Stimmlippenschluß ist bereits zu diesem Zeitpunkt abgeschlossen (Ardran et al. 1956). Die zusätzlich erfolgende Ventral-Cranial-Bewegung des Larynx erleichtert durch die Erweiterung des retrolaryngealen Raumes den Eintritt des Bolus in den Hypopharynx und bringt gleichzeitig die Epiglottis und den Aditus laryngis in die "Abdeckung des Zungengrundes". Während simultaner Ableitungen durch Videoaufzeichnung und Manometrie wurde festgestellt, daß bei dieser ventro-cranialen Bewegung des Larynx im Bereich der Retrocricoidalregion ein negativer intraluminaler Druck abgeleitet werden kann (McConnel et al. 1989). So scheint ein Teilaspekt der pharyngealen Entleerung in einer Art von Zweipumpensystem zu bestehen : Die oropharyngeale, muskuläre Pumpe treibt den Bolus in die Saugpumpe des Laryngopharynx (Nilsson 1988). Gleichzeitig wird der Pharynx durch die Schlundheber über den Bolus gestreift (Abb. 5.1).

Eine besondere Rolle für die Boluspropulsion im Pharynx spielt die dorsal-caudal-Bewegung des Zungengrundes, die in einer Art Stempelbewegung bei der Bolusaustreibung aus dem Oropharynx hilft und zusammen mit der Larynxelevation sowohl den Epiglottisschluß als auch den Boluseintritt in den Hypopharynx erleichtert. Die Rollbewegung der Zunge, die den Bolus in den Oropharynx befördert, ist verbunden mit einer Cranialbewegung des Hyoids. Der Larynx nähert sich dadurch dem Hyoid. Dies ist der oben-beschriebene "Zungengrundmechanismus".

Der Verschluß des Vestibulum laryngis wird durch die Kontraktion des M. cricothyroideus vervollständigt, welcher den Abstand zwischen Ring- und Schildknorpel verkürzt.

Bei den meisten Schluckabläufen, besonders bei großen Bolusvolumina, wird der Anteil der Epiglottis, welcher in den Speisekanal vorragt, nach unten gebogen, so daß ein Teil des Bolus die Epiglottisspitze überspült. Der andere, größere Bolusanteil wird durch die Epiglottis in Richtung auf die beiden lateralen Speisekanäle, die Recessus piriformes, abgelenkt. Die Abwärtskippung der Epiglottis resultiert neben der mechanischen Boluseinwirkung aus der Kontraktion des M. thyroepiglotticus, des M. aryepiglotticus und des vorher beschriebenen Zungengrundmechanismus. Die Kippung und anschliessende zeltartige Wölbung der Epiglottis wird durch ihren Einschluß in den M. palato-pharyngeus verursacht. Er gehört zu den Pharynxkonstriktoren, welche den Pharynxschlauch zu diesem Zeitpunkt von cranial nach caudal einengen. Die Epiglottis legt sich wie ein Deckel über den Aditus laryngis und die Aryknorpel. Diese Abdeckfunktion erfolgt erst in einer späten Phase des Schluckaktes.

Die peristaltische Schluckwelle des Pharynx pflanzt sich durch alle Pharynxkonstriktoren aboralwärts fort. Experimentelle neurophysiologische Studien haben gezeigt, daß das Fortschreiten des oropharyngealen Transports in einer Abfolge von Inhibition und Aktivation der beteiligten Muskeln erfolgt (Kennedy et al. 1988). Durch die neuralen Efferenzen werden 26 Muskelgruppen innerhalb eines Zeitraumes von durchschnittlich 0,7 s aktiviert, bzw. inhibiert (Dodds 1977; Miller 1982; Bosma et al. 1986). Die in der Austreibungphase aus dem Pharynx aufgebauten

Drucke erreichen 25,4 ± 6 kPa (191 ± 31 mmHg) mit Druckspitzen bis zu 79,8 kPa (600 mmHg), die im Hypopharynx knapp oberhalb des oberen Ösophagussphinkters gemessen wurden (Kennedy et al. 1988). Daraus resultiert eine proximale Bolusaustreibungsgeschwindigkeit von 70 cm/s! Für den unbehinderten Boluseintritt in den Ösophagus ist eine zeitgerechte Öffnung des oberen Ösophagussphinkters von entscheidender Bedeutung. Sie geschieht zum einen durch eine kurzfristige Unterbrechung des Ruhetonus von 0,5 - 1 s; zum anderen wird sie durch die ventro-craniale Bewegung des Larynx erreicht. Diese führt zu einer passiven Weitung der "Sphinkterschlinge, deren ventraler Anteil am Larynxskelett fixiert ist" und so auch die residualen elastischen Rückstellkräfte im Sphinktermuskel kompensiert (Goyal 1984).

Die manometrisch bestimmte Geschwindigkeit der pharyngealen Peristaltik liegt zwischen 9 - 25 cm/s Die Geschwindigkeit der Ösophagusperistaltik liegt vergleichsweise nur bei 2 - 4 cm/s Die hohe Bolusgeschwindigkeit im proximalen Ösophagus von 70 cm/sec resultiert aus dem hohen Druckgradienten von 600 mmHg, der zwischen unterem Hypopharynx und den sub-atmosphärischen intraösophagealen Drucken besteht (Dodds et al. 1975). Die Wichtigkeit eines exakten Zusammenspiels zwischen Pharynxkontraktion und Öffnung des oberen Ösophagussphinkters wird durch diese Meßdaten verständlich. Eine Störung der zeitlichen Koordination kann zu einer schwerwiegenden Störung des Schluckvorganges führen. Die Anhebung des Hyoids - und damit des Larynx und der Teile des Oro- und Hypopharynx, welche mit dem Hyoid und dem Larynx verbunden sind - ist von vorrangiger Bedeutung für den Schluckakt des Erwachsenen. Diese Bewegung kann durch eine Adhäsion der buccopharyngealen an der prävertebralen Faszie behindert oder durch eine Schwäche der Muskelgruppen, welche das Hyoid, den Larynx und den unteren Pharynxanteil anheben, abgeschwächt werden. Daraus kann eine Dysphagie mit Bolusübertritt in den Larynx, eine unvollständige Öffnung des oberen Ösophagussphinkters oder eine insuffiziente Bolusentleerung aus dem Pharynx entstehen. Dieser Dysphagiemechanismus kann durch eine subtotale Extensionshaltung des Kopfes oder durch eine manuelle Behinderung der Cranio-Caudal-Bewegung des Larynx simuliert oder verstärkt werden.

Der peristaltische Schluckakt zum Transport eines Nahrungsbolus ist nicht der einzige pharyngeale Schluckmechanismus. Der Pharynx von Patienten, welche eine Schädigung der thorakalen Atmungsmuskulatur aufweisen, ist während der sogenannten "glossopharyngealen Atmung" befähigt, große Luftmengen in den Larynx oder die Trachea zu "schlucken". Dies wird als "Frosch-Atmung" bezeichnet. Weiterhin kann der Pharynx kleinere oder größere Luftvolumina in den Ösophagus zum Zweck der Ösophagussprache "schlucken".

5.3 Die ösophageale Phase

Der peristaltische Bolustransport im tubulären Ösophagus ist beim Gesunden mit der Boluspassage im Pharynx als funktionelle Einheit koordiniert (Sugarbaker et al. 1984). Daher sollte die Beurteilung der Pharynx- und Ösophagusmotilität integraler

Bestandteil jeder Funktionsuntersuchung sein. Die Notwendigkeit dieses Vorgehens wird durch eine Arbeit von Edwards (Edwards 1974) bestätigt, aus der hervorgeht, daß die Lokalisation einer Schluckbehinderung vom Patienten oft falsch angegeben wird, da es bei Stimulation der Schmerzrezeptoren zu einer Ausstrahlung nach individuell verschiedenen Stellen kommt.

Die primäre Ösophagusperistaltik wird von der sekundären und tertiären Peristaltik unterschieden. Im Normalfall erfolgt der Transport eines Speisebolus durch eine vom Schluckreflex getriggerte primäre Peristaltik. Sie breitet sich kontinuierlich mit einer Geschwindigkeit von 2 - 4 cm/s aboralwärts bis zur Ampulla epidiaphragmatica aus. Bei der radiologischen oder manometrischen Beurteilung der primären Ösophagusperistaltik ist das physiologische Phänomen der sogenannten "deglutitiven Inhibition" zu beachten (Donner 1976). Es besagt, daß der Ablauf einer primären Welle durch einen erneuten Schluckreflex unterbrochen wird, wenn dieser vor Beendigung der ablaufenden Welle eintritt.

Sekundäre peristaltische Wellen werden durch einen lokalen Dehnungsreiz im Ösophagus ausgelöst - sei es durch liegengebliebene Nahrungsreste oder einen Reflux aus dem Magen. Diese sogenannte Reinigungsperistaltik entsteht normalerweise oral der Reizstelle. Ihre Geschwindigkeit und die Mechanismen, die eine geordnete Progression gewährleisten, sind dieselben wie bei der primären Peristaltik (Vantrappen et al. 1974).

Als tertiäre Kontraktion werden nicht-propulsive Kontraktionen definiert, die simultan in verschiedenen Höhen des tubulären Ösophagus auftreten. Man findet sie gehäuft am distalen, glattmuskulären Ösophagus bei peripheren Neuropathien und im höheren Lebensalter bei dem Presby-Ösophagus (Vantrappen et al. 1974).

5.4 Der obere Ösophagussphinkter

Die Anatomie des oberen Ösophagussphinkters wurde bereits im vorausgegangenen Kapitel besprochen. Er bildet einen funktionell sehr bedeutsamen Schutzmechanismus der oberen Speiseröhre als Barriere gegen eine ösophago-pharyngeale Regurgitation mit Gefahr der laryngo-trachealen Aspiration. Dieser Mechanismus tritt zum Beispiel beim gastro-ösophagealen Reflux oder bei anderen Störungen der ösophagealen Reinigungsfunktion auf. Nach Myotomie dieses pharyngo-ösophagealen Sphinkters können bei gleichzeitigem Versagen der Anti-Refluxmechanismen des unteren Ösophagussphinkters klinisch schwerwiegende Aspirationen von Magensaft auftreten (Hurwitz et al. 1978). Manometrisch beträgt die Länge der Hochdruckzone dieses Sphinkters circa 3,5 cm (Gates 1980). Untersuchungen mit Meßsonden bekannter räumlicher Orientierung zeigen eine sowohl axiale als auch radiale Asymmetrie dieser Hochdruckzone (Gerhardt et al. 1978; Welch et al. 1979). Mit 80 - 130 mmHg wurden die höchsten Druckwerte an der Hinterwand gemessen. Bei ventraler Orientierung der Druckabnehmer lagen die Meßwerte um ca. 1.3 tiefer. Sie betrugen nur etwa 1.3 der dorsal abgeleiteten Werte bei seitlicher Ableitung. Die Druckmaxima lagen dorsal 1 cm weiter caudal als ventral, was der axialen Asymmetrie entspricht. Dies ist einer der Gründe für die methodischen Schwierigkeiten bei der Manometrie des oberen Ösophagussphinkters. Zusätzlich bewegt sich die Hochdruckzone des oberen Ösophagussphinkters wegen der intradeglutitiven Pharynxelevation um ca. 2,5 cm nach cranial gegenüber dem Druckabnehmer (Nielsson 1988).

Der schluckreflektorische Druckabfall erfolgt zwischen 0,5 - 1 s vor dem Eintreffen des Bolus am pharyngo-ösophagealen Übergang (Dodds et al. 1975). Eine Kontraktion mit überschießenden Druckwerten folgt erst nach der vollständigen Boluspassage. Störungen dieser zeitlichen Koordination oder eine inkomplette Sphinkteröffnung können zu erheblichen Schluckbeschwerden führen; zudem wird ein verfrühter Sphinkterschluß als äthiologischer Faktor für die Entstehung von Zenker'schen Divertikeln angesehen (Hannig et al. 1987).

5.5 Röntgenmorphologie des Schuckaktes bei Normalpatienten

Anhand der Schemazeichnung und der kinematographischen Sequenz (Abb. 5.2 und 5.3) soll die Röntgenmorphologie des physiologischen Schluckablaufs von der Mundhöhle bis zur Passage durch den oberen Ösophagussphinkter illustriert werden:

a. Der Bolus wird zwischen hartem und weichem Gaumen geformt und gehalten.

b. Beginn der Bolusaustreibung durch Anheben der Zungenspitze gegen den harten Gaumen (MM. mylohyoideus, geniohyoideus, digastricus). Gleichzeitige

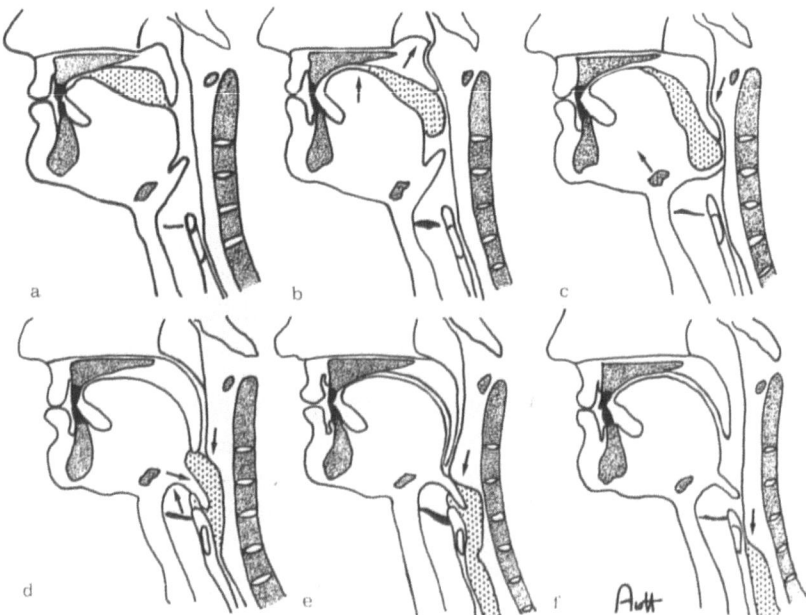

Abb. 5.2. Schematische Darstellung des orophayngealen Schluckaktes. Erklärung im Text

5.5 Röntgenmorphologie des Schuckaktes bei Normalpatienten

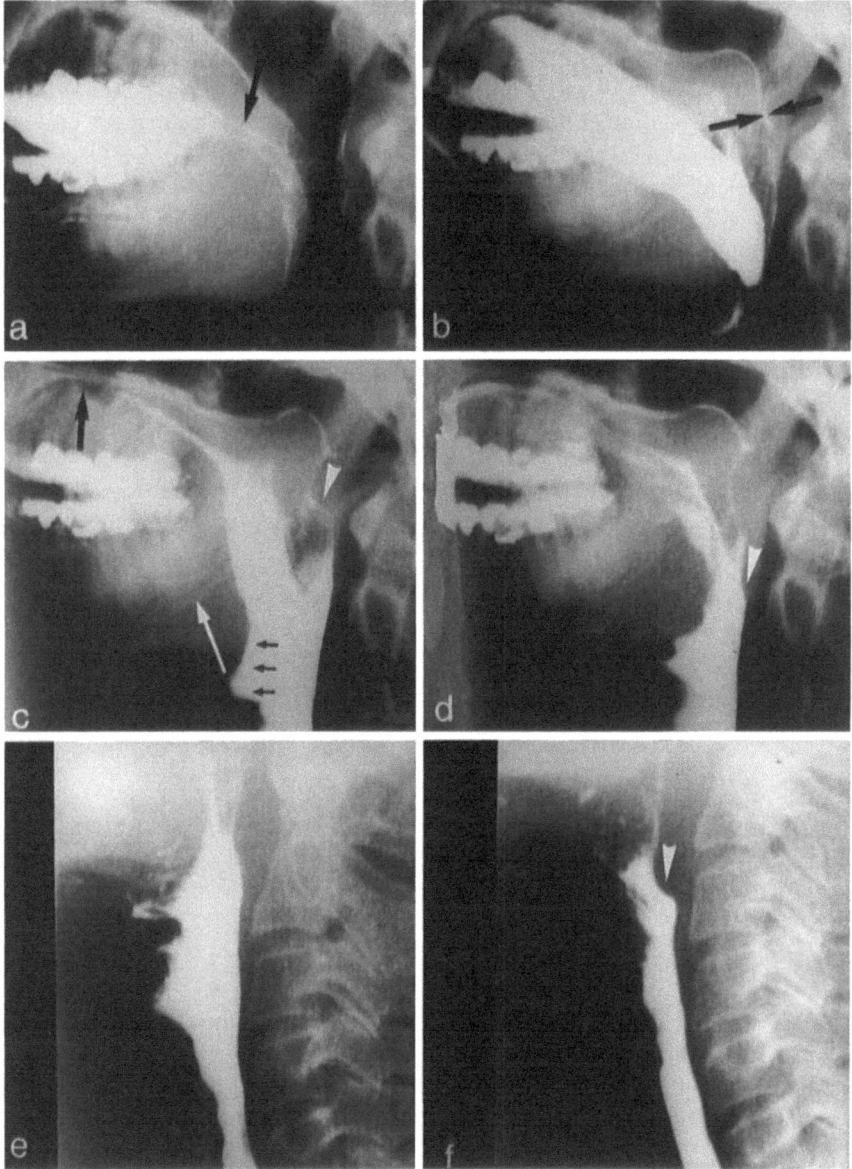

Abb. 5.3. a-f. Kinematographische Sequenz eines oro-pharyngo-ösophagealen Schluckaktes eines Normalpatienten. **a** Adduktion des weichen Gaumens gegen den Zungengrund *(schwarzer Pfeil)*; **b** Larynx-Elevation und Rampenform der Zunge bei der Bolusentleerung in den Oropharynx; Abschluß des Nasopharynx durch den weichen Gaumen und den Passavantschen Wulst *(zwei schwarze Pfeile)*; **c** Die Zungenspitze hat den harten Gaumen erreicht *(großer schwarzer Pfeil)*; Beginn der Peristaltik der Pharynxhinterwand in Höhe des Atlasbogens *(weißer Pfeilkopf)*; Larynx-Elevation erreicht Endstellung, wobei das Hyoid der Mandibula-Unterkante maximal angenähert ist *(weißer Pfeil)*; dadurch Aufweitung des Pharynx-Lumens *(kleine schwarze Pfeile)*; **d** Fortschreiten der Peristaltik der Pharynxhinterwand *(weißer Pfeikopf)*. **e und f** sind tiefer zentrierte Sequenzen. **e** Die Spitze des Bolus passiert den weit offenstehenden oberen Ösophagussphinkter *(unterer Bildrand)*; **f** Restentleerung des Pharynx durch eine kräftige peristaltische Welle *(weißer Pfeilkopf)*

Elevation des weichen Gaumens bis zum Passavant'schen Wulst und hierdurch Nasopharynxabschluß.

c. Rückwärtsbewegung des Zungengrundes (MM. styloglossus und hyoglossus) und dadurch Eintritt des Bolus in den Oropharynx. Mit der einsetzenden ventralcranialen Bewegung des Zungenbeins und dem Beginn der Peristaltik der Pharynxkonstriktoren (schwarze Pfeile) ist die der Willkürmotorik unterworfene orale Phase der Boluspropulsion beendet. Durch die Berührung der Triggerzonen im weichen Gaumen und in den vorderen und hinteren Gaumenbögen beginnt die reflektorisch gesteuerte Pharynxkontraktion.

d. Durch die fortschreitende Larynxelevation und die "Überdeckung" des Aditus laryngis durch den Zungengrund wird der Epiglottisschluß und gleichzeitig der Eintritt des Speisebolus in den Hypopharynx erleichtert.

e. Die Kontraktionen des mittleren und nachfolgend unteren Schlundschnürers verengen den Pharyngealraum im Sinne einer peristaltischen Welle.

f. Der Bolus wird durch die pharyngeale Welle unter Mithilfe des in die Ausgangsstellung nach caudo-dorsal zurückkehrenden Larynx in den Ösophagus ausgetrieben. Der obere Ösophagussphinkter ist bereits vor der Ankunft des Bolus geöffnet.

6 Experimentelle Bestimmung der "Normalwerte" der Motilität des Pharynx und des Ösophagus

Die Messung von Zeitintervallen wurde bereits in den Anfängen der Röntgenkinematographie von einigen Autoren vorgenommen. Bei bekannter Aufnahmefrequenz war dies durch einfaches "Abzählen der Bilder", über die eine Bewegung zu verfolgen war, möglich.

Erste Berichte stammen von Frenckner aus dem Jahre 1949, der mit 16 Bildern/s die Dauer des Schluckvorganges bei 2 Normalpatienten bestimmte (Frenckner 1949).

1951 Saunders und 1955 Ramsey verwendeten bereits höhere Bildfrequenzen (Saunders et al. 1951; Ramsey et al. 1955). Nach ihren Messungen betrug zum Beispiel eine Durchschnittszeit für die Hyoidelevation 150 ms und die für den gesamten Schluckakt zwischen 500 - 900 ms. Hierbei wurden Teile der oralen mit der pharyngealen Phase des Schluckaktes vermengt, da die erste Dorsalbewegung des Bolus im Mund als Beginn des Schluckaktes definiert wurde.

Die umfangreichsten "Timing-Tabellen" der normalen oro-pharyngealen Motorik wurden 1964 von Christrup an 25 Patienten und 1984 von Curtis an 16 Patienten erstellt (Christrup 1964; Curtis et al. 1984 b). Von einem recht willkürlich gewählten "Schluckbeginn" aus wurde von diesen Autoren eine Vielzahl von Bewegungsphänomenen von Zunge, Epiglottis, Larynx und Pharynx "ausgemessen". Curtis kam so zu 56 Messungen, vom Beginn der ersten Dorsalbewegung der Zunge über die Elevation des weichen Gaumens bis zum Zeitpunkt der Rückkehr aller pharyngealen Strukturen in ihre prädeglutitive Ausgangsposition.

Diese Studien sind aus folgenden Gründen wenig vergleichbar und als Grundlage zur Ermittlung reproduzierbarer "Normalwerte" ungeeignet:

1. Jeder Autor wählte als Zeitpunkt des "Schluckbeginns" oder "Nullzeit" ein unterschiedliches Bewegungsphänomen. z.B. die Hyoidelevation, den Bolusdurchtritt durch den hinteren Gaumenbogen oder den Zeitpunkt der ersten beobachteten Bolusbewegung.

2. Die gemessenen Bewegungsphänomene variieren bei den einzelnen Autoren und sind zum Teil bezüglich ihres Anfanges und Endes nicht scharf definiert.

3. Die verwendeten Kontrastmittel in einer Untersuchungsreihe waren in Hinsicht auf Viskosität, Dichte und Darreichungsform nicht standardisiert.

4. Von keinem der Untersucher wurde ein definiertes Bolusvolumen appliziert. Es wurde vielmehr dem Patienten freigestellt, die Schluckgröße zu wählen.

Diese methodischen Schwierigkeiten erklären die schlechte Reprodizierbarkeit der Messungen. Arbeiten von Fisher und Mitarbeitern belegen, daß die pharyngeale

Bolusaustreibungsgeschwindigkeit und die Dauer des Schluckaktes direkt vom Bolusvolumen abhängen. Entsprechend der Steigerung des Bolusvolumens von 5 auf 30 ml wird eine Zunahme der Bolusgeschwindigkeit von 10 auf 70 cm/s beschrieben (Fisher et al. 1978).

Der Einfluß der Bolusgröße, der Konsistenz und der Temperatur auf die Pharynxfunktion wird von anderen Autoren betont (Miller 1982; Dodds et al. 1975).

6.1 Bestimmung der Normalwerte der pharyngealen Kontraktionsparameter an einem Normalkollektiv

Um die von uns eingeführten Meßparameter der pharyngealen Kontraktilität sinnvoll für vergleichende Studien einsetzen zu können, war es notwendig, zunächst Normalwerte zu definieren. Auch war von Interesse, das Öffnungs- und das Schlußverhalten des oberen Ösophagussphinkters bei Normalpersonen zu studieren, um die in den Patientenkollektiven zu beobachtenden Abweichungen klinisch einordnen zu können.ebenso sollte die klinische Relevanz anderer beobachteter Pharynxveränderungen, wie "Pouches", kleinen Divertikeln oder Motilitätsstörungen der Pharynxhinterwand ermittelt werden.

6.1.1 Definition des Normalkollektivs

Bei der Auswahl der "Normalpatienten" wurden restriktive Kriterien angelegt. Aus 1812 kinematographischen Untersuchungen ließen sich nur 65 Patienten ermitteln, die den Kriterien des Normalkollektivs genügten.

Als Normalpatient wurden definiert, wer folgende Konditionen erfüllte:

1. Alle Fragen des Anamnesebogens waren mit "nein" beantwortet.

2. Kein Hinweis auf eine Erkrankung des Pharynx und des Ösophagus oder des ösophago-gastrischen Überganges bei der mündlichen Anamneseerhebung.

3. Ein negativer otorhinolaryngologischer Spiegelbefund.

4. Kein pathologischer Befund bei der konventionell-radiologischen Untersuchung.

5. Eine unauffällige Videoendoskopie, welche nur bei 37 unserer 65 als normal definierten Patienten durchgeführt wurde.

6. Keine Einnahme motilitätsverändernder Medikamente, wie zum Beispiel Koronartherapeutika, Laxantien, Anticholinergika, Antacida, motilitätssteigernde oder -senkende Mittel sowie Psychopharmaka.

6.1 Normalwerte der pharyngealen Kontraktionsparameter

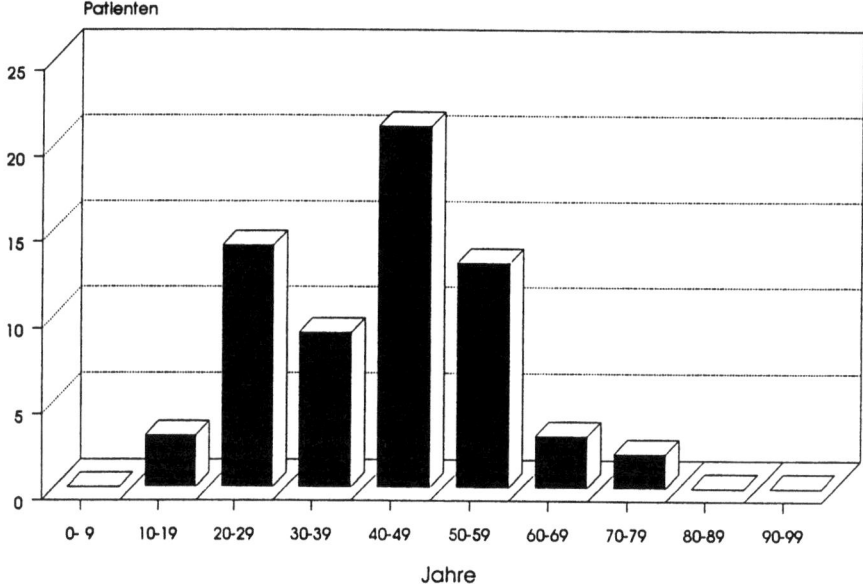

Abb. 6.1. Altersverteilung der Normalpatienten (n = 65)

6.1.2 Beschreibung des Normalkollektivs

Das Alter der 65 Patienten des Normalkollektivs reichte von 18 bis 74 Jahren (Durchschnittsalter 41,5 Jahre), wie in Abb. 6.1 ersichtlich. Die Geschlechterverteilung war annähernd ausgeglichen.

6.1.3 Meßwerte des Normalkollektivs

Unser Normalkollektiv wurde gemäß dem Auswertebogen analysiert. Es ergaben sich folgende Aussagen.

6.1.3.1 Quantitative Parameter

Die Mittelwerte der quantitativen pharyngealen Kontraktionsparameter sind in Tabelle 6.1 angegeben.

So ergibt sich für die Pharynx-Passage-Zeit eine mittlere Dauer von 617 ms und für die Pharynx-Peristaltik-Zeit ein Mittelwert von 614,7 ms. Der Einschnürquotient beträgt 0,47, also annähernd die Hälfte des mittleren Sagittaldurchmessers von HWK 3. Die mittlere Epiglottis-Schluß-Zeit mißt 118,5 ms. Sie ist die erste Phase der im Mittel 823,9 ms dauernden Epiglottis-Relaxations-Zeit. Die ösophageale Transitzeit in Rückenlage ist 8,9 s +/-1,3 s.

Tabelle 6.1. Mittelwerte der Kontraktionsparameter

Normalpatienten	n = 65	
Durchschnittsalter	= 441,5 Jahre	(SD = 13,7)
Geschlechtsverteilung	m : w = 33 : 32	
Schnürtiefe	= 2,34 cm	(SD = 0,89)
Einschnürquotient	= 0,47	(SD = 0,16)
Epiglottisschlußzeit	= 118,5 ms	(SD = 122,4)
Epiglottisrelaxationszeit	= 823,9 ms	(SD = 102,9)
Pharynx-Passage-Zeit	= 617,0 ms	(SD = 77,1)
Peristaltik-Zeit	= 614,7 ms	(SD = 81,5)
Ösophageale Transitzeit	= 8,9 s	(SD = 1,3)

Tabelle 6.2. Altersabhängigkeit der Kontraktionsparameter

Jahre	11 - 20	21 - 30	31 - 40	41 - 50	51 - 60	61 - 70	71 - 80
peristaltische	525	620	575	629	640	695	550
Welle SD	86,90	69,20	91,80	81,10	65,70	7,00	98,90
Schnür-	2,0	2,8	2,4	2,1	2,0	2,8	1,0
tiefe SD	0,81	0,63	0,67	0,78	0,42	1,13	0,00
Schnür-	0,42	0,60	0,51	0,43	0,42	0,55	0,18
quotient SD	0,17	0,14	0,12	0,14	0,86	0,21	0,02
pharyngeale	525	596	616	621	622	675	670
Passage SD	44,30	88,30	81,70	74,30	47,10	35,30	14,10

Patienten n = 65, Peristaltische Welle = ms, Schnürtiefe = cm,
Einschnürquotient = Schnürtiefe/Sagittaldurchmesser C3 cm/cm, Pharyngeale Passagezeit = ms

Bei den die pharyngeale Kontraktion beschreibenden Parametern wurde eine Prüfung der Altersabhängigkeit vorgenommen. Sie ist für die Pharynx-Passage-Zeit, die Pharynx-Peristaltik-Zeit und sowohl für die peristaltische Einschnürtiefe als auch den Einschnürquotienten in Tabelle 6.2 aufgeführt. Dabei läßt sich mit dem F-Test eine statistische Signifikanz (p = 0,0112) für die Pharynx-Passage-Zeit erkennen, welche in Abb. 6.2 graphisch dargestellt ist.

Vergleichend wird die Pharynx-Passage-Zeit der Peristaltik-Zeit graphisch für die Altersdekaden in Abb. 6.3 dargestellt.

Die Abweichungen in der Funktion des oberen Ösophagussphinkters werden in Zeit- und Prozentwerten, der verspäteten Öffnung, dem vorzeitigen Schluß und der inkompletten Öffnung beschrieben.

Bei unserem Normalkollektiv findet sich einmal eine verspätete Öffnung von 80 ms, die aber nur zu einer maximalen Lumenobstruktion von weniger als 15 % führt (Tabelle 6.3).

Ein vorzeitiger Schluß oder eine inkomplette Öffnung wurde bei keinem Patienten beobachtet.

6.1 Normalwerte der pharyngealen Kontraktionsparameter 71

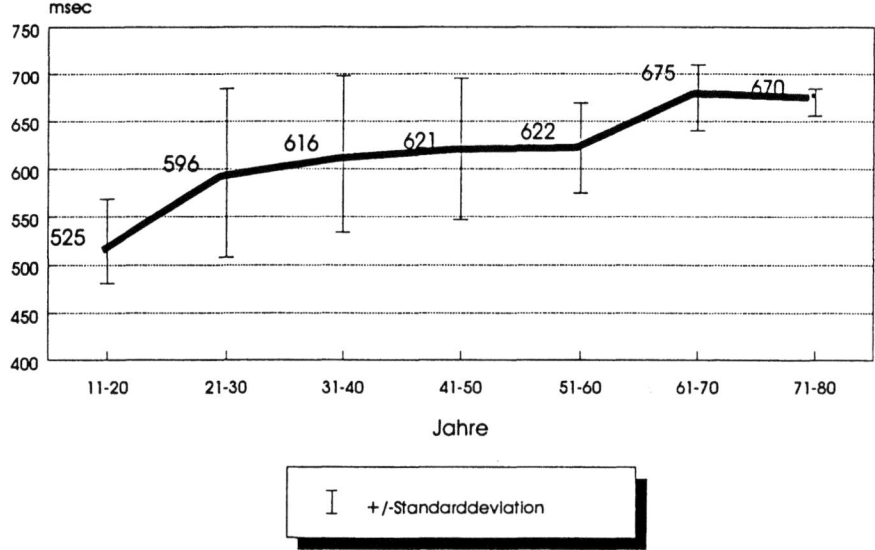

Abb. 6.2. Pharynx-Passage-Zeit in Relation zum Alter der Normalpatienten

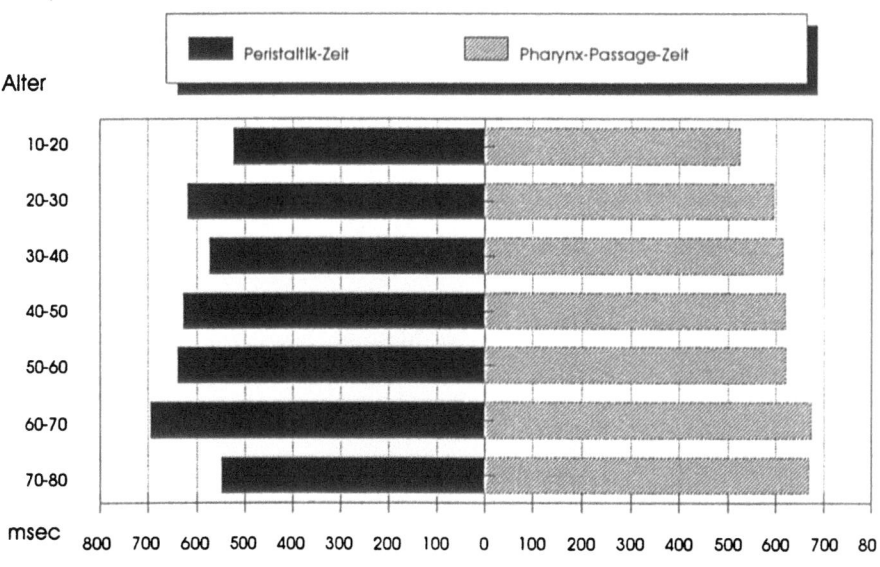

Abb. 6.3. Peristaltik und Pharynx-Passage-Zeit bei Normalpatienten (n = 65)

Tabelle 6.3. Dyskinesie des oberen Ösophagussphinkters

Art	Zeit	% Lumenobstruktion
verspätete Öffnung des OÖS	80	15
vorzeitiger Schluß der OÖS	-	0
inkomplette Öffnung des OÖS	-	0

6.1.3.2 Qualitative Parameter

Die qualitativen Beobachtungen sind bei den in Tabelle 6.4 aufgelisteten Parametern unauffällig.

Tabelle 6.4. Negative qualitative Beobachtungen beim Normalkollektiv

* orale Phase:

pathologische Boluskontrolle	pathologische Phonation
Leaking	symmetrische Velumelevation
einseitige Bolusaufladung	inkomplette Velumelevation
Zungenkompensationshaltung	path. Nasopharynxabschluß
Zungenatrophie	nasale Penetration
Zungendyskinesie	Velumkompensationshaltung
Zungentremor	

* pharyngeale Phase:

path.Epiglottisruhestellung
regelmäßige Penetration des Aditus laryngis
tracheale Aspiration
pathologische Larynxelevation
Deformierung der Sinus piriformes
Schleimhautunregelmäßigkeiten
hypopharyngeale Stase +/- Dilatation
zeitgerechte Entfaltung
laterale Divertikel
konstante retrokrikoidale Impression
Zenker'sche Divertikel
Asymmetrie beim Valsalva-Manöver
Web
pathologische prävertebrale Weichteile
Stenose, Verlagerung, Infiltration

* ösophageale Phase:

Segmentspasmen	Hiatushernie
Etagenspasmen	Säuresensitivität
gastro-ösophagealer Reflux	Verdrängung, Infiltration,
Atonie	Stenose
Schleimhautdestruktion	path. Kardiapassage
Divertikel	path. Festkörperpassage

Tabelle 6.5. Positive qualitative Befunde bei Normalpatienten.

		n/n total
* pharyngeale Phase :		
episodenhafte Penetration in den Aditus laryngis		2/65
Retention in den Valleculae bds.		5/65
Retention in den Sinus piriformes bds.		2/65
Pouching bds (Grad I)		7/65
Pouching rechts (Grad I)		2/65
Pouching links (Grad I)		3/65
pharyngeale Wandschwäche	(Grad I)	4/65
	(Grad II)	3/65
Spondylophytäre Impression (kleiner 25% Lumenobstr.)		4/65
* ösophageale Phase:		
fehlende primäre Peristaltik		2/65
Hypomotilität	3/65	

Einige qualitative Parameter waren in Einzelfällen positiv. Sie sind in Tabelle 6.5 verzeichnet. Ihre Bedeutung bei Patienten des Normalkollektivs soll in Relation zum Lebensalter und dem Geschlecht nachfolgend diskutiert werden.

6.2 Ermittlung eines Referenzbereiches der Kontraktionsparameter

Ein Vergleich der Mittelwerte der quantitativen Meßparameter einer pharyngo-ösophagealen Dysfunktion erschwerte wegen der relativ hohen Standarddeviation in den Diagnosegruppen die statistisch signifikante Abgrenzung von sicher pathologischen Werten. Wegen der hohen Fallzahlen und der unterschiedlichen, zum Teil kombiniert beobachteten Dysfunktionen, ergibt sich bei alleiniger Betrachtung der Mittelwerte ein zu hohes "statistisches Rauschen".

Der Wertebereich unserer Diagnosegruppen streute vom Mittelwert des Normalkollektives häufig gleich weit nach oben wie nach unten in Richtung eindeutig pathologischer Meßdaten.

Daher ergab sich die Notwendigkeit, aus den Meßwerten des Normalkollektivs einen Referenzbereich zu erstellen. Dieser Referenzbereich wurde teils nach statistischen, teils nach physiologischen Kriterien festgelegt. Die Werte sind in Tabelle 6.6 aufgeführt. Die Anwendung dieser Referenzwerte wird in Kapitel 7.5.1 dargelegt.

Eine Peristaltik-Zeit von 800 ms liegt einerseits höher als der Mittelwert des Normalkollektivs + 2 Standarddeviationen, andererseits auch über den Angaben aus der physiologischen Literatur über die Dauer eines normalen Schluckaktes (Kennedy et al. 1988 ; Mc Connel 1989).

Für die Pharynx-Passage-Zeit wurde ein oberer Grenzwert von 700 ms definiert. Dies entspricht zwar nur dem Mittelwert des Referenzkollektives von +1 Standarddeviation. Bei video-manometrisch am Gesunden ermittelten Bolusgeschwindigkeiten im Hypopharynx von 42 +/-12 cm/s, beziehungsweise 25 cm/s erscheint ein

Tabelle 6.6. Referenzbereich der Meßparameter bei Normalpatienten (n = 65)

Pharynx-Passage-Zeit	> 700 ms
Peristaltik-Zeit	> 800 ms
Einschnürquotient	0,32 - 0,62 cm/s
Epiglottisschlußzeit	> 300 ms
Epiglottisrelaxationszeit	> 1000 ms
Ösophagus-Transitzeit	6,4 - 15 s

höherer Grenzwert nicht sinnvoll, da nur die Strecke von den Valleculae bis zum oberen Ösophagussphinkter gemessen wird.

Der Referenzbereich des Einschnürquotienten wurde aus Mittelwert +/- 1 Standarddeviation festgelegt, da bei einem Referenzbereich bestehend aus Mittelwert +/- 2 Standarddeviationen ca. 30 % eindeutig pathologischer Veränderungen dem Normalbereich zugeordnet worden wären. Das Gleiche gilt für die Epiglottis-Schluß- und die Epiglottis-Öffnungs-Zeit.

Für die ösophageale Transitzeit wurden Werte mit mehr als der doppelten Standardabweichung in den Referenzbereich aufgenommen.

6.3 Simultane kinematographische und manometrische Registrierung der normalen primären Peristaltik des tubulären Ösophagus

Ziel des Versuches war es, eine Korrelation zwischen den manometrisch ableitbaren Druckphänomenen der normalen ösophagealen Peristaltik im Liegen und dem röntgenkinematographischen Erscheinungsbild dieser Schnürwelle herzustellen. Bisherige radiologische Beschreibungen der ösophagealen Peristaltik am liegenden Patienten gingen davon aus, daß das jeweilige Druckmaximum der abgelaufenen Welle dem umgekehrt V-förmigen Bolusende der ösophagealen Bariumsäule entspräche (Donner,1976).

Ein Kollege aus der chirurgischen Abteilung im Hause stellte sich zu einem wie folgt aufgebauten Selbstversuch zur Verfügung: Eine röntgendichte perfundierte Manometriesonde mit 3 Druckabnehmern wurde in den Ösophagus eingebracht. Der liegende Probant schluckte sodann unseren Standard-Bariumbolus von 15 ml Micropaque® flüssig. Der Schluckbeginn wurde in der Röntgendokumentation und der Manometriekurve simultan definiert. Auf der Manometrieableitung wurde immer dann eine Markierung gesetzt, wenn das craniale Bolusende einen Druckabnehmer passierte. Diese synchronisierte Manometriekurve wurde in einer Videosimultanaufzeichnung neben der zeitgleich ablaufenden kinematographischen Ableitung dokumentiert. Insgesamt wurden so drei ösophageale Schluckakte aufgenommen.

Abbildung 6.4 a zeigt Ausschnitte dieser Videoaufzeichnung. Die Schemazeichnung in Abb. 6.4 b gibt die beobachteten Druck- und Peristaltikphänomene etwas vereinfacht wieder. Auf allen Sequenzen (a-d) ist erkennbar, daß das Kontrastmittel-

6.3 Registrierung der normalen primären Persitaltik des tubulären Ösophagus

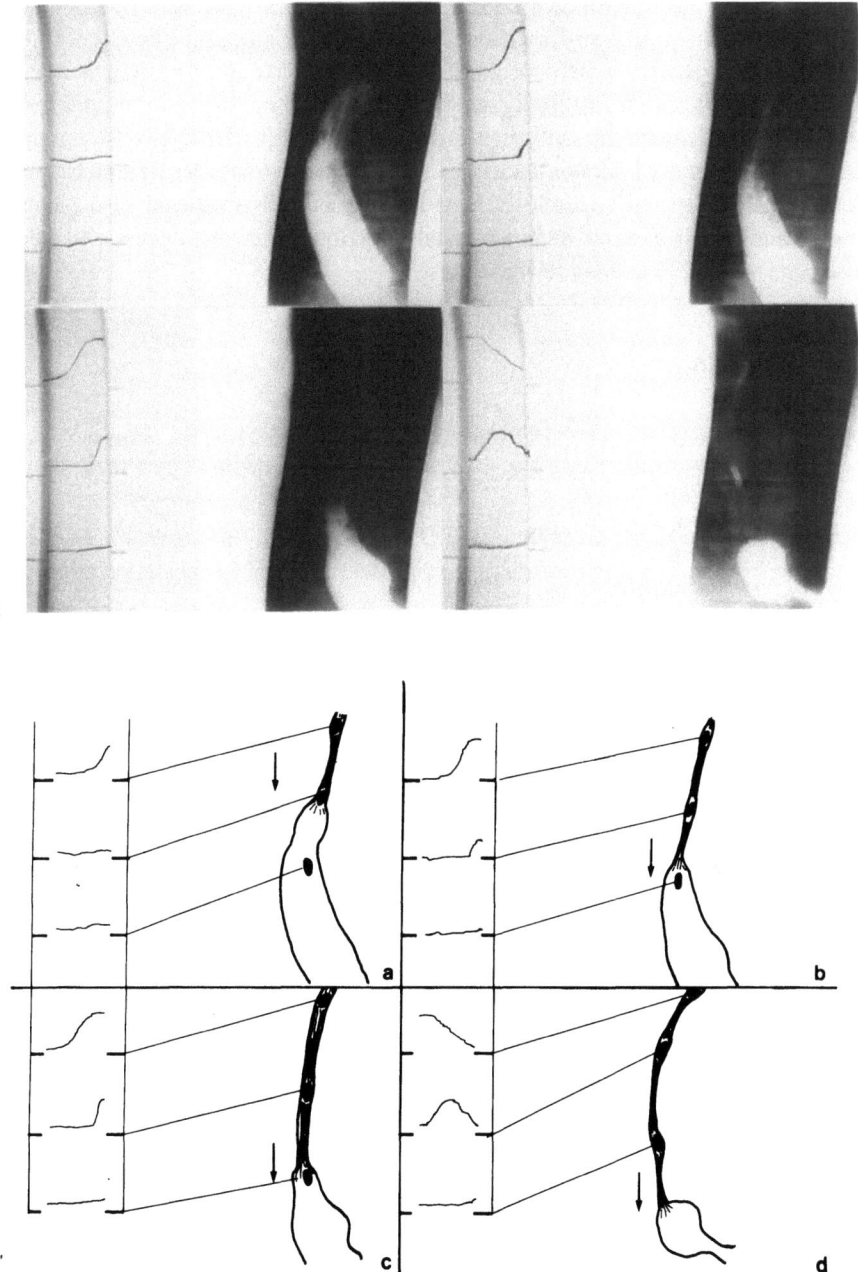

Abb. 6.4. Simultane Radio-Manometrie. **a** Vier signifikante Ausschnitte aus der kombinierten Videoaufzeichnung. Von links oben nach rechts unten Fortschreiten der ösophagealen Peristaltik (links die Manometriekurve, rechts die synchronisierte kinematographische Sequenz). **b** Die schematische Darstellung zeigt in allen Sequenzen, daß das manometrische Druckmaximum oberhalb des cranialen Kontrastmittel-Bolusendes gelegen ist. Der Abstand zwischen dem Kontraktionsmaximum und dem cranialen Bolusende nimmt von *a* nach *d*, das heißt von oral nach aboral hin kontinuierlich zu. Der Mittelwert dieses Abstandes beträgt 4 cm

Bolusende dem manometrischen Druckmaximum deutlich vorauseilt. Bezogen auf die definierten Abstände der Druckabnehmer der Manometriesonde betrug der Abstand zwischen dem manometrisch gemessenen Druckmaximum und dem Bolusende durchschnittlich 4 cm. Auffällig war hierbei, daß dieser Abstand von oral nach aboral hin von circa 3 cm auf circa 5 cm zunahm. Diese Differenz ist unseres Wissens bisher in der Literatur noch nicht beschrieben worden. Der Befund ist zum Beispiel beim Vergleich radiologisch und manometrisch ermittelter Ösophagus-Transitzeiten von Relevanz, da hier methodenspezifisch mit einem Unterschied der Meßwerte von 1-2 Sekunden zu rechnen ist.

6.4 Diskussion

Da Bolusgröße, Konsistenz und Temperatur die Pharynxfunktion beeinflussen, wurde erstmals ein standardisiertes Bolusvolumen angewandt (Miller 1982; Fisher et al. 1978).
Die Viskosität war durch die präformierte Darreichungsform (Micropaque flüssig®) als ausreichend konstant anzusehen. Prinzipiell wurde die KM-Präparation zimmerwarm (18-22°C) angeboten.
Das von uns experimentell ermittelte durchschnittliche Bolusvolumen von 24,18 ml mit einer Standardabweichung von +/-8,6 ml wurde mit einer wasserähnlichen Flüssigkeit bestimmt. Wegen der höheren Viskosität der Bariumpräparation und der im Vergleich zum "Lieblingsgetränk" geringeren geschmacklichen Akzeptanz wurde ein Standardbolus von 24,18 ml - 1 SD gewählt, welcher 15,58 ml entspricht. Wegen der besseren Praktikabilität wurden regelmäßig 15,0 ml Micropaque flüssig® verabreicht.
Von den quantitativen Parametern der pharyngealen Kontraktilität sind Pharynx-Passage-Zeit und Pharynx-Peristaltik-Zeit bisher von keinem anderen Autor beschrieben. Sie bieten aufgrund ihres klar definierten Anfangs und Endes eine gute Reproduzierbarkeit sowohl in der Intra- als auch Inter-Untersucher-Varianz. Zur Bestimmung der Verläßlichkeit unserer Meßparameter wurde eine Auswertungsanalyse bei 150 Kinematographien durchgeführt. Bei einer Wiederholungsauswertung durch denselben Untersucher nach durchschnittlich 4 - 5 Wochen ohne Kenntnis der Patientenidentität und der Diagnose zeigte sich eine Intra-Untersucher-Varianz von 0,2 %. Die unabhängige Bestimmung der Meßzeiten durch zwei erfahrene Untersucher ergab eine Inter-Untersucher-Varianz von nur 0,3 %.
Im Gegensatz zu den anderen Kontraktionsparametern weist die Pharynx-Passage-Zeit eine statistisch signifikante Altersabhängigkeit auf. Der Pharynx erfährt aufgrund des hohen endopharyngealen Druckes im Alter eine muskuläre Dilatation, was zu erweiterten Reserveräumen in den Valleculae und den Recessus piriformes bei insgesamt vergrößertem Pharynxvolumen führt (Borgström et al. 1988). Es ist daher verständlich, daß sich die Pharynx-Passage-Zeit mit zunehmendem Alter verlängert. Der Einschnürquotient wurde bereits 1985 von Brühlmann beschrieben. Er fand bei 20 Probanten einen mittleren Wert von 0,49 +/- 0,12 SD, was recht gut unserem Mittelwert von 0,47 +/- 0,16 SD entspricht (Brühlmann 1985). Die in

6.4 Diskussion

dieser Form erstmals eingeführte Epiglottisschluß- und Epiglottisrelaxations-Zeit erwies sich als ähnlich gut reproduzierbar. Wegen ihrer großen Normbereiche sind sie gegenüber pathologisch verlängerten Zeiten nur unscharf abgrenzbar. Der Epiglottisschluß wird zudem durch die von Curtis beschriebenen physiologischen Varianten des Bolustransports mit und ohne luftgefülltem Pharynx und unterschiedlicher Epiglottis-Kippung beeinflußt (Curtis et al. 1984).

Die Parameter zur Erkennung einer Dysfunktion am oberen Ösophagussphinkter, wie die verspätete Öffnung, die inkomplete Öffnung und der vorzeitige Schluß, waren in unserem Normalkollektiv erwartungsgemäß negativ. Nur ein Patient zeigte über die kurze Zeitspanne von 80 ms eine minimal verspätete Öffnung des OÖS mit einer Lumenobstruktion von weniger als 15 %, das heißt, man sah für diese kurze Zeitspanne eine sehr kleine Impression der Bariumsäule.

In der Literatur liegen vorwiegend qualitative Angaben zu Sphinkterimpressionen vor, die unserer verspäteten, bzw. inkompletten Öffnung entsprechen (Clemens et al. 1974; Ekberg 1981; Brühlmann 1985). Die Angaben über das Auftreten solcher Sphinkterdysfunktionen variieren von 4 - 18 % bei sogenannten gesunden Probanten. Ekberg bezog sein Normalkollektiv aus Mitarbeitern und Patienten, bei welchen eine Barium-Kontrastmittel-Untersuchung durchgeführt wurde. Anamnestisch wurde eine Dysphagie ausgeschlossen, ohne daß andere Untersuchungen vorausgingen. Als Ursache unserer abweichenden Ergebnisse muß ein differierendes Auswahlkriterium für Normalpatienten vermutet werden. In beiden zitierten Kollektiven wurde nur eine Dysphagie, jedoch nicht ein Globus pharyngis ausgeschlossen. Die Einführung des Globusgefühls als zusätzliches Ausschlußkriterium dürfte für unsere homogen negativen Befunde im Normalkollektiv verantwortlich sein. Dies könnte auch erklären, weshalb bei unserem stark selektionierten Patientengut diese Funktionsstörungen nur in einem Fall, entsprechend 1,5 %, und nur von geringfügiger Dauer angetroffen werden konnten. Ein vorzeitiger Schluß des oberen Ösophagussphinkters läßt sich in unserem Normalkollektiv nicht messen. Die anderen Autoren gehen in ihren Arbeiten über die Pharynxfunktion bei Normalpatienten nicht darauf ein.

Die ösophageale Transitzeit lag bei unserem Kollektiv bei 8,9 ± 1,3 s Dieser Wert ist gering länger als vergleichbare Messungen aus der nuklearmedizinischen Literatur, welche alle bei Patienten im Stehen bzw. im Sitzen durchgeführt wurden. Sie liegen bei 7,7 ± 0,8 s (Russell et al. 1981) bzw. bei 7,3 ± 2,3 s (Blackwell et al. 1983). Buttermann fand eine ösophageale Bolus-Transitgeschwindigkeit für flüssige Medien von 8 cm/s und für puddingartige Substanzen von 4 cm/s (Buttermann 1985). Man muß bei diesen Untersuchungen berücksichtigen, daß die Autoren Schwerkrafteinflüsse und peristaltische Aktivität wegen der aufrechten Position der Patienten nicht differenzieren konnten.

Manometrische Studien von Meyer und Castell ergaben eine mittlere Transitzeit des Bolus durch den Ösophagus von 7,0 s. Die Geschwindigkeit des Bolustransportes betrug im Mittel 3 - 4 cm/s Hierbei fand sich im proximalen Ösophagus eine Peristaltik-Geschwindigkeit von 3,0 - 3,5 cm/s, im mittleren Ösophagusdrittel von 5,0 s und im distalen Drittel von 2,0 - 3.0 cm/s (Meyer et al. 1983). Diese Werte waren zwar im Liegen, jedoch nicht unter Durchleuchtungs-Kontrolle ermittelt worden. Eine Festlegung des Beginns der ösophagealen peristaltischen Welle, entsprechend der Passage durch den oberen Ösophagussphinkter, war methodenspezifisch weniger genau möglich. Physiologische Studien von Donner ergaben eine mittlere ösophageale Transitgeschwindigkeit von 3 - 4 cm/s, welche bei einer mittleren Ösophaguslänge von 26 cm (Waldeyer 1972; Chiarugi et al. 1976; Zaino et al. 1977) und einer Geschwindigkeit von 3 cm/s einer Transitzeit von 8,66 s entspricht (Donner 1980). Nach Sonies und Mitarbeitern beträgt die ösophageale Transitzeit zwischen "8 und 10 s" (Sonies et al. 1988). Diese Werte korrelieren sehr gut mit unseren Messungen.

Zweck der qualitativen Parameter ist es, eine objektive Abgrenzung pathologischer Veränderungen gegenüber physiologischen Normvarianten zu erlauben. Um sie bezüglich ihrer diagnostischen Aussagekraft werten zu können, wurden sie anhand des Normal-Kollektivs überprüft. Die in Tabelle 6.4 aufgeführten Parameter sind beim Normalkollektiv nicht verändert, bzw. sind nicht zu beobachten.

Folgende, nur in einem geringen Prozentsatz von 3 - 11 % in unserem Normal-Kollektiv angetroffenen Veränderungen, dürften physiologischen Normvarianten entsprechen. Sie sind in Tabelle 6.5 zusammengestellt. Bei den pharyngealen Parametern trifft vor allem der nicht horizontale Schluß der Epiglottis auf vielfache Diskussion. Eine asymmetrische Passage des Pharynx mit einseitiger Kippung der Epiglottis wurde von Silbiger als obligat pathologisch angesehen (Silbiger et al. 1967). Dagegen fanden Ekberg und Brühlmann diese Epiglottisschluß-Asymmetrien als inkonstant auftretende, seltene Normvariante von 4 % bzw. 5 % bei ihren Probanten (Ekberg et al. 1982; Brühlmann 1985). Dieses Bewegungsphänomen wurde bei 4,6 % unseres Normalkollektivs gefunden. Ebenso wie Brühlmann wurde im Selbstversuch für die Epiglottiskippung eine Abhängigkeit von Kopfdrehung und einseitiger Bolusaufladung gefunden. Wie bei der Therapie der neurologischen Schluckstörungen nachfolgend gezeigt wird, ist durch eine Kopfdrehung nach rechts eine Passage des Bolus durch den linken Sinus piriformis mit Linkskippung der Epiglottis zu erzielen. Bei Aufladung des Bolus auf eine Zungenhälfte ist die Boluspassage ipsilateral verstärkt. Die konstant auftretende Epiglottis-Schluß-Asymmetrie kann nach Ausschluß einer Kopf-Fehlhaltung und einer einseitigen Zungenaufladung Ausdruck einer pharyngealen Motilitätsstörung sein.

Eine episodenhafte Penetration von Kontrastmittel in den Aditus laryngis ohne tracheale Aspiration wurde bei zwei sehr aufgeregten Patienten zu Beginn der Untersuchung bemerkt. Die Retention von Kontrastmittel in den Valleculae und den Sinus piriformes trat bei unseren älteren Normalpatienten auf. Eine Retention in den Valleculae zeigte sich bei einer Chorsängerin und einem "Hobby"-Klarinettenspieler. Bei jungen, nicht übermäßig nervösen Patienten, welche keine besondere Beanspruchung des Pharynx aufweisen, sollten diese Beobachtungen als pathologische Phänomene gewertet werden.

Bei unseren 12 der 65 Normalpatienten, bei welchen ein bi- oder unilaterales Pouch beobachtet wurde, handelte es sich immer um eine geringfügige, lokalisierte Pharnyx-Wandschwäche des I. Schweregrades. Diese Protrusionen haben einen Durchmesser von weniger als 0,5 cm bei später Füllung während des Schluckablaufs und frühzeitiger Entleerung. Sie wurden bei unseren Patienten jenseits des

6.4 Diskussion

55 Lebensjahres und bei den Patienten mit vermehrter Pharynxbelastung beobachtet. Höhergradige Pouches des Schweregrades II oder III wurden in keinem Fall angetroffen, wodurch eine pathologische Wertigkeit für diese Formen angenommen werden darf. Gleiches gilt für die pharyngeale Wandschwäche des Schweregrades III. Im Normalkollektiv wurden nur 4 Patienten gefunden, deren spondylophytäre Impressionen eine Lumenobstruktion von 15, 20 und 25 % verursachen. In Übereinstimmung mit der Literatur wurden spondylophytäre Impressionen erst ab einer Lumenobstruktion von mehr als 40 % für eine mögliche mechanische Ursache einer Festkörperdysphagie verantwortlich gemacht (Gamache et al. 1980; Lambert et al. 1981; Umerah et al. 1981).

Eine fehlende primäre Peristaltik zusammen mit einer Hypomotilität des tubulären Ösophagus wurden bei älteren Patienten, jenseits des 65. Lebensjahres, als physiologischer Befund im Sinne eines Presbyösophagus angetroffen. Zu beachten ist jedoch, daß eine deglutitive Inhibition, das heißt ein Nachschlucken ebenfalls wie ein Abbruch der primären Peristaltik imponieren kann. Dieses Phänomen muß deshalb immer ausgeschlossen werden.

7 Dysphagie und Globus pharyngis

Die Klärung der Ätiologie der Dysphagie und des Globusgefühls ist von zunehmendem Interesse für die interdisziplinäre Diagnostik geworden, da nur hieraus ein adäquates therapeutisches Konzept entwickelt werden kann.

Es wurden 532 Patienten mit Dysphagie und 392 mit Globus pharyngis untersucht. Die Hochfrequenzröntgenkinematographie ist in der diagnostischen Stufenleiter der klinischen Untersuchungen, dem konventionellen Breischluck, der Laryngo-Pharyngoskopie und der Endoskopie in der Regel nachgeschaltet. Daher wurden entzündliche und tumoröse Veränderungen im Vorfeld weitgehend ausgeschlossen.

7.1 Ziel des Kapitels

In diesem Kapitel sollen die somatischen Befunde unserer Patientenkollektive mit "Dysphagie" bzw. "Globus pharyngis" aufgezeigt werden. Dabei wird geprüft, ob sich ein signifikanter Unterschied zwischen den in beiden Gruppen gefundenen Veränderungen der Funktion und der Morphe erkennen läßt. Insbesondere wird unter Einsatz unserer experimentellen Meßparameter nach statistisch wertbaren Unterschieden im Motilitätsverhalten des oberen Ösophagussphinkters, des Pharynx und des Ösophagus gefahndet.

7.2 Begriffsbestimmung und historischer Überblick

7.2.1 Definition der Dysphagie

Die Bezeichnung "Dysphagie" stammt aus der altgriechischen Sprache. Sie ist aus den Termini "dys" für Schwierigkeit und "phagein" für Nahrungsaufnahme zusammengesetzt. Daher ist mit dem Symptom die Mißempfindung während des Nahrungstransportes zwischen Mundhöhle und Magen beschrieben. Sie kann sowohl durch flüssige als auch feste Nahrung verursacht werden. Die Beschwerden, welche durch eine veränderte oder verzögerte Nahrungs- oder Flüssigkeitspassage hervorgerufen werden, treten innerhalb von maximal 10 s nach Beginn des Schluckaktes auf (Tytgat et al. 1985). Die Dysphagie darf nicht mit dem Begriff "Odynophagie" verwechselt werden, der eine schmerzhafte Nahrungsaufnahme ohne eine Verzögerung des Bolustransportes beschreibt. Beide Symptome können alternierend auftreten, wie zum Beispiel bei einer Ösophagitis, einer Pharyngitis oder einer Pseudodivertikulose des Ösophagus (Abb. 7.1).

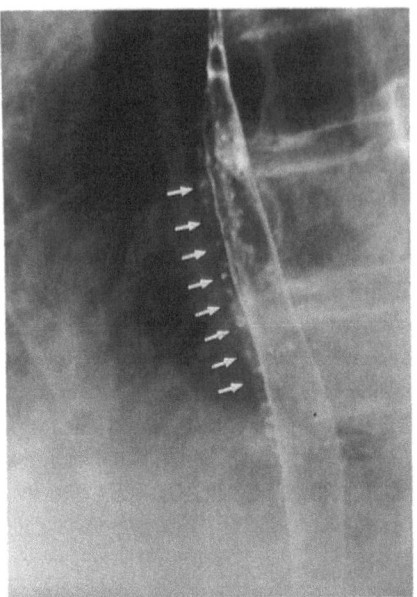

Abb. 7.1. Pseudodivertikulose des Ösophagus mit intramuralem Kontrastmitteldepot in den erweiterten mucinösen Drüsenausführungsgängen (*weiße Pfeilmarkierung*)

7.2.2 Definition des Globus pharyngis

Der Begriff "Globus pharyngis" oder die weniger zutreffende Bezeichnung "Globus hystericus" sind definiert als ein "Fremdkörpergefühl" oder eine andere unangenehme Sensation beim "Leerschlucken", das heißt beim Speichelschlucken oder im Ruhezustand. Es tritt meist unabhängig von der Nahrungsaufnahme auf. Dadurch ist eine anamnestisch präzise Abgrenzung von der eigentlichen Dysphagie, das heißt von Beschwerden während der Nahrungsaufnahme möglich. Im Gegensatz zu den Patienten mit Dysphagie geben viele Globuspatienten an, daß ihre Beschwerden beim Essen oder Trinken nachlassen (Arnold et al. 1991).

7.2.3 Historischer Überblick

Der Globus hystericus, oder "hysterische Knödel oder Kloß im Schlund" taucht erstmals in der Abhandlung von Hippocrates auf, wo er als Krankheit der Frauen während der Menopause bezeichnet wurde (Hippokrates, 1849; Kühn et al. 1986-1988). Damals vermuteten die Kliniker, daß einem Teil der Schluckbeschwerden psychogene Faktoren zugrunde liegen. Der Ausdruck "Globus hystericus" gründet auf der Hypothese eines "wandernden Uterus", welcher als Grund dieser Dysfunktion vermutet wurde. 1707 postulierte John Purcell, daß das Globusgefühl von der Halsmuskulatur verursacht werde, welche auf den Schildknorpel drücke. Deshalb wären die Globussymptome "not vain imaginations and groundless fancies, occasioned by the disturbance of the spirits of the brain, as some physicians are pleased to say, but are real sensations actually felt by the patient." (Purcell, 1707).

7.3 Patientengut

Bereits 1883 berichteten Kronecker und Meltzer über Druckmessungen am Ösophagus bei gesunden Probanden: "Psychische Erregungen riefen leichte Kontraktionen hervor: manchmal kam eine scheinbar spontane Bewegung zustande und manchmal schien es, als ob auch lokale, durch Kälte ausgelöste Reize Bewegungen auslösten" (Kronecker et al. 1883). Diese als "spastisch" bezeichneten Kontraktionen der Speiseröhre wurden 1927 von Jacobson bei emotionellem Stress der Patienten beobachtet (Jacobson 1927).

Der erste mit radiologischen Methoden durchgeführte Bericht stammt von Wolf und Almy. 1949 wiesen sie auf die Korrelation zwischen unkoordinierten, nicht propulsiven Kontraktionen der Speiseröhre und emotionalem Stress hin. Sie führten während der Röntgenuntersuchung mit den Patienten Gespräche, die zu psychischer Anspannung führten. Von den Autoren wird die frustrane Auf- und Ab-Bewegung des Kontrastmittels im mittleren und distalen Ösophagus wie folgt beschrieben: "The barium in the esophagus was milked up and down" (Wolf et al. 1949).

1962 stellten Rubin und Mitarbeiter einen Zusammenhang zwischen dem emotionellen Zustand der Patienten und der manometrischen Häufigkeit nichtpropulsiver Ösophaguskontraktionen fest (Rubin et al. 1962).

7.3 Patientengut

Es wurden im Rahmen der "Interdisziplinären Arbeitsgruppe für Schluckstörungen am Klinikum rechts der Isar der Technischen Universität München" 532 Patienten mit der Eingangsdiagnose Dysphagie und 392 Patienten mit der eines "Globus pharyngis" untersucht. Sie wurden im Sinne einer prospektiven Studie aus insge-

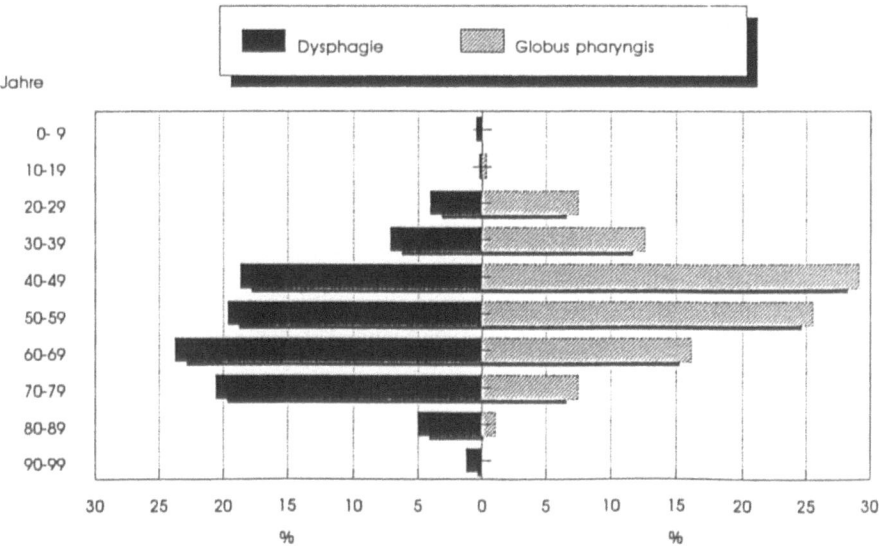

Abb. 7.2. Prozentuale Altersverteilung bei Dysphagie und bei Globus pharyngis (Dysphagie n = 532; Globus haryngis n = 392)

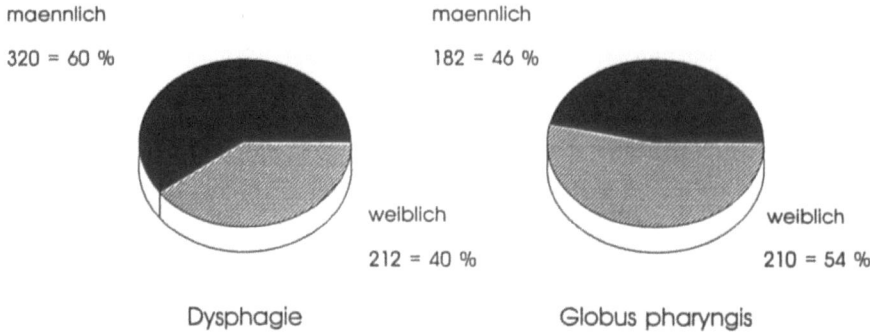

Abb. 7.3. Geschlechtsverteilung bei Patienten mit Dysphagie und Globus pharyngis

samt 1812 Patienten mit verschiedenen Überweisungsdiagnosen selektiert. 114 Patienten gaben Beschwerden an, die sowohl der Definition einer Dysphagie als auch der eines Globus pharyngis gerecht wurden. Diese Patientengruppe wurde für die statistische Auswertung nicht berücksichtigt.

Routinemäßig wurde durch die hals-, nasen-, ohrenärztliche Klinik der Technischen Universität München eine körperliche Untersuchung, eine Palpation der regionären Lymphknotenstationen, eine Inspektion der Nase, der Ohren und der Mundhöhle sowie eine direkte und indirekte Spiegeluntersuchung von Larynx und Pharynx durchgeführt. Erforderlichenfalls wurde die Untersuchung durch sonographische und radiologische Verfahren ergänzt. Patienten, welche eindeutige psychotische oder neurotische Störungen aufwiesen, wurden zunächst einer neurologischen oder psychiatrischen Diagnostik zugeführt. Nur Patienten mit negativem otorhinolaryngologischem Befund wurden in die Studie aufgenommen.

Aus der Abb. 7.2 ist die Altersverteilung dieser präselektierten Patientengruppe, aufgeschlüsselt nach Dysphagie und Globus pharyngis, zu entnehmen. Erwartungsgemäß lag das Maximum der Patienten mit Dysphagie in der 7. Dekade; bei den Patienten mit Globus pharyngis lag der Altersgipfel in der 5. Dekade. Das mittlere Lebensalter unterschied sich um 6 Jahre. Es lag bei den Patienten mit Dysphagie bei 56,5 Jahren und bei den Patienten mit Globusgefühl bei 50,7 Jahren.

Die Geschlechtsverteilung der Patienten dieser beiden Diagnosegruppen ist in Abb. 7.3 dargestellt. Die Verteilung zeigt bei den Patienten mit Dysphagie eine Dominanz des männlichen Geschlechts (männlich:weiblich wie 60:40).

Ausgeglichener war die Geschlechtsverteilung bei den Patienten mit Globus pharyngis mit einem Verhältnis männlich:weiblich wie 56:46.

7.4 Ergebnisse

Es werden die Ergebnisse der beiden Diagnosegruppen vergleichend dargestellt. In folgenden Tabellen und Abbildungen werden die einzelnen kinematographisch gefundenen Dysfunktionen und morphologischen Veränderungen gegenübergestellt.

7.4 Ergebnisse

7.4.1 Dysfunktionen in beiden Kollektiven

Die Dysfunktionen des Schuckaktes bei der Dysphagie und dem Globus pharyngis werden nachfolgend für die einzelnen nach ihrer Funktion eingeteilten Regionen besprochen.

7.4.1.1 Störungen der oralen Motorik

Die Störung der oralen Motorik im Sinne einer Dysarthrie beziehungsweise einer Dyskinesie, wie zum Beispiel einer gestörten Bolusaufladung auf der Zunge, ein inkompletter Lippenschluß oder eine gestörte orale Propulsion des Bolus durch die Zunge wurde bei 71 Patienten mit Dysphagie (13,4 %) und bei 5 Patienten mit Globus pharyngis (1,4 %) beobachtet. Die Velumfunktion, eine Adduktion des weichen Gaumens gegen den Passavantschen Wulst bei der Phonation oder beim Nasopharynxabschluß während des Schluckaktes, wurde regelmäßig bestimmt. Dabei fand sich bei den Patienten mit Dysphagie 44 mal ein insuffizienter Nasopharynxabschluß, während Patienten mit Globus pharyngis diese Störung nicht aufwiesen. Entweder erreichte das zu kurze oder zu schwache Velum palatini die Rachenhinterwand nur dadurch, daß sich der Passavant' sche Wulst nach vorne wölbte, oder der Abschluß zwischen Oro- und Nasopharynx kam überhaupt nicht mehr zustande. Die erste Fom entspricht einem körpereigenen Kompensationsmechanismus, welcher in 24 Fällen bei den Patienten mit Dysphagie auftrat. Bei 20 der Dysphagie-Patienten kam es zu einer sogenannten "nasalen Penetration" mit Kontrastmittelübertritt durch den Isthmus palatopharyngeus in den Nasopharynx.

Ein sogenanntes "Leaking", ein vorzeitiger Bolusaustritt aus der Mundhöhle über den Zungenrücken, wurde bei 70 Patienten mit Dysphagie und bei 5 mit Globus pharyngis nachgewiesen. Dies kann im Extremfall zu einem Bolusübertritt in den vor Ablauf des reflektorischen Schluckaktes offenstehenden Aditus laryngis und somit in die ungeschützte Trachea führen, was eine sogenannte "prädeglutitive Aspiration", wie sie in Kapitel 8.4.2. näher erläutert ist, zur Folge haben kann.

7.4.1.2 Störungen der pharyngo-laryngealen Interaktion

Bei 28 der Patienten mit Dysphagie (6,4 %) zeigt die Epiglottis eine "pathologische Ruhestellung", das heißt sie war entweder dem Zungengrund zu nahe oder verstärkt retroflektiert. 8 mal (2,3 %) war dieser Befund bei den Globuspatienten zu erheben. Eine Kippung der Epiglottis während der Boluspassage fand sich 66 mal (12,4 %) bei der Dysphagie-Patientengruppe und 31 mal (7,9 %) bei den Patienten mit Globus pharyngis. Tabelle 7.1 illustriert die Seitenverteilung dieser Epiglottis-Kippung.

Teilweise trat gleichzeitig mit der Epiglottiskippung eine viel schwererwiegende Funktionsstörung, die sogenannte "laryngeale Penetration", auf. Hierbei dringt Kontrastmittel entweder vor Auslösen des reflexgesteuerten Schluckaktes, wie beim "Leaking", durch die offenstehende Glottis in die Trachea ein, oder es kann während

Tabelle 7.1. Seitenverteilung der Epiglottis-Kippung bei Dysphagie und Globus pharyngis

Dysphagie Kippung rechts	links	Globus pharyngis Kippung rechts	links
27	39	14	17
5,0 %	7,4 %	3,6 %	4,3 %

des reflexgetriggerten Schluckaktes über den nicht ausreichend okkludierten Aditus laryngis zu einem Kontrastmitteleintritt kommen. Das Kontrastmittel kann aber auch nach Ablauf des pharyngealen Schluckaktes aus den nicht entleerten Recessus piriformes bei "Umschaltung" auf die Atmungsfunktion in die Trachea überfließen. In Abhängigkeit von der Kompetenz der laryngealen Schutzmechanismen kann eine solche laryngeale Penetration episodenhaft oder regelmäßig auftreten, wobei der episodenhaften Form die geringere pathogenetische Bedeutung zukommt. Beide Ausprägungsmuster können mit einer unterschiedlich starken Aspiration von Kontrastmittel in die Trachea vor,während, oder nach dem Schluckakt, also im Sinne einer sogenannten "prä-", "intra-" oder "postdeglutitiven Aspiration" (siehe Kapitel 8.4.2 - 8.4.4.), einhergehen.

In Tabelle 7.2. a, b ist der Zusammenhang zwischen laryngealer Penetration und Aspiration dargestellt.

Wie der Tabelle 7.2. a zu entnehmen ist, kam es bei der Gruppe der Patienten mit Dysphagie in 129 Fällen zu einer Aspiration unterschiedlichen Schweregrades, bei 45 Patienten (8,4 %) zu einer lebensbedrohlichen Aspiration des Schweregrades III.

Tabelle 7.2. Laryngeale Penetration und Aspiration. **a** Dysphagie. **b** Globus pharyngitis

Laryngeale Penetration	Aspiration	Aspirations-grad	Aspiration prae-deglutitiv	intra-deglutitiv	post-deglutitiv
a Dysphagie (n = 532)					
episoden-haft 66	ohne = 45 mit = 21	I	0	1	0
		II	5	9	1
		III	0	3	2
regel mäßig 132	ohne = 24 mit = 108	I	5	26	11
		II	2	16	8
		III	7	20	13
b Globus Pharyngis (n = 392)					
episoden-haft 47	ohne = 39 mit = 8	I	0	7	0
		II	1	0	0
		III	0	0	0

7.4 Ergebnisse

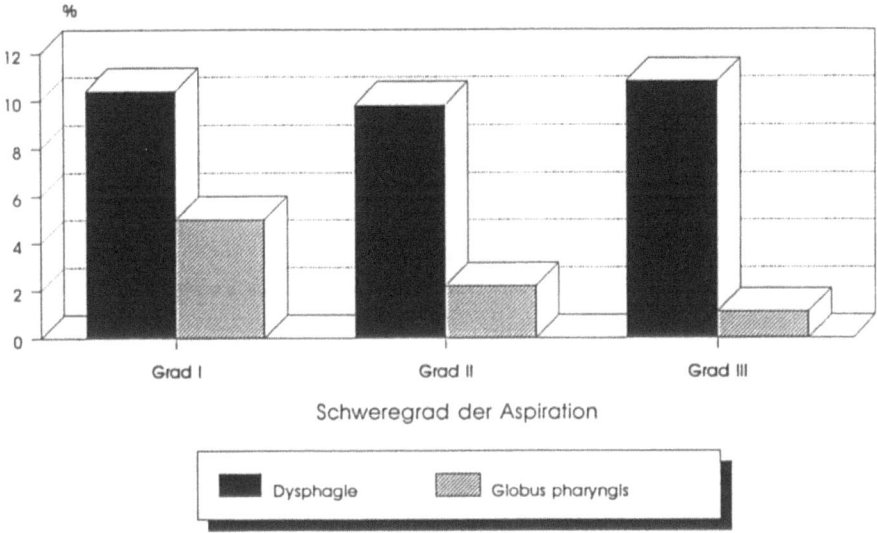

Abb. 7.4. Schweregrad der Aspiration bei Dysphagie (n = 532) und Globus pharyngis (n = 392)

Hierbei ist allerdings zu berücksichtigen, daß in dieser Diagnosegruppe 138 Patienten mit bekannten neurologischen Grundleiden und 84 Patienten mit vermuteter Aspirationsneigung enthalten sind.

Beim Globus pharyngis fand sich eine bisher klinisch und anamnestisch nicht bekannte tracheale Aspiration bei 23 der Patienten mit laryngealer Penetration, wobei der Anteil episodenhafter und regelmäßiger laryngealer Penetrationen zu gleichen Teilen zu einer Aspiration führte. Sehr oft trat die laryngeale Penetration mit einer oder mehreren anderen pharyngo-laryngealen Erkrankungen gleichzeitig auf. Bei 20 der 46 Patienten mit regelmäßig auftretender laryngealer Penetration war eine Verzögerung der Epiglottisschlußzeit, eine kombinierte Epiglottis-Öffnungs- und Schlußstörung oder eine Kippung der Epiglottis zu einer Seite in der Bildfolge im p.a.-Strahlengang zu erkennen. Bei den Patienten mit episodenhafter laryngealer Penetration war eine Epiglottisschlußverzögerung nur in 5 Fällen, eine Kippung und ein insuffizienter Schluß in 12 Fällen nachweisbar.

In Abb. 7.4 ist Schweregrad und die Häufigkeit der angetroffenen Aspirationsepisoden für beide Diagnosegruppen vergleichend dargestellt.

Es wird deutlich, daß für die Patienten mit Globus pharyngis der Prozentsatz der schweren Aspirationsereignisse von Grad I zu Grad III deutlich abnimmt. 3 Patienten (< 1 %) litten unter dem akut lebensbedrohenden Grad III.

Abbildung 7.5 zeigt für beide Diagnosegruppen eine Häufung der intradeglutitiven Aspiration, also einer Aspiration während der Pharynxkontraktion.

7.4.1.3. Störungen der pharyngealen Kontraktilität

In den nachfolgenden Tabellen werden die Abweichungen vom Normkollektiv für die von uns eingeführten pharyngealen Kontraktionsparameter aufgeschlüsselt.

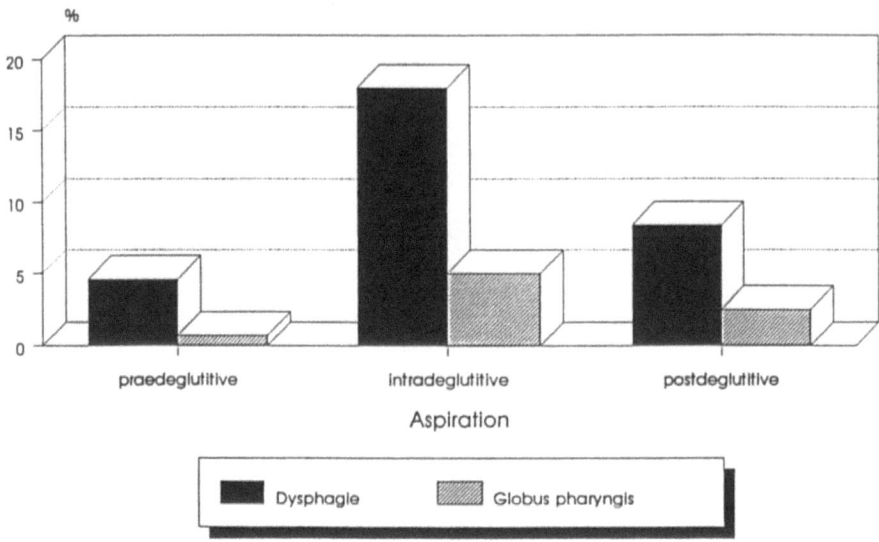

Abb. 7.5. Typ der Aspiration bei Dysphagie (n = 532) und Globus pharyngis (n = 392)

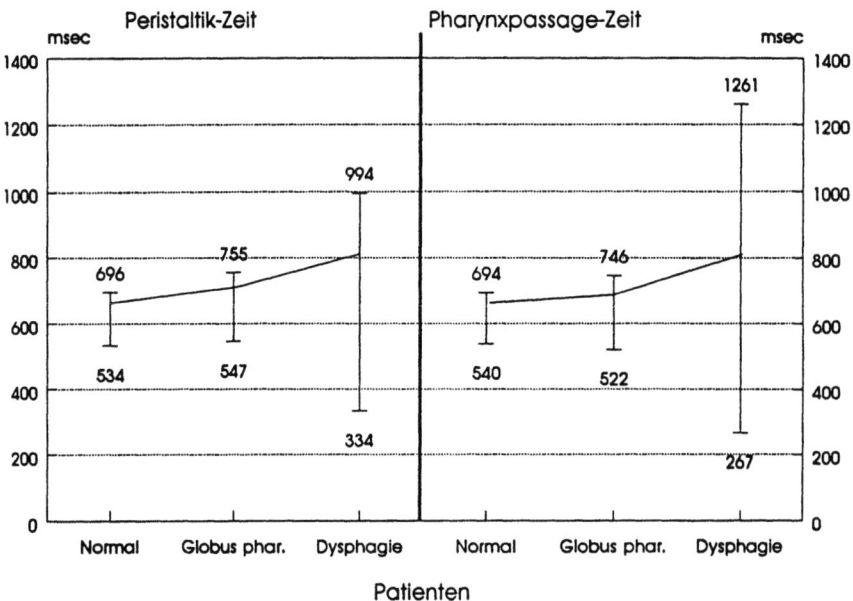

Abb. 7.6. Meßparameter beim Normal-, Dysphagie- und Globus pharyngis-Kollektiv

Die Mittelwerte der pharyngealen Kontraktionsparameter zeigen beim Vergleich der Normal-, Dysphagie- und Globuspatienten eine steigende Tendenz, wie in Abb. 7.6 dargestellt. Dieser Anstieg der Meßzeiten, die als Abnahme der pharyngealen Kontraktilität vom Normalkollektiv über die Patienten mit Globus pharyngis zu denen mit Dysphagie zu deuten sind, ist jedoch wegen der hohen Standardabweichung statistisch nicht signifikant.

7.4 Ergebnisse

Messparameter

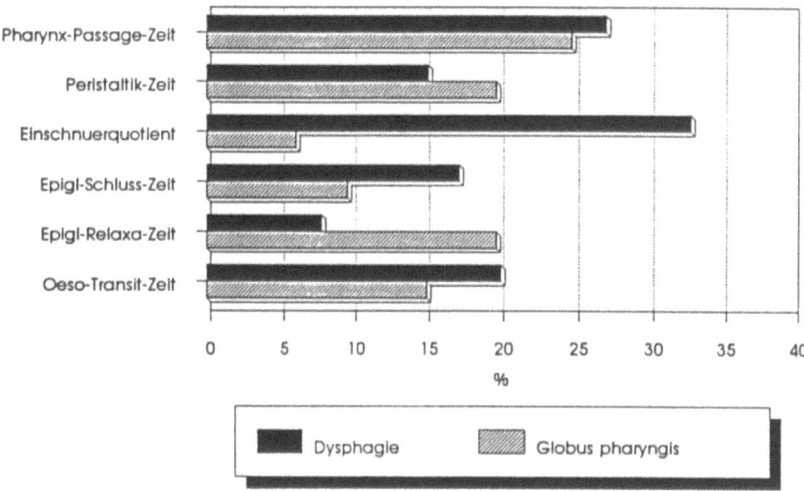

Abb. 7.7. Werte (%) außerhalb des Meßparameter-Referenzbereichs bei Dysphagie (n = 532) und Globus pharyngis (n = 392)

Erst nach Einführen eines "Referenzbereiches" der Normalwerte (s. Kap. 6.2.) kann die Zahl der pathologischen Befunde in den beiden Diagnosegruppen sicher erfaßt werden. In Abb. 7.7 wird der Prozentsatz der außerhalb des definierten Meßbereichs gelegenen Funktionsparameter für die beiden Diagnosegruppen graphisch aufgezeigt.

Hier ergeben sich bei der Dysphagie besonders hohe Prozentsätze pathologisch veränderter Werte für die Pharynx-Passage-Zeit, den Einschnürquotienten, die Epiglottis-Schluß-Zeit sowie für die ösophageale Transitzeit. Beim Globus-Syndrom war ebenfalls die Pharynx-Passage-Zeit häufig verlängert, während die Peristaltik-Zeit sogar in höherem Prozentsatz als bei der Dysphagie-Gruppe pathologisch verlängert war. Bemerkenswerterweise fand sich beim Globus-Syndrom ein auffällig hoher Prozentsatz von 19,8% mit pathologisch verlängerten Epiglottis-Relaxations-Zeiten.

7.4.1.4 Störungen der Funktion des oberen Ösophagussphinkters

Die häufigste in beiden Kollektiven angetroffene Dysfunktion war eine Funktionsstörung des oberen Ösophagussphinkters. Sie konnte bei 65,9 % der Dysphagie-Patienten und bei 61 % der Patienten mit Globus pharyngis nachgewiesen werden. Diese Dyskinesie kann eine verspätete Öffnung oder einen verfrühten Schluß des oberen Ösophagussphinkters vor der vollständigen Abschnürung des Bolus aus dem Hypopharynx bedingen. Daneben kann auch eine inkomplette Sphinkteröffnung beobachtet werden, wodurch ein kurzzeitiger bzw. längerfristiger Aufstau bzw. eine Abtrennung des cranialen Bolusendes im Hypopharynx verursacht werden kann. Eine verspätete Sphinkteröffnung trat bei 24,2 % der Patienten mit Dysphagie und bei 31 % der Globuspatienten auf, ein vorzeitiger Sphinkterschluß bei 24,7 bzw. 21,5 % der Patienten. 146 Patienten aus beiden Kollektiven wiesen gleichzeitig beide Dysfunktionen des oberen Ösophagussphinkters auf.

Die durchschnittliche Verzögerung der Sphinkteröffnung betrug bei der Dysphagie 252 ms und beim Globus-Syndrom 172 ms. Der Mittelwert des verfrühten Schlusses des oberen Ösophagussphinkters war für die Dysphagie-Gruppe 274 ms, beim Globus pharyngis betrug der Wert 195 ms.

Überproportional häufig wurde bei den Patienten mit einem verfrühten Sphinkterschluß ein Zenker'sches Divertikel gefunden. Es fanden sich 60 Divertikel in der Dysphagie-Gruppe, 33 beim Globus pharyngis.

Diese 93 Zenker'schen Divertikel bei 172 Fällen von vorzeitigem Sphinkterschluß bei Dysphagie und Globus pharyngis entsprechen einem Prozentsatz von 54 %. Die Inzidenz der 93 gefundenen Divertikel liegt bei den Untersuchungskollektiven von 392 Patienten mit Globus pharyngis und 532 Patienten mit Dysphagie mit 10 % um den Faktor 1000 über der bei der Normalpopulation angetroffenen Inzidenz von Zenker'schen Divertikeln. Sie beträgt 1:10 000 (Knuff et al. 1982).

In 71 Fällen von Dysphagie und 15 von Globus pharyngis wurde eine inkomplette Öffnung angetroffen, das heißt der obere Ösophagussphinkter war während des ganzen Schluckaktes nicht oder nur unvollständig geöffnet. Der Mittelwert der dadurch verursachten Lumenobstruktion betrug 54 % der Ausgangsweite bei der Dysphagie-gruppe bzw. 33,3 % bei der Globus-pharyngis-Gruppe.

Bestehende neurologische Grunderkrankungen wie Pseudobulbärparalyse, Postinfarktsyndrom, Postpoliosyndrom lassen neben dem ösophagealen (siehe unten) auch neurogene Ursachen der Sphinkterdysfunktion möglich erscheinen.

Abbildung 7.8 gibt einen vergleichenden Überblick der Sphinkterfunktionsstörungen beim Kollektiv mit Globus-Syndrom und bei dem mit Dysphagie.

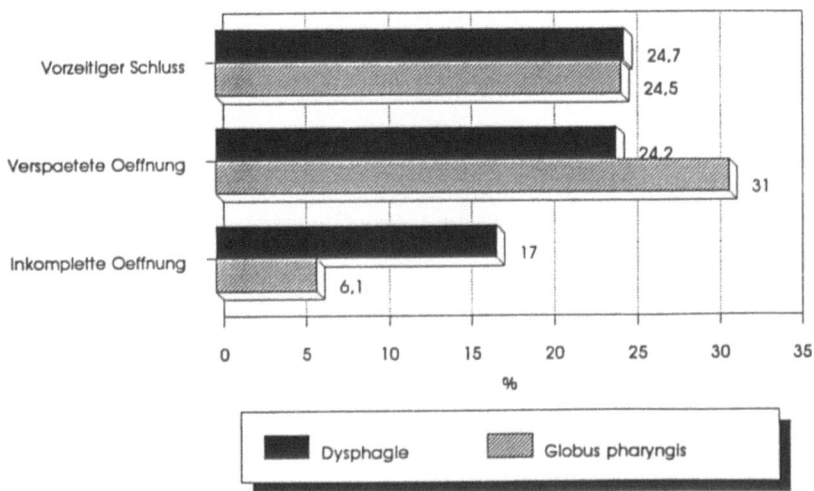

Abb. 7.8. Funktionsstörungen des oberen Ösophagussphinkters bei Dysphagie (n = 532/FKT-Stör. 65,9 %) und Globus pharyngis (n = 392/FKT-Stör. 61,6 %)

7.4 Ergebnisse

Die verspätete Öffnung ist das führende Symptom beim Globus pharyngis, während bei der Dysphagie-Gruppe ein vorzeitiger Schluß und eine inkomplette Öffnung relativ häufig beobachtet wurden.

7.4.1.5. Pharyngeale inkonstante und konstante Wandschwächen

Ähnlich dem Herzmuskel unterliegt der "Muskelschlauch" der "Pharynxpumpe" bei Überlastung und im Alter Veränderungen wie Hypertrophie, Atrophie und Dilatation. Daneben gibt es auch physiologische Schwachstellen der Pharynxwand, wie zum Beispiel eine Muskellücke an der Membrana thyrohyoidea oder das Kiliansche Dreieck als "Bruchpforte" für die Zenkerschen Divertikel (s. Kap. 10).
Wie in Kap. 3.5.2 beschrieben, kann es durch Atrophie oder Überbelastung zur Ausbildung sogenannter oropharyngealer "Pouches" oder auch inkonstanter lateraler oropharyngealer Divertikel verschiedenen Schweregrades kommen. Bei den Patienten mit Dysphagie fanden sich in 28 % solche Pouches, bei denen mit Globus pharyngis in 42,4 %, wobei allerdings 29,1 % der letzteren Gruppe lediglich ein Pouch des Schweregrades I aufwiesen. In Abb. 7.9 ist ein kleineres bilaterales Pouch des Schweregrades I - II in der Pharynx-Prallfüllungsphase dargestellt.

Pouches können unilateral oder beidseits auftreten. Abb. 7.10 illustriert die Seitenlokalisation dieser umschriebenen oropharyngealen Ausstülpungen.

Die Stadieneinteilung bezüglich des Schweregrades der Wandschwäche der Membrana thyrohyoidea gibt Abb. 7.11 wieder. Im prozentualen Vergleich des Kollektivs mit Globus pharyngis zu dem mit Dysphagie wird deutlich, daß die Pouches des Schweregrades I dominieren.

Bei den Globuspatienten ist ein einseitiges Pouch etwas häufiger, während die Patienten mit Dysphagie mehr bilaterale Pouches zeigen.

Nach langbestehender Druckbelastung des Pharynx oder gelegentlich posttraumatisch, zum Beispiel nach Einspießen eines Hühnerknochens in die Membrana thyrohyoidea, können sich laterale oropharyngeale Divertikel ausbilden (Hannig et al, 1987/2).

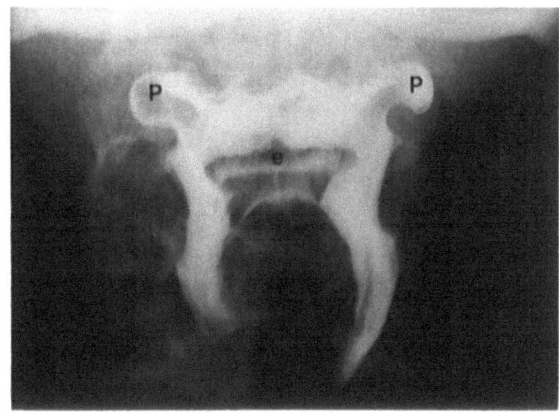

Abb. 7.9. Beidseitiges "Pouch" (*p*) während der Pharynxprallfüllungsphase, wobei das rechtsseitige inkonstante laterale Divertikel gering stärker ausgeprägt ist als das linksseitige. Symmetrischer Boluseintritt in beide Recessus piriformes mit horizontaler Kippung der Epiglottis (*e*).

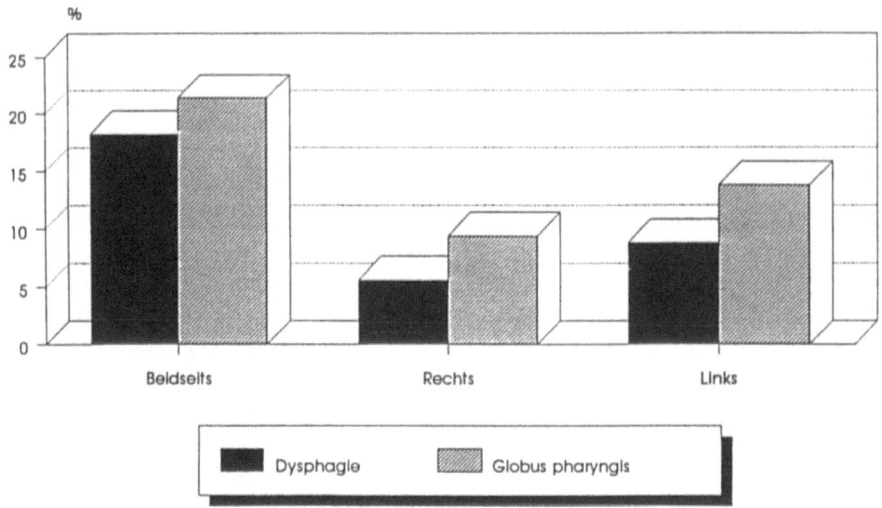

Abb. 7.10. Seitenverteilung der Pouches bei Dysphagie (Pouches n = 149; 28,1 %) und Globus pharyngis (Pouches n = 166; 42,4 %)

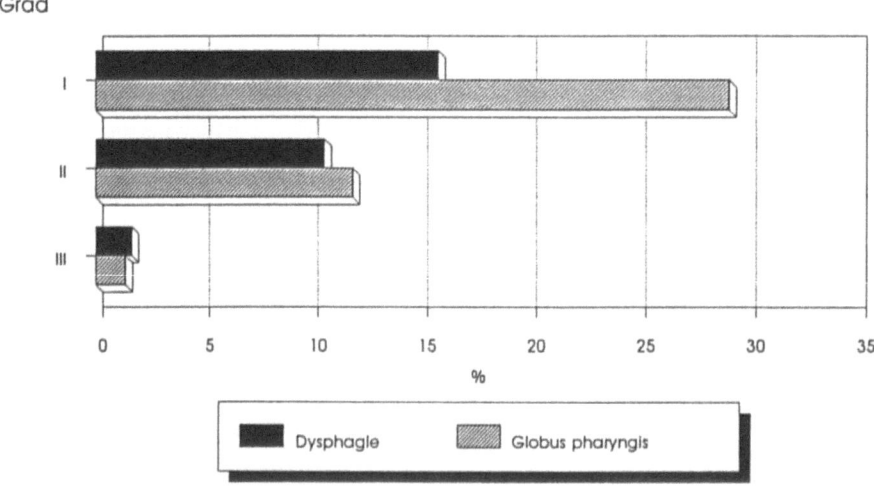

Abb. 7.11. Schweregrad der Pouches bei Dysphagie (Pouches n = 149; 28,1 %) und Globus pharyngis (Pouches n = 166; 42,4 %)

Bei der Dysphagie fanden sich bei 17 Patienten laterale Divertikel, beim Globus pharyngis in 24 Fällen. Ihre Lokalisation ist der Abb. 7.13 zu entnehmen.

Bei den Globuspatienten war eine Linksbetonung bei den lateralen Divertikeln und den Pouches auffällig. Es bestand bei den Pouches ein Verhältnis rechts : links wie 37 : 54. Bei den lateralen Pharynxdivertikeln betrug die Häufigkeit des Befalls der rechten zur linken Seite 6 : 7. Eine beidseitige Kontrastmittel-Retention in lateralen Divertikeln ließ sich bei 6 Patienten nachweisen.

7.4 Ergebnisse

Abb. 7.12. Ausschnitt aus einer Kinosequenz Abschnürung eines konstanten lateralen Pharynxdivertikels bei Patienten mit Achalasie. **a** Boluseintritt in den Oropharynx (Füllung der Valleculae), **b,c** Ausstülpungen des Divertikelsackes während der Pharynxkontraktion (*Pfeil*), **d** Divertikel persistiert in der Pharynxrelaxationsphase (hier Luft/Kontrastmittelspiegel im Divertikelsack)

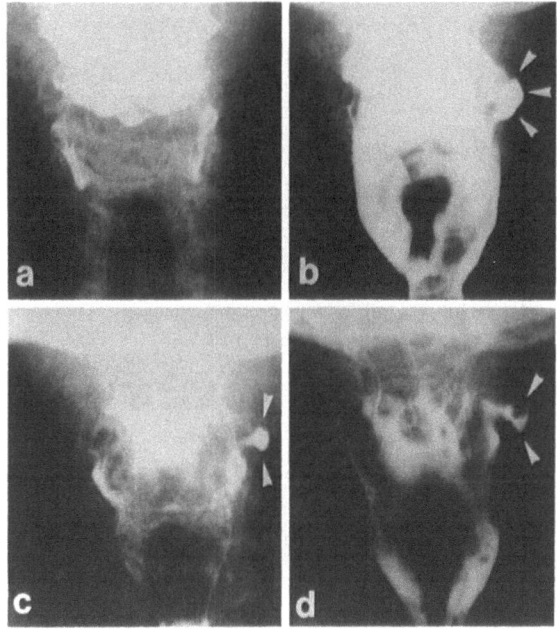

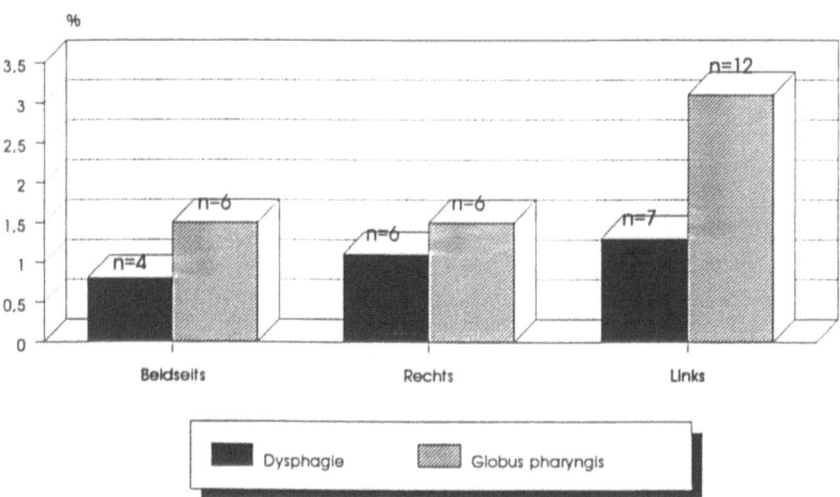

Abb. 7.13. Seitenverteilung lateraler Divertikel bei Dysphagie (n = 17; 3,2 %) und Globus pharyngis (n = 24; 6,1 %)

Eine globale, meist myogene, gelegentlich auch neurogene Dilatation des Pharynx in Verbindung mit einer reduzierten Kontraktilität wurde im Computerbogen unter dem Begriff pharyngeale Wandschwäche erfaßt. Sie wurde bei den Patienten mit Dysphagie 135 mal (25,4%) und bei den Patienten mit Globus pharyngis 70 mal (17,8%) diagnostiziert.

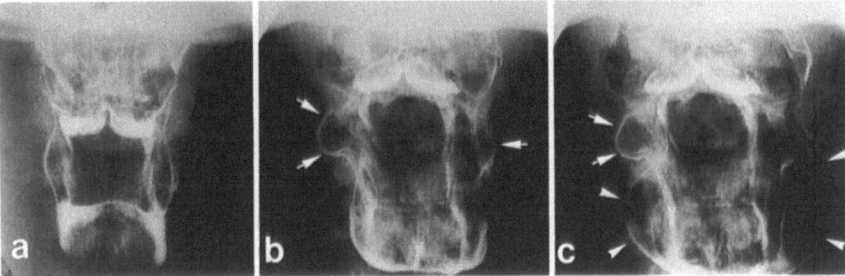

Abb. 7.14 a-c. 55-jähriger Patient mit sogenannter "Trompetenbläserkrankheit". **a** Ruhestadium, **b** beginnendes Pseudo-Valsalva-Manöver mit deutlicher Vorwölbung der Oro- und Hypopharynxseitenwände ; **c** massive Vorwölbung der Membrana thyrohyoidea (*Pfeile*) und des Hypopharynx (*Pfeilköpfe*) um die Schildknorpel im Sinne einer Pharyngozele

Eine pathologische Aufweitung des gesamten Pharynxraumes während des Pseudo-Valsalva-Manövers wurde bei je 18 Patienten beider Diagnosegruppen gefunden, die bei der Boluspassage keine Wandschwächen aufwiesen.

7.4.1.6 Störungen der Ösophagusfunktion

Die häufigste Funktionsstörung des Ösophagus war bei 167 der untersuchten 392 Patienten mit Globus pharyngis (entsprechend 42,6 %) und bei 93 von 532 Patienten mit Dysphagie (entsprechend 17,5 %) der gastro-ösophageale Reflux. Dieser wurde anhand von direkten und indirekten radiologischen Zeichen sowie gegebenenfalls endoskopisch und vor allem pH-metrisch diagnostiziert (Feussner et al. 1987; Lorenz et al. 1988; Bollschweiler et al. 1991). Als direktes Zeichen wurde ein unter Röntgenbeobachtung manifester Reflux ohne Provokation gewertet. Bei 66 von 167 Globus-Patienten mit Verdacht auf gastro-ösophagealen Reflux, entsprechend 39,5 %, konnten primär radiologische Hinweise auf eine gastro-ösophageale Refluxerkrankung gefunden werden. Bei den 93 Patienten mit Dysphagie und gastroösophagealem Reflux konnten diese primär radiologischen Zeichen in 53 Fällen, entsprechend 57 %, nachgewiesen werden. Sie bestanden entweder in einem Spontanreflux bei Rückenlage ohne Provokation oder in einer Störung der gastro-ösophagealen Reinigungsfunktion oder einer peptischen Stenose, beziehungsweise einer Refluxösophagitis.

Das Refluat ließ sich häufig weit nach cranial bis zum oberen Ösophagussphinkter verfolgen. Bei allen Patienten, welche eine abnorme Motilität im Ösophagus im Sinne einer gestörten Reinigungsfunktion oder einer Hiatushernie aufwiesen, wurde zusätzlich ein Säure-Kontrastschluck angeschlossen. Dieser Test wurde bei 116 Globus-Patienten ohne Spontanreflux durchgeführt, wobei sich bei 114 Patienten eine positive säuresensitive Reaktion zeigte (98 %). Im Dysphagie-Kollektiv ergab sich ebenso ein positives Testergebnis bei 97 % der 40 mit Säure-Barium untersuchten Patienten.

Zwei Formen einer ösophagealen Motilitätsstörung nach Säure-Barium-Sulfat konnten bei den Patienten mit Globusgefühl unterschieden werden: Diese sind die

7.4 Ergebnisse

hypomotile Motilitätsstörung bei 101 der 116 Untersuchten, entsprechend 87 % und die hypermotile Reaktion bei 13 der 116 mit angesäuertem Barium untersuchten Patienten (11 %). Eine fast identische Verteilung des Motilitätsmusters fand sich im untersuchten Dysphagie-Kollektiv.

Während 46,6 % der 183 Patienten des Kollektivs mit Globusgefühl eine Hiatushernie hatten, wiesen nur 22,8 % der Patienten mit Dysphagie diesen Befund auf.

9 von 39 Patienten des Globus-Kollektivs mit einer Hiatushernie ohne Spontanreflux wurden mit oben beschriebener Säure-Barium-Sulfat-Präparation untersucht. Alle zeigten eine positive Reaktion. Ein entsprechendes Verhalten wurde bei den 11 der 29 getesteten Patienten aus der Dysphagie-Gruppe gefunden.

Als indirekte, nicht obligat pathognomonische Zeichen einer Refluxerkrankung wurden eine hypo- bzw. hypermotile Reaktion auf angesäuertes Barium (pH 1,7) sowie ein durch Bauchpresse provozierbarer Reflux angesehen. War der Befund einer Refluxerkrankung radiologisch nicht eindeutig, wurde eine endoskopische bzw. pH-metrische Diagnosesicherung durchgeführt (116 Patienten des Globus pharyngis- und 40 des Dysphagie-Kollektivs). Dabei galt die 24-h-pH-Metrie als Goldstandart (Feussner et al. 1987, Bollschweiler et al. 1991).

Bei 68 bzw. 22 Patienten der Globus-, bzw. Dysphagie-Gruppe wurde diese radiologische Verdachtsdiagnose durch eine Langzeit-PH-metrie bestätigt. Bei 77 bzw. 9 der Patienten fanden sich zusätzlich endoskopische Zeichen einer Refluxösophagitis.

Somit konnte bei allen 167 Patienten mit Globus pharyngis und den 93 Patienten mit Dysphagie die Diagnose einer Refluxerkrankung anhand obengenannter Kriterien oder Zusatzuntersuchungen bestätigt werden.

Bei 54 von 93 Dysphagie-Patienten mit nachgewiesenem gastro-ösophagealen Reflux, entsprechend 58 %, bestand eine Funktionsstörung des oberen Ösophagussphinkters. Diese beinhaltet sowohl eine verspätete oder inkomplette Öffnung als auch einen vorzeitigen Schluß dieses Sphinkters. Bei den Globus-Patienten mit Reflux ergab sich bei 121 von 167 Patienten eine Dysfunktion des oberen Ösophagussphinkters. Dies entspricht 72 %.

Häufig wurden bei Refluxpatienten komplexe Funktionsstörungen des Pharynx und des Ösophagus in Kombination mit morphologischen Veränderungen angetroffen . Ein Beispiel hierfür zeigt Abb. 7.15.

Als massive Störung der Ösophagusfunktion fand sich ein Patient mit Achalasie in der Dysphagie- und 4 der in der Globus-pharyngis-Gruppe.

Ein diffuser Ösophagusspasmus bestand bei 12 Patienten des Dysphagie- und nur 3 des Globus-Kollektivs.

Als eher unspezifische Ösophagusveränderung fand sich eine teilweise gestörte primäre Peristaltik, 79 mal bei der Dysphagie und 46 mal beim Globus pharyngis. Ein vermehrtes Auftreten segmentaler , nicht propulsiver Kontraktionen wurde bei 76 Patienten mit Dysphagie beziehungsweise bei 65 mit Globus pharyngis beobachtet. Eine Hypo- bis Atonie des Ösophagus bestand bei 118 Dysphagie- und 87 Globus-Patienten. Diese Motilitätsstörungen wurden bei 84 % der Patienten jenseits des 65. Lebensjahres angetroffen. Bei 12 jüngeren Patienten mit Dysphagie, welche einen völligen Ausfall der Ösophagusperistaltik aufwiesen, wurde der radiologische

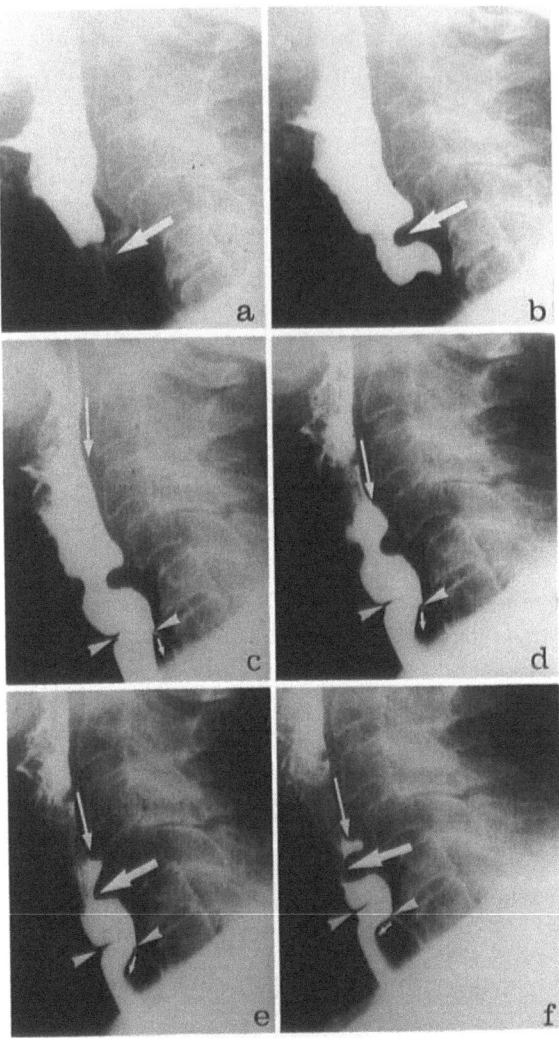

Abb. 7.15 a-f. Kinosequenz einer kombinierten Dyskinesie des oberen Ösophagussphinkters in der Umgebung einer Membranstenose (web) bei einer Patientin mit Refluxkrankheit. **a,b** verspätete Öffnung des oberen Ösophagussphinkters (*weißer Pfeil*), erkenntlich an dem prominenten Muskelwulst, welcher langsam zurückweicht (**b,c**); **d,e,f** Hier erkennt man einen vorzeitigen Sphinkterschluß (*weißer Pfeil*), wodurch es zur Ausbildung eines hypopharyngealen Divertikels kommt. **c,d,f** Der *dünne, lange weiße Pfeil* deutet das Voranschreiten der pharyngealen Welle an. **f** weist auf ein großes semizirkuläres "Web" hin. **d-f** man erkennt ein dorsal gelegenes "web" (*weißer Pfeilkopf*) mit einer Ablenkung des Bolusstroms, einem sogenannten "Jetphänomen" (*kleiner, weißer Pfeil*).

Verdacht auf eine Kollagenose immunhistologisch und manometrisch bestätigt. So konnte in 7 Fällen eine Sklerodermie mit Ösophagusbefall festgestellt werden. Hypomotile Motilitätsstörungen des tubulären Ösophagus werden sehr häufig bei systemischen Sklerodermien angetroffen (Kreis et al. 1987; Feussner et al. 1988).

7.4.2 Morphologische Veränderungen

7.4.2.1 *Morphologische Veränderungen im Pharynx*

Bei wenigen Patienten bestanden postoperative Residuen wie Narbenzüge nach Tonsillektomie oder Velumplastik zur Therapie des Schnarchens oder des sogenannten "Schlaf-Apnoe-Syndroms".

Abb. 7.16. Sklerodermie-Ösophagus : Atonie, mäßige Dilatation und vermehrte Luftfülle (ohne Gabe von CO_2 und Anticholinergika)

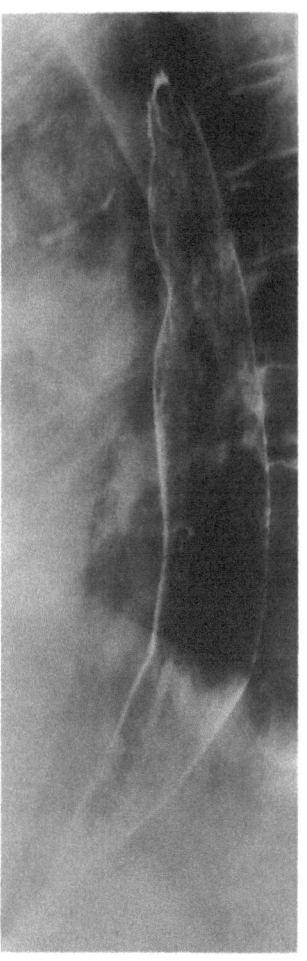

Zenkersche Divertikel wurden bei 60 Patienten mit Dysphagie, entsprechend 11,3 % und 33 Patienten mit Globusgefühl, entsprechend 8,4 % gefunden. Dieses Krankheitsbild wird ausführlich in Kapitel 10 besprochen.

Als Membranstenosen, sogenannte "Webs", werden von normalem Ösophagusepithel gebildete Segel mit nur geringem bindegewebigen Stroma bezeichnet (Enterline et al. 1976). 36 mal wurde eine Membranstenose in unserem Kollektiv mit Dysphagie und 18 mal in unserer Globus pharyngis-Gruppe gefunden. Ein Beispiel einer Membranstenose im pharyngo-ösophagealen Übergang ist in Abb. 7.17 dargestellt.

Eine zervikale Spondylosis deformans bestand bei 106 Patienten mit Dysphagie und bei 95 mit Globus pharyngis. Der klinisch relevante Befund einer Lumenobstruktion von mehr als 40 % oder einer Adhäsion an der prävertebralen Faszie, bestand nur bei 8 bzw. 11 dieser Patienten.

Als Beispiel für eine Indikation zu einer operativen Spondylophytenabtragung soll folgender Fall dienen. Ein 68-jähriger Patient litt sowohl unter einem Globusge-

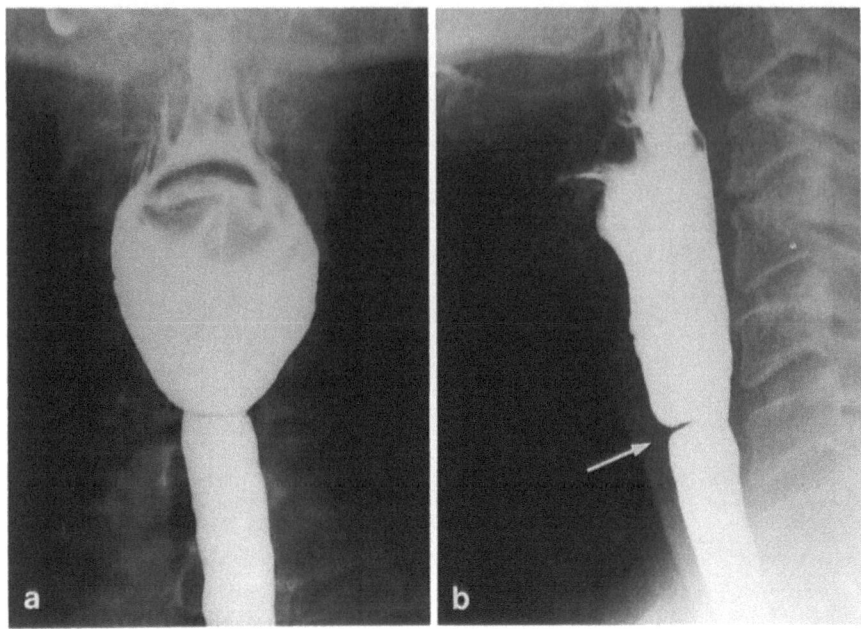

Abb. 7.17. a u. b Pharyngeales "Web", Membranstenose in Höhe des oberen Ösophagussphinkters semizirkulär an der Pharynxvorderwand gelegen (*weißer Pfeil*).

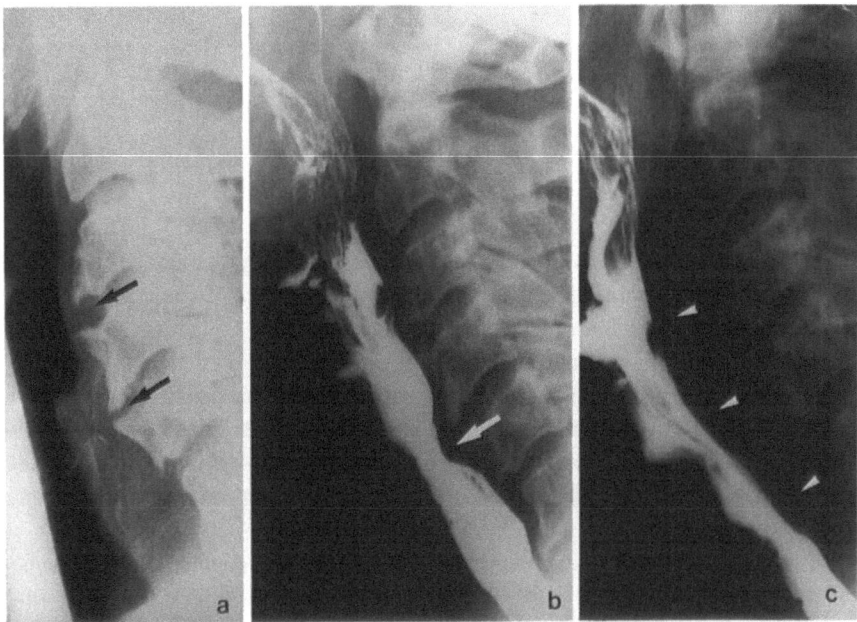

Abb. 7.18. a Massive Spondylosis deformans (*schwarze Pfeile*) bei 68-jährigem Patienten mit Globusgefühl und Festkörperdysphagie; **b** Impression der Bariumsulfatsäule in Höhe des größten Spondylophyten (*weißer Pfeil*); **c** Bei Z.n. operativer Spondylophytenabtragung jetzt freie Kontrastmittel-Passage; die weißen Pfeilköpfe zeigen ein postoperativ noch bestehendes retropharyngeales Ödem, bzw. Hämatom bei Beschwerdefreiheit des Patienten

7.4 Ergebnisse

Abb. 7.19. M. Forestier mit ausgeprägter Impression vor allem des Hypopharynx durch die vordere Längsbandverkalkung

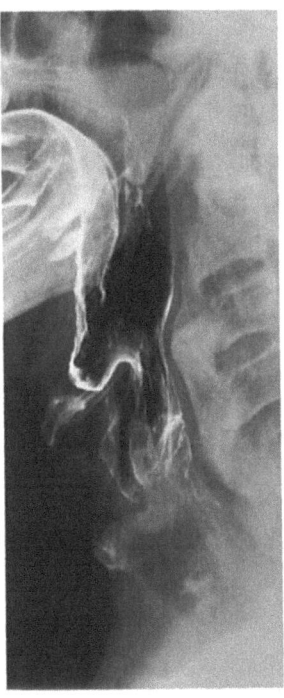

fühl als auch unter einer Festkörperdysphagie. Die Symptomatik war für ihn subjektiv so belastend, daß er auf eine operative Spondylophytenabtragung drängte. Der prä- und der postoperative Befund ist in Abb. 7.18 wiedergegeben.

Abbildung 7.19 zeigt einen fortgeschrittenen M. Forestier bei einem 67-jährigen Patienten mit Diabetes mellitus. Diese Erkrankung wurde in 5 Fällen wegen einer ausgeprägten Kompression der Pharynxhinterwand als morphologische Ursache einer Dysphagie angesehen.

Eine stärkere Vorwölbung der dorsalen Pharynxwand und somit eine massive Impression des Pharynxlumens von dorsal konnte nur in einem Fall beobachtet werden. Die 83-jährige Patientin litt an einer retropharyngeal gelegenen Struma calcarea permagna.

7.4.2.2 Morphologische Veränderungen des Ösophagus

Als morphologisches Korrelat einer Dysphagie fanden sich bei 43 Patienten eine Refluxösophagitis. Diese Patienten waren nicht endoskopisch voruntersucht. In 18 Fällen zeigte sich bei der radiologischen Untersuchung eine peptische Stenose, bei einem Patienten mit Barrett-Ösophagus eine doppel-sanduhrförmige Stenose mit einem sogenannten "Barrett-Ulkus". Dieser Befund ist in Abb. 7.21 vorgestellt.

Als weitere morphologische Veränderungen wurden Hiatushernien mit einem Schatzki-Ring, der einen Durchmesser von weniger als 1,3 cm aufwies, bei 38

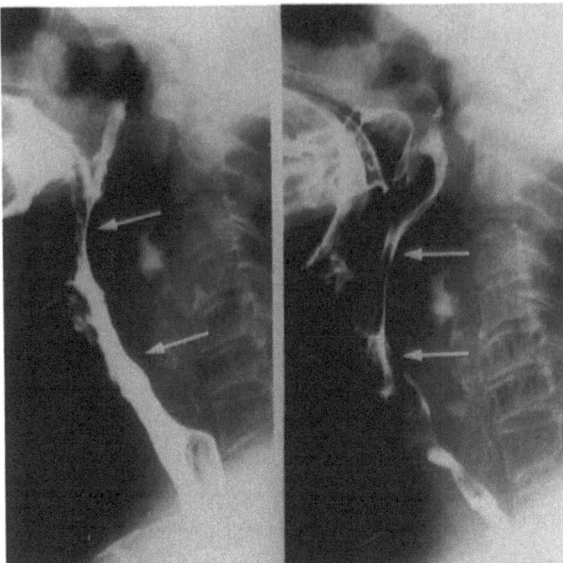
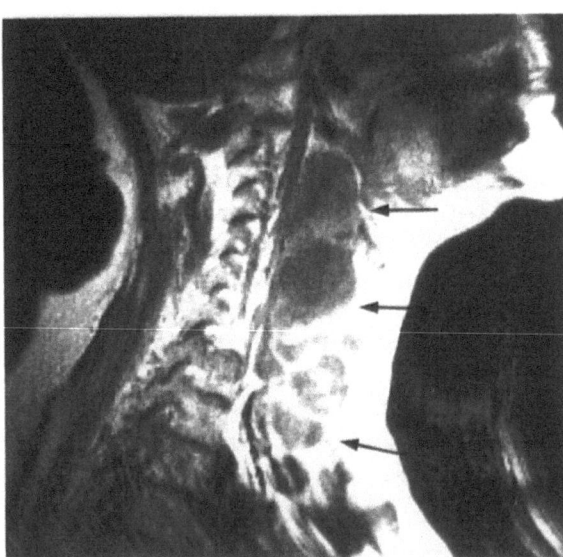

Abb. 7.20. a Impression und Ventralverlagerung des Pharynx (*Pfeilmarkierung* : Strumakalk). **b** Retropharyngeale Struma im T1-gewichteten MR-Bild (Zystische, gekammerte Raumforderung; *schwarze Pfeile*)

Patienten der Dysphagie-Gruppe mit und ohne Zeichen einer floriden Ösophagitis nachgewiesen.

Seltenere Diagnosen waren epiphrenische Ösophagusdivertikel. 11 Patienten aus dem Dysphagie -Kollektiv und 8 Patienten mit Globus pharyngis wiesen solche durch ösophageale Motilitätsstörungen induzierte lokale Aussackungen der Ösophaguswand auf. Ein Beispiel dieser Erkrankung ist in Abb. 7.22 dargestellt.

Von unseren Patienten mit intramuraler Pseudodivertikulose (siehe Abb. 7.1) wurden 3 auch computertomographisch untersucht. Hierbei ließ sich regelmäßig eine konzentrische Wandverdickung , wohl als Ausdruck des chronischen entzündlichen Prozesses, nachweisen.

7.4 Ergebnisse

Abb. 7.21. Doppelte sanduhrförmige Stenose bei Barrett-Ösophagus mit Barrett-Ulkus

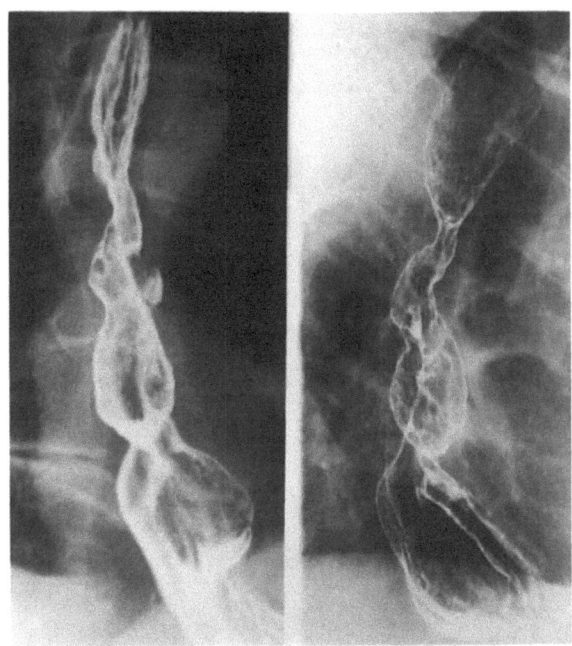

Abb. 7.22. Epidiaphragmale Ösophagusdivertikel (*Pfeil*)

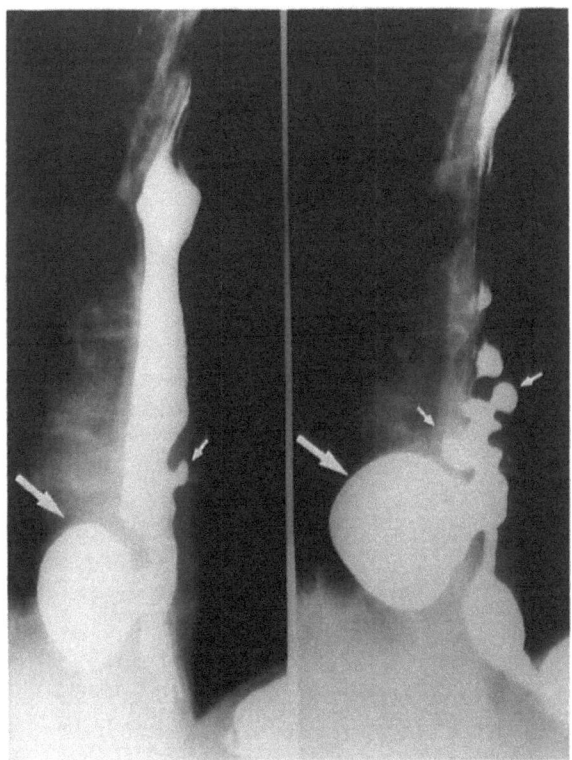

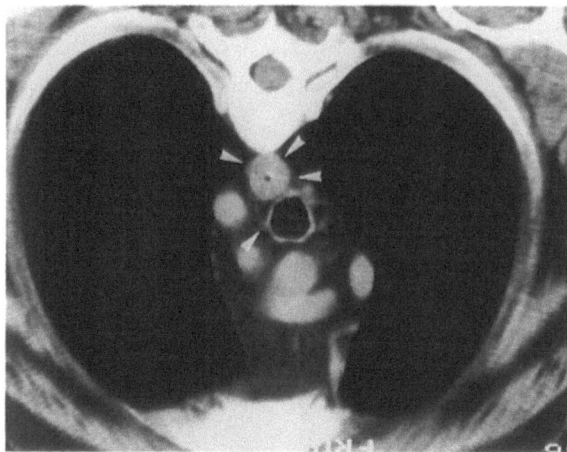

Abb. 7.23. Konzentrische Wandverdickung des Ösophagus (*weiße Pfeilköpfe*) bei einer sogenannten "intramuralen Pseudodivertikulose" des Ösophagus (Vgl. Abb. 7.1)

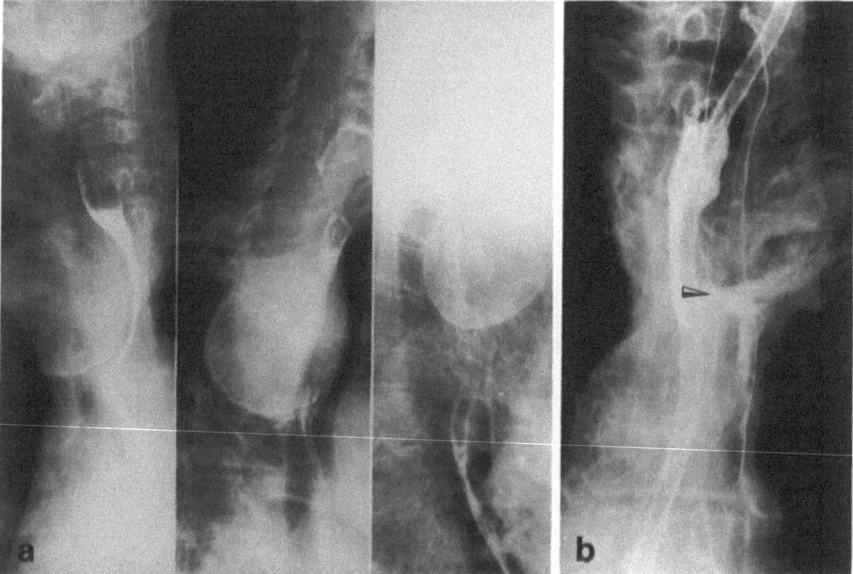

Abb. 7.24. a Ösophagusbreischluck bei einem Patienten mit bronchogener Zyste. Kompression des Ösophagus (*schwarzer Pfeil*) durch die Zyste; **b** Zustand nach Spontanruptur der bronchogenen Zyste mit Ausbildung einer ösophago-trachealen Fistel (*Pfeilkopf*)

Bei alleiniger Betrachtung des CT-Befundes war die Differenzierung zwischen einem Ösophagus-Lymphom, einem Ösophagus-Leiomyom und einer Wandhypertrophie, wie sie zum Beispiel bei einem lange bestehenden diffusen Ösophagussphinkter auftritt, schwierig.

Eine Kompression des Ösophagus von außen wurde bei 5 Patienten mit malignen Mediastinalprozessen, bei 4 Patienten mit aberrierenden Gefäßen, wie einer Arteria lusoria und bei einem Patienten mit einer großen bronchogenen Zyste beobachtet (siehe Abb. 7.24 a, b).

7.5 Diskussion

Globus pharyngis-Patienten stellen 3 - 5 % des otorhinolaryngologischen Patientengutes dar (Flores et al. 1981).

In unserem Krankengut verteilen sich die Einweisungsdiagnosen bezüglich Globus pharyngis und Dysphagie wie folgt:

Globus pharyngis   25 %
Dysphagie   34 %

Die in der Arbeitsgruppe für Schluckstörungen am Klinikum rechts der Isar gemachten Erfahrungen zeigen deutlich, daß ein interdisziplinärer Ansatz zur Abklärung dieser Leitsymptome nötig ist. Es ist davon auszugehen, daß die überweisenden Fachdisziplinen sogenannte "klare Fälle" vorab aussondern. Deshalb handelt es sich um ein vorselektioniertes Patientengut. Der hohe Prozentsatz an Patienten mit Dysphagie oder Globus pharyngis und die mannigfachen Differentialdiagnosen beweisen den Wert einer interdisziplinären Zusammenarbeit.

Der Altersgipfel für den Globus pharyngis liegt deutlich niedriger als der für die Dysphagie. Die Altersverteilung zeigt ein Maximum für die Dysphagie in der 7. Dekade und beim Globus pharyngis in der 5. Dekade (vgl. Abb. 7.2). Dies steht im Einklang mit den meisten Mitteilungen der Literatur (Thompson et al. 1982).

Beim Globusgefühl wird von einigen Autoren eine Bevorzugung des weiblichen Geschlechts angegeben (Gray 1983; Batch 1988; Puhakka et al. 1988). Unser Kollektiv mit Globus pharyngis zeigt ein annähernd ausgeglichenes Geschlechtsverhältnis (vgl. Abb. 7.3). Dies ist durch die Vorselektionierung unseres Krankengutes zu erklären.

Von 924 Patienten hatten 42 % als einziges Symptom Globus pharyngis-Beschwerden. Im Vergleich dazu wiesen in der Studie von Batch 58 % der Untersuchten ein Globusgefühl auf (Batch 1988). Der Unterschied dürfte durch oben genannte Vorselektionierung, durch eine schärfere Abtrennung der Diagnosegruppen und durch die weit höhere Zahl der von uns untersuchten Patienten zu erklären sein. Zur Analyse der einzelnen Krankheitsbilder wurden nur homogene Patientenkollektive entweder mit Globusgefühl oder mit Dysphagie berücksichtigt. 114 Patienten mit Globus pharyngis klagten zusätzlich über eine Dysphagie oder eine Odynophagie und wurden deshalb bei der statistischen Berechnung nicht berücksichtigt.

Ein Globusgefühl kann einer Dysphagie vorrausgehen. Nach Ansicht von Malcomson tritt eine Dysphagie in den Fällen, in welchen eine organische Ursache für das Globusgefühl verantwortlich zu machen ist, früher oder später immer auf (Malcomson 1966). Diese Feststellung bestätigt unsere Befunde, daß die Ursachen der Dysphagie und des Globus pharyngis sich häufiger in der quantitativen Ausprägung der krankhaften Veränderung als in qualitativen Unterschieden manifestieren.

7.5.1 Psychosomatische versus somatische Theorien

Einige Autoren vertreten die Ansicht, daß die Kontraktilität des Pharynx und des Ösophagus durch exo- und endogene Reize gleichermaßen beinflußbar sei. Diese physiologisch auftretenden Änderungen der Motilität werden im Volksmund durch Ausdrücke wie "da bleibt einem der Bissen im Munde stecken", "so etwas muß man hinunterschlucken können" oder "es ist, als ob ich einen Knödel im Hals hätte" und "mir steckt ein Frosch im Hals" beschrieben. Diese Störungen können sowohl einem kurzzeitigen Globusgefühl als auch einer vorübergehenden Dysphagie entsprechen. Nach Stacher handelt es sich hierbei nicht nur um ein subjektives Empfinden einer Schluckunfähigkeit, sondern um radiologisch und manometrisch meßbare Veränderungen des pharyngo-ösophagealen Transportes (Stacher 1983; Uexküll 1985).

Der Psychoanalytiker Kornfeld interpretiert diese Zusammenhänge zwischen Soma und Psyche als unbewußt vom Patienten abgelehnte Nahrungsaufnahme. Er beschreibt dies mit folgenden Worten:

"Der Ösophagus repräsentiert im Verlauf des gesamten Ernährungstraktes eine besondere symbolische Bedeutung: Er ist diejenige Zone unseres Inneren, bei der die Willkürbeherrschung eben gerade fraglich geworden ist. Aus dem Munde, aus dem Schlund können wir noch willkürlich entfernen, was wir nicht in uns hineinnehmen wollen. Im Ösophagus haben wir bereits fast nachgegeben und den Feind eingelassen, den wir insgeheim begehren - und doch nicht ganz: es gibt einen allerletzten Moment, der schon beinahe nicht mehr bei uns steht: das ist der Krampf. Analytisch ist ohne weiteres deutlich, daß diese besonders heftige Ambivalenz der Einverleibung auf verschiedene Stufen der frühkindlichen Entwicklung regrediert." (Zitat Ende) (Kornfeld 1934; Stacher 1983).

Das Globusgefühl wird in der 1975 erschienenen 2. Auflage der von Bräutigam und Christian publizierten "Psychosomatischen Medizin" apodiktisch als hysterische Manifestation deklariert (Bräutigam et al. 1975). Sie schreiben: "Globusgefühle gehören zu den klassischen hysterischen Symptomen. Vor allem bei Frauen ist das Schlucken oft symbolisch mit sexuellen rezeptiven Phasen verbunden, die abgewehrt werden". Medikamentöse Behandlungsversuche seien "wenig aussichtsreich... aufdeckende Psychotherapie ist die Methode der Wahl...".

Eine vorausgehende Aufdeckung eventuell vorliegender somatischer Gründe dieses Mißempfindens wird von den Autoren jedoch nicht in Erwägung gezogen. Dies zeigt ihren Glauben an den von diesen Psychosomatikern postulierten psychogenen Ursprung der Schluckstörungen. Unter dem Begriff "Ösophagusneurosen" wurden von ihnen die psychogene Dysphagie, das heißt, die Angst sich zu verschlucken, der Globus hystericus, die Achalasie und der diffuse Ösophagusspasmus subsummiert. Diese Hypothesen erhalten im Lichte heutiger modernerer Untersuchungsverfahren zunehmend weniger Unterstützung, da man für viele sogenannte "Ösophagusneurosen" rein somatische Ursachen identifizieren und anhand des Erfolges einer spezifisch somatischen Therapie den ursächlichen Zusammenhang belegen kann.

Stacher postuliert einen wohl psychisch bedingten Urspung von pharyngealen und ösophagealen Dysfunktionen in einer neuromuskulären Fehlhaltung der inneren und äußeren Halsmuskulatur (Stacher 1983). Die gutartige Struma als Erklärung eines Globusgefühls oder einer Dysphagie wird entgegen der Meinung vieler Autoren von Stacher und Breuninger bestritten, da "jeder erfahrene Laryngologe Patienten mit Trachealstenosen kenne, die nicht die geringsten Beschwerden, ja nicht einmal das subjektive Gefühl der Luftnot empfänden, trotz schwerster Dyspnoe, ja

7.5 Diskussion

sogar Stridor" (Breuninger 1980). "Die Operation einer Struma zur Beseitigung zum Beispiel eines Globusgefühls sei demzufolge anfänglich mit Besserung der Beschwerden gekrönt, da sich der Patient, der eine Aufdeckung der wahren Konflikte unerträglich fände, in seiner Überzeugung, an einer körperlichen Erkrankung zu leiden, bestätigt fühlt" (Stacher 1983). Jedoch fühle sich der Patient auch seiner "Krankheit" beraubt, weshalb er sie in einer anderen Körperregion "reorganisiere" und somit einen neuen Zugang zum Arzt finde (Uexküll 1985).

Nach unseren eigenen Beobachtungen ist in der Tat eine Struma nur dann als mögliche Dysphagie- oder Globusursache anzusehen, wenn retropharyngeal versprengtes Strumagewebe den Pharynx oder den oberen Ösophagus erheblich imprimieren oder verlagern (Abb. 7.20 a, b).

Im Gegensatz zu den psychosomatischen Interpretationen des Globusgefühls stehen Berichte von anderen Autoren, die überwiegend somatische Ursachen beim Globus pharyngis beschreiben.

Dank verbesserter diagnostischer Möglichkeiten konnten in den letzten Jahren immer mehr morphologische Veränderungen, wie zum Beispiel "Webs", und wohldefinierte Störungen der Ösophagusfunktion, wie zum Beispiel die Achalasie und der diffuse Ösophagusspasmus, als somatische Ursachen der Dysphagie und der Globus pharyngis gesichert werden.

Trotzdem besteht bezüglich der Funktionsstörungen des Pharynx und des Ösophagus noch keine einheitliche Meinung in der Literatur.

Der Psychoanalytiker Andersen fand bei 80 % seiner 101 Patienten eine somatische Ursache des Globus pharyngis, wie zum Beispiel eine pharyngo-ösophageale Dysfunktion. Dabei bewährte sich seine Zusammenarbeit mit dem "Swallowing Center" unter M.W. Donner an der Johns-Hopkins-Universität in Baltimore. Bei 20 % der Untersuchten nahm er bei negativen körperlichen und radiologischen Untersuchungsbefunden eine primär psychogene Fehlfunktion an, die nach seiner Ansicht nicht vorwiegend durch hysterische Grundzüge sondern vorwiegend durch obsessionelle, ängstliche oder depressive Muster geprägt waren (Andersen 1982). Das Vorwiegen einer obsessionellen Grundstruktur betonten auch die finnischen Autoren Puhakka, Lehtinen und Aalto (Puhakka et al. 1976). Pratt und Mitarbeiter fanden unter den Patienten mit somatisch nicht erklärbarem Globusgefühl eine Häufung einer depressiven Grundhaltung (Pratt et al. 1976).

Flores und Mitarbeiter haben rein organische Ursachen des Globusgefühls und der Dysphagie zusammengefaßt. Tabelle 7.3 gibt diese Beobachtungen ergänzt durch eigene Ergebnisse und Literaturrecherchen wieder.

Eine elongierte Uvula, eine chronische Pharyngitis, vergrößerte Zungentonsillen oder ein verlängerter processus styloideus sind bei vielen Autoren als Ursache einer Dysphagie oder eines Globusgefühls beschrieben. Es bestehen allgemein wenig Kontroversen, diese lokal wirkenden Störungen oder morphologischen Änderungen als mögliche Ursache anzuerkennen.

Es muß in diesem Zusammenhang noch einmal betont werden, daß bei unserem präselektierten Krankengut durch die vorrausgehende otorhinolaryngologische Untersuchung Patienten mit Sinusitis maxillaris, vergrößerten Zungengrundtonsillen, chronischer Pharyngitis, Sicca-Syndrom und Neoplasien der Mundhöhle und des

Tabelle 7.3. Beobachtete organische Ursachen des Globus pharyngis und der Dysphagie in der Literatur

Sinusitis maxillaris	(Mills 1956)
Lange Uvula	(Breuninger 1980)
Vergrößerte Zungentonsillen	(Myrhaug 1983)
Dentale Malokklusion	(Myrhaug 1983)
Chronische Pharyngitis	(Clasen 1990)
Neoplasma	(Malcolmsen 1986)
Verlängerter Prozessus styloideus	(Breuninger 1980)
Osteophyten der Halswirbelsäule	(Umarah 1981)
Siccasyndrom	(Andersen 1982)
Arteria lusoria	(Brombart 1983)
Spasmus des cricopharyngealen Sphinkters	(Cockel 1977)
Struma - Hypothyreose	(Henry 1958)
Hiatushernie - saurer Reflux	(Donner 1966,1983; Malcolmsen 1986; Hannig 1987)
Webs	(Ardran 1982; Hannig 1987)
Inkonstante Zenker'sche Divertikel	(Ardran 1964; Hannig 1987)
Achalasie und diffuser Ösophagus-Spasmus	(Hannig 1987, 1989)
Dysfunktion des oberen Ösophagussphinkters	(Donner 1983; Hannig 1987)
Gastroduodenale und biliäre Läsionen	(Flores 1981)

Pharynx bereits vor der dynamischen radiologischen Untersuchung (HFK) einer entsprechenden Therapie zugeführt werden.

Wir beschäftigen uns also mit der zunächst "ungeklärten", benignen Dysphagie und dem HNO-ärztlichen "ungeklärten" Globussyndrom.

7.5.2 Diskussion der Dysfunktionen

Eine Übersicht über die durch quantitative Meßparameter erfaßten Dysfunktionen gibt Tabelle 7.4, vergleichend für Normalpatienten und Patienten mit Dysphagie, bzw. mit Globus pharyngis.

Betrachtet man die Mittelwerte der Pharynxkontraktionsparameter in Abb. 7.6, findet sich für die Peristaltik-Zeit und die Pharynx-Passage-Zeit eine Zunahme dieser Zeitintervalle im Sinne einer verminderten Kontraktilität. Die Unterschiede der Mittelwerte sind aber wegen der hohen Standarddeviation nicht statistisch signifikant. Wegen der relativ hohen Fallzahlen und der unterschiedlichen, zum Teil kombiniert beobachteten Dysfunktionen, ist hier offensichtlich das "statistische Rauschen" zu hoch.

Aufschlußreicher wird die Betrachtung unserer Meßparameter, wenn man die Zahl der Patienten betrachtet, die in den einzelnen Diagnosegruppen außerhalb des "Referenzbereiches" für Normalpatienten liegen, wie in Abb. 7.7 erkennbar. Dieser Referenzbereich wurde teils nach statistischen, teils nach physiologischen Kriterien festgelegt (s. Kap. 6.2). 27 % der Dysphagie-Patienten und 25 % der Patienten mit Globus pharyngis hatten eine pathologisch verlängerte Pharynx-Passage-Zeit. Für

7.5 Diskussion

Tabelle 7.4. Dysfunktionen bei Dysphagie, Globus Pharyngis und Normalkollektiv

Meßparameter		Normal-kollektiv	Dysphagie n = 532		Globus Pharyngis n = 392	
Peristaltik-Zeit	[ms]	615 SD : 81	> 800	15,1 %	> 800	19,8 %
Pharynx-Passage-Zeit	[ms]	617 SD : 77	> 700	27,1 %	> 700	24,8 %
Einschnürquotient	[cm/cm]	0,47 SD : 0,15	>± SD	32,8 %	>± SD	6,1 %
Epiglottis-Schuß-Zeit	[ms]	181 SD : 112	> 300	17,3 %	> 300	9,7 %
Epiglottis-Relaxations-Zeit	[ms]	833 SD : 209	>1000	7,9 %	>1000	19,8 %
Ösophagus-Transit-Zeit	[s]	8,8 SD : 1,2	> 15	20,1 %	> 15	15,1 %
Oberer Ösopha- vorzeitiger Schluß		keine	274 SD : 226	24,7 %	195 SD : 83	24,5 %
gussphinkter verspätete Öffnung		keine	252 SD : 167	24,2 %	172 SD : 111	31,0 %
[ms] inkomplette Öffnung		keine		17,0 %		6,1 %
Lumenobstruktion durch			54,5 %		33,3 %	
OÖS-Dysfunktion		keine	>30 %	20,8 %	>30 %	15,8 %
Retention Valleculae und Sinus Piriformes		keine	70 %		20,9 %	
Pouches Grad	I	15,3 %	15,8 %	II+III=	29,1 %	II+III=
	II	keine	10,6 %	12,2 %	11,9 %	13,3 %
	III	keine	1,7 %		1,4 %	

die Peristaltik-Zeit lagen 15 % des Dysphagie-Kollektivs und 20 % der Globus-Patienten im pathologischen Bereich.

Als Indiz dafür, daß Patienten mit Dysphagie häufig eine schwache Pharynxkontraktilität besitzen, wird unsere Beobachtung angesehen, daß 33 % von ihnen eine pathologisch abgeschwächte peristaltische Schnürwelle in der lateralen Projektion zeigten. Dieser Wert entspricht dem Einschnürquotienten in Abb. 7.7. Bei den Globus pharyngis-Patienten waren es nur 6 %.

Inwieweit eine verlängerte Epiglottis-Relaxations-Zeit, wie sie 20 % der Globus pharyngis-Patienten aufweisen, für dieses Krankheitsbild mit verantwortlich ist, bleibt zu diskutieren. Sie ist wohl als Teil einer komplexen motorisch-sensorischen Dysfunktion anzusehen und sicher nicht die alleinige Ursache des Globus-pharyngis-Syndroms.

Immerhin zeigten 87 % der causal therapierten Patienten mit Globus pharyngis bei der Kontrolluntersuchung eine Normalisierung der Epiglottisrelaxation.

Eine regelmäßige Penetration von KM in den Aditus laryngis wurde bei einer neurologischen Grunderkrankung bei den Patienten mit Dysphagie weit häufiger als bei den Patienten mit Globus pharyngis gefunden. Dies korreliert mit der hohen Zahl von Aspirationen der Schweregrade II und III bei dem Dysphagie-Kollektiv, in welchem 138 Patienten mit einer bekannten neurologischen Grunderkrankung enthalten sind. 84 dieser Patienten wurden primär zur Abklärung einer Dysphagie mit vermuteter Aspirationsneigung zugewiesen. Auffällig ist hierbei, daß bei den meisten Aspirationen eine regelmäßige laryngeale Penetration besteht. Die wenigen, zum Teil auch schwerwiegenden Aspirationen, die auf eine episodenhafte laryngeale Penetration folgten, gingen nie mit anamnestisch bekannten, chronisch rezidivierenden Aspirationspneumonien einher. Sie sind daher in ihrer klinischen Wertigkeit als weniger bedrohlich anzusehen.

Der Schluß der Epiglottis und die von der Glottisebene nach cranial fortschreitende Austreibung der Luftsäule aus dem Aditus laryngis wird zum einen durch die Cranial-Ventral-Bewegung des Hyoids zusammen mit dem Larynx bewirkt. Zum anderen tritt eine aktive Verkleinerung des subepiglottischen Raumes durch die intrinsische Larynxmuskulatur auf.

Ein aspirationsfreies Schlucken ist auch ohne Epiglottis möglich, sofern die nachgeschalteten, laryngealen Schutzmechanismen intakt sind. Ein Beispiel hierfür bieten die Patienten nach Epiglottektomie wegen eines Tumors (s. Kap. 11). Weiterhin schlucken ungefähr 30 % der Menschen ohne eine Epiglottis-Kippung, was als sogenanntes "offenes Schlucken" bezeichnet wird (Ekberg 1982a).

Obwohl eine Penetration von KM in den Aditus laryngis bei Patienten des Globus pharyngis-Kollektivs nicht im selben Maße wie bei den Dysphagie-Patienten eine Aspiration zur Folge hat, steht ihr in jedem Falle eine pathologische Wertigkeit zu, sei es entweder im Sinne einer Irritation der subepiglottischen Strukturen, wie unten bei den Sprachstörungen beschrieben, oder im Sinne einer initialen neurologischen Störung. Eine episodenhafte laryngeale Penetration ohne klinischen Anhalt für eine neurologische Grunderkrankung bedarf keiner so engmaschigen Nachkontrolle wie die regelhafte Penetration, da sie gelegentlich auch beim Gesunden akzidentell beim "Verschlucken" zu beobachten ist. In allen Kollektiven konnte eine Zunahme der Frequenz einer laryngealen Penetration mit dem Alter, sowie eine vermehrte Inzidenz bei Patienten mit einer vorrausgegangenen neurotoxischen Infektionskrankheit beobachtet werden.

Ähnlich wie beim Presbyösophagus dürfte es mit zunehmendem Alter zu einer Abnahme der Dichte der sensorischen Rezeptoren und somit zu einer verzögerten Reizantwort, also einem verlangsamten, beziehungsweise prolongierten Verschluß des Aditus laryngis kommen. Neben diesen Faktoren nimmt die Masse des subepiglottischen Fettpolsters mit zunehmendem Alter ab und es tritt eine Verminderung der elastischen Stellkräfte der Epiglottis auf (Bosma 1980). Eine weitere Ursache einer Störung der Larynxschlußfunktion kann in einer Schwäche oder Dyskoordination der supra- und infrahyoidalen Muskelgruppen, zum Beispiel im Rahmen einer Myopathie oder auch einer isolierten Innervationsstörung wie bei einer Enzephalitis disseminata oder einer amyotrophen Lateralsklerose bestehen. Therapeutische Ansätze werden in Kapitel 8 angesprochen.

Tabelle 7.5 zeigt, daß in beiden Kollektiven ein hoher Prozentsatz von Dysfunktionen des oberen Ösophagussphinkters anzutreffen war; dabei sind für die beiden Diagnosegruppen die Häufigkeit der Funktionsstörungen des oberen Ösopha-

Tabelle 7.5. Funktionsstörungen am oberen Ösophagussphinkter bei Dysphagie und Globus pharyngis

oberer Ösophagussphinkter	Dysphagie	Globus pharyngis
vorzeitiger Schluß	24,7 %	24,5 %
verspätete Öffnung	24,2 %	31,0 %
inkomplette Öffnung	17,0 %	6,1 %

7.5 Diskussion

gussphinkters nach vorzeitigem Schluß, verspäteter Öffnung und inkompletter Öffnung unterteilt.

Für die Dysphagie war eine der Dysfunktionen bei 66 % der Patienten, beim Globus pharyngis in mehr als 61 % der Patienten anzutreffen.

Diese Beobachtung führt zu dem Schluß, daß zwischen Globus pharyngis und Dysphagie trotz des sehr unterschiedlichen klinischen Bildes oft die gleichen Funktionsstörungen mit ursächlich sein können - die Differenz besteht häufig nur im Schweregrad der Motilitätsstörung.

Als Argument dafür mag unsere Beobachtung dienen, daß die mittlere Lumenobstruktion durch die Sphinkter-Dyskinesie ein Drittel der Maximalweite (33 %) beim Globus pharyngis- Kollektiv und zirka die Hälfte (54 %) bei den Patienten mit Dysphagie betrug.

Durch die Barriere des dyskinetischen oberen Ösophagussphinkters, gegen den der aus dem Pharynx ausgepreßte Bolus mit einem Druck von ca. 400 mmHg, entsprechend 80 K Pascal, anströmt, werden die multiplen pharyngealen Störungen insbesondere auch Dilatationen und sogenannte "Pouches", das heißt inkonstante laterale Divertikel erklärbar.

Das unterschiedliche Ausmaß der pharyngealen, meist myogenen Dilatation findet seinen Niederschlag in einer Rate von 70 % Retention in den Valleculae und den Recessus piriformes bei der Dysphagie im Vergleich zu den 21 % bei den Patienten mit Globus pharyngis.

Die "Pouches" sind Folge einer lokalisierten Schwäche der Membrana thyrohyoidea. Die von uns eingeführte Schweregradeinteilung dieser pharyngealen "Pouches" (s. Kap. 3.5.2) erwies sich bei Abschluß der retrospektiven Studie als sinnvoll.

Wie aus Tabelle 7.4 zu entnehmen, war mit 15 % die Inzidenz von "Pouches" Grad I im Referenzkollektiv und bei den Patienten mit Dysphagie gleich hoch. Deshalb sollte einem "Pouch" Grad I keine pathologische Bedeutung zugemessen werden. Ist also die bei der Boluspassage zu beachtende Protrusion kleiner als 0,5 cm und tritt die Füllung des Blindsacks erst in der späten Schluckphase ein, ist dieser Befund als Normvariante zu werten. Insbesondere gilt dies, wenn die Entleerung des Pouches in der frühen Pharynxrelaxationsphase stattfindet.

"Pouches" höheren Schweregrades retinieren während des Schluckaktes 0,5 - 2 cc Speichel, beziehungsweise Nahrung oder KM, welche sich in der Pharynxrelaxationsphase in den wieder aufgeweiteten Pharynx entleeren. So kommt das typische Fremdkörpergefühl und häufig auch ein Zwang zum Nachschlucken zustande. Bei Patienten mit besonders großen, passageren lateralen oropharyngealen "Pouches" konnte oftmals ein Räusperzwang und eine feucht-gurgelnde Sprache beobachtet werden. Abbildung 7.25 zeigt den videoendoskopischen Aspekt der Folge einer Retention von gefärbtem Speichel nach Entleerung eines lateralen "Pouches" Grad II-III.

Die Inzidenz der "Pouches" in unserem Normal- sowie Patienten-Kollektiv nahm mit dem Alter zu.

Die sehr viel selteneren lateralen Divertikel waren in unserem Patientengut mit Globus pharyngis doppelt so häufig wie bei den Patienten mit Dysphagie (3 bzw. 6 %, s. Abb. 7.13). Sieht man sowohl Pouches als auch laterale Divertikel als

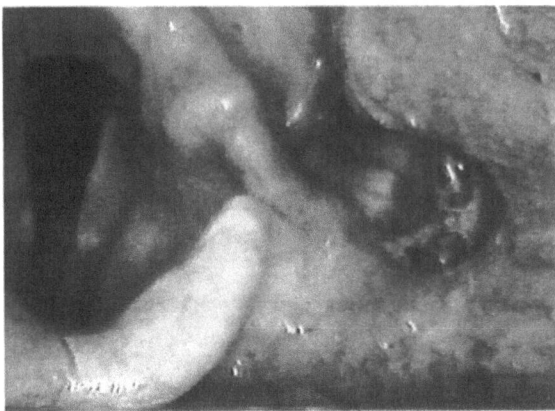

Abb. 7.25. Videoendoskopischer Einblick in den rechten Laryngopharynx nach einem Schluck Methylenblau-markierten Bolus. Blau -tingierter Speichelsee rechts lateral der Epiglottisbasis im rechten Rezessus piriformis, welcher nach Entleerung des rechts-lateralen "Pouches" Grad III in der Ruhephase auftrat. Diese Flüssigkeitsansammlung ruft das typische Fremdkörpergefühl und die feucht-gurgelnde Sprache hervor

Sekundärfolgen einer refluxinduzierten Dysfunktion des oberen Ösophagussphinkters an, so ist ihr gehäuftes Auftreten beim Globus pharyngis im Vergleich zur Dysphagie erklärlich (s. Abb. 7.10 , 7.11).

Bemerkenswert ist ebenso wie bei den Zenkerschen Divertikeln eine Linksbetonung dieser konstanten beziehungsweise inkonstanten lateralen Blindsäcke. Dieses Phänomen ist uns nicht erklärlich.

7.5.2.1 Ursachen der Dysfunktion des oberen Ösophagussphinkters

Es bestand eine bemerkenswerte Häufung von Störungen der Motilität des oberen Ösophagussphinkters bei einer Vielzahl von unterschiedlichen ösophagealen Erkrankungen. Diese Funktionsstörungen des oberen Ösophagussphinkters konnten bei 66 % der Patienten mit Dysphagie und bei 61 % der Patienten des Globus pharyngis Kollektivs nachgewiesen werden.

Abbildung 7.26 gibt zusammenfassend einen Überblick über die ösophagealen Grunderkrankungen bei Dysphagie- und Globus pharyngis-Patienten mit einer Dysfunktion des oberen Ösophagussphinkters. Diese besteht entweder in einem vorzeitigen Schluß oder in einer verspäteten, beziehungsweise inkompletten Öffnung des Sphinkters. 121 der 161 Patienten mit Globus pharyngis und Refluxerkrankung weisen eine dieser Dysfunktionen auf. Dies entspricht 72 %!

7.5.2.2 Dysfunktionen des tubulären Ösophagus

Des weiteren ist von Interesse, wodurch und inwieweit ösophageale Funktionsstörungen auf die Funktion des Pharynx und somit auch des pharyngo-ösophagealen Sphinkters Einfluß nehmen können.

Edwards beschreibt in einer Studie über 383 Patienten mit bekannten obstruktiven Läsionen des Ösophagus, daß ein Drittel der Patienten mit distalen pathologischen Prozessen ihre Beschwerden im Pharynx-Bereich angaben. Eine pharyn-

7.5 Diskussion

geal-lokalisierte Läsion wurde nur in 4 Fällen nach weiter aboral "projeziert" (Edwards 1974).

Damit ist allerdings zunächst nur die Tatsache belegt, daß sich ösophageale Erkrankungen symptomatisch häufiger pharyngeal manifestieren als umgekehrt.

Argumente für eine direkte Beteiligung des oberen Ösophagussphinkters an der ösophagealen Grundkrankheit erbrachte Henderson durch den histologischen Nachweis entzündlicher Veränderungen aus Myotomie-Präparaten des oberen Sphinkters bei Patienten mit Dysphagie und Refluxkrankheit (Henderson 1983).

Auswirkungen des gastro-ösophagealen Refluxes auf den Larynx im Sinne einer chronischen Laryngitis und der Ausbildung laryngealer Granulome sind beschrieben (Goldberg et al. 1978; Larrain et al. 1981).

Böhme weist auf einen möglichen Zusammenhang zwischen Sprachstörungen, insbesondere einer sogenannten "Dysphonia spasmodica", und einem Globusgefühl hin (Böhme 1991).

Da laryngeale Granulome, Entzündungen oder hypertone Funktionszustände nur bei Kontakt mit für den Larynx schädlichen Noxen entstehen können, gewinnt das Phänomen der sogenannten laryngealen Penetration, wie in Tabelle 7.2 aufgezeigt, klinische Relevanz als eine möglicherweise das Globusgefühl mit-verursachende Dysfunktion.

Zu etwa gleichen Teilen waren bei unseren Patienten mit Globus pharyngis episodenhafte und regelmäßige Penetrationen in 93 Fällen zu beobachten. Davon hatten mehr als die Hälfte der Patienten eine Refluxerkrankung.

Weniger bekannte pulmonale Komplikationen der Refluxerkrankung sind die durch chronische nächtliche Aspiration geringer Mengen von Magensaft verursachte Lungenfibrosen oder das sogenannte "Refluxasthma" des späten Erwachsenenalters (Overholt et al. 1966; Mays 1976). Eine Anti-Reflux-Therapie zeitigt bei dieser Asthmaform außergewöhnlich hohe Erfolgsquoten.

In einer großen Zahl manometrischer Studien wird auf einen Zusammenhang zwischen Ösophaguserkrankungen und Druckveränderungen am oberen Ösophagussphinkter hingewiesen. Belsey und Hunt haben bei Patienten mit gastro-ösophagealem Reflux einen gegenüber dem Normalkollektiv signifikant erhöhten Ruhetonus am oberen Ösophagussphinkter gemessen (Belsey 1966; Hunt et al. 1970). Diese Resultate wurden 1981 durch Ellis und Crozier bestätigt (Ellis et al. 1981). Watson und Sullivan konnten den gleichen Nachweis bei Vergleich von Patienten mit einem Globusgefühl und Normalpatienten führen (Watson et al. 1974). Nach Freiman und Mitarbeitern führt zum Beispiel die Instillation von Kochsalz-Lösung und noch deutlicher von angesäuerter Flüssigkeit zu einer Erhöhung des Ruhedrucks im Sphinktersegment (Freiman et al. 1976). Zu gleichen Resultaten führten Versuche von Enzman und Mitarbeitern, die eine reflektorische Kontraktion des oberen Ösophagussphinkters durch Luftinsufflation in intraösophageal plazierte Ballons auslösen konnten (Enzman et al. 1977). Diese Kontraktion war um so stärker, je mehr der Ballon dem oberen Ösophagussphinkter angenähert wurde. Ein isoliert erhöhter Ruhetonus ohne assoziierte Sphinkterdyskinesie ist naturgemäß radiologisch nicht zu erfassen. Als indirektes radiologisches Zeichen dieser Tonuserhöhung wurde kinematographisch eine persistierende Weichteilprominenz in Höhe des

M.cricopharyngeus (pars fundiformis, diskreter auch pars obliqua) gefunden. Andererseits sind manometrische Studien des oberen Ösophagussphinkters wegen der axialen und radialen Asymmetrie und den unterschiedlichen Druckabnehmer-Systemen nicht ohne Vorbehalte zu betrachten (s. Kap. 5.4 und 10.6.3). Es mag daher nicht überraschen, daß einzelne Autoren diese Veränderungen des oberen Ösophagussphinkters nicht bestätigen konnten (Stanciu et al. 1974; Vakil et al. 1989).

Es ist eine der wichtigsten physiologischen Aufgaben des oberen Ösophagussphinkters, den Pharynx und dadurch auch die Luftwege vor dem Eindringen von Flüssigkeit aus dem Ösophagus und Magen zu schützen. Somit wäre theoretisch zu erwarten, daß jede ösophageale Erkrankung oder Motilitätsstörung, die ein Zurückfluten von Magen- oder Speiseröhreninhalt gegen den oberen Ösophagussphinkter verursacht, dort eine veränderte Funktion hervorruft. Für die gastro-ösophageale Refluxerkrankung liegen hierfür viele Hinweise aus der Literatur vor.

Auch unsere eigenen Ergebnisse, welche obere Sphinkterstörungen bei 72 % der Patienten mit Refluxerkrankung am bisher größten untersuchten Krankengut aufweisen, liefern überzeugende Argumente für diese kausale Verknüpfung.

Die Inzidenz ösophagealer Grunderkrankungen in Prozent wird verglichen für die Gruppe der Patienten mit einer Dysfunktion des oberen Ösophagussphinkters bei Globus pharyngis beziehungsweise einer Dysphagie.

Wie in Abb. 7.26 dargestellt, scheint ebenso ein Zusammenhang zwischen einer pharyngealen Dysfunktion und einer Achalasie, beziehungsweise einem diffusen Ösophagusspasmus oder anderen Störungen der ösophagealen Peristaltik, wie den sogenannten "unspezifischen" oder "nicht klassifizierbaren" Motilitätsstörungen, zu bestehen (Siewert et al. 1990). Auch vermehrte, nicht propulsive, segmentale Kon-

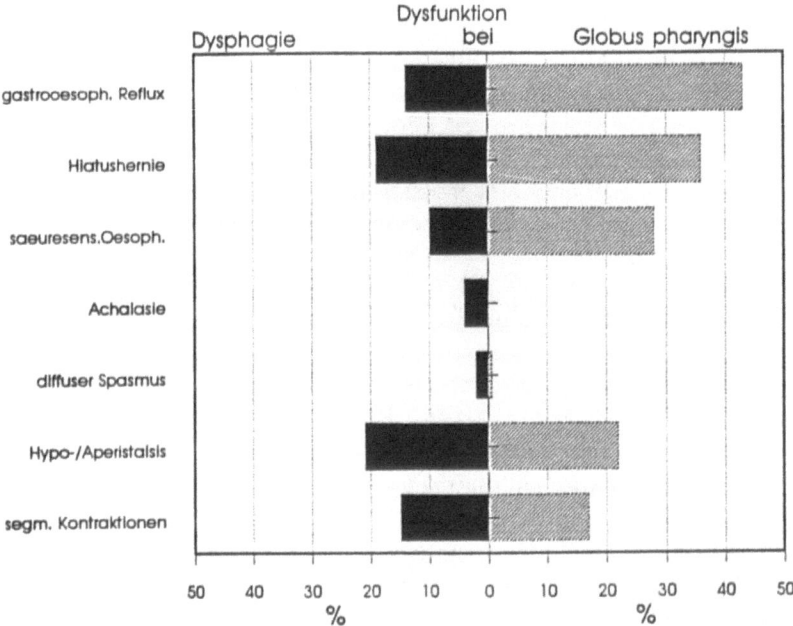

Abb. 7.26. Synopsis ösophagealer Grunderkrankungen mit Dysfunktion des oberen Sphinkters bei Dysphagie/Globus

traktionen oder eine Hypo- bis Aperistalsis mit gestörter Reinigungsfunktion der Speiseröhre wurden in Verbindung mit Funktionsstörungen des oberen Ösophagussphinkters nachgewiesen.

In Kap. 9 und 10 werden weitere Aspekte dieser pharyngo-ösophagealen Interaktionen dargestellt und diskutiert.

Der sogenannte "Säure-Barium-Test" nach Donner, bei dem eine Bariumsulfat-Suspension auf einen pH-Wert von 1,6 - 1,7 angesäuert wird, wurde bei allen Patienten mit klinischem Verdacht auf eine Refluxerkrankung angewandt, die bei der Untersuchung mit neutralem Bariumsulfat eine unauffällige Funktion zeigten (Donner et al. 1966 b). Wie unter Kapitel 3.3.2.2 (Säure) beschrieben, wurde dieser Test bei den Patienten mit Dysphagie und Globus pharyngis eingesetzt. Bei den Untersuchungen bestätigten sich die Sensitivität des Testes mit 78 % und die Spezifität mit 75 % bei einem "predictive Value" von 80 %. Die so zusätzlich aufgedeckten Fälle mit einem indirekten Hinweis auf einen gastro-ösophagealen Reflux bei einer Funktionsstörung am oberen Sphinkter ergaben im Globus pharyngis-Kollektiv eine Inzidenz dieser Erkrankung von 72 %, beim Dysphagie-Kollektiv hingegen nur von 25 %.

Dies unterstreicht die Wertigkeit eines gastro-ösophagealen Refluxes bei einer Dysfunktion des oberen Ösophagussphinkters als indirekt auslösenden Faktor in der Pathogenese eines Globus pharyngis.

Einen weiteren ätiologischen Faktor für eine Dysfunktion des oberen Ösophagussphinkters bildet eine Fehlsteuerung im Rahmen einer neurologischen Grunderkrankung oder einer Myopathie (Donner et al. 1966).

Die in unserem Krankengut bestehenden neurologischen Grunderkrankungen wie Pseudobulbärparalyse, Postinfarktsyndrom und Postpoliosyndrom lassen die Sphinkteröffnungsstörung als Ursache sehr wahrscheinlich erscheinen, zumal diese neurologischen Erkrankungen in der Gruppe der Dysphagie-Patienten mit 26 % den größten Anteil an den gefundenen Diagnosen darstellen.

7.5.3 Diskussion der morphologischen Veränderungen des Pharynx und des Ösophagus

Wie in Tabelle 7.3 aufgeführt, sind eine große Zahl organischer Ursachen der Dysphagie und des Globus pharyngis bekannt. Viele der dabei beschriebenen morphologischen Veränderungen sind als lokal wirksam allgemein anerkannt (vgl. Kap. 7.5.1).

In Tabelle 7.6 sind die radiologisch festgestellten Diagnosen der Patienten mit Dysphagie oder Globus pharyngis zusammengefaßt. Die mit 26 % am häufigsten gefundene Ursache einer "benignen" Dysphagie, die neurologischen Erkrankungen mit oder ohne Aspiration, werden in Kap. 8 näher besprochen. Mit nur 2 Fällen einer klar definierten neurologischen Erkrankung bei den untersuchten 392 Patienten mit Globus pharyngis spielen sie kaum eine Rolle. Bemerkenswert ist jedoch die Häufung von wohl neurogen-bedingten, in einer Minder- oder Dysfunktion endenden Störungen der laryngealen Adduktion, wie sie oben bei den pharyngo-laryngealen Funktionsstörungen beschrieben wurde.

Tabelle 7.6. Diagnosen bei Dysphagie und Globus Pharyngis

Diagnosen		Dysphagie n = 532	%	Globus Pharyngis n = 392	%
Aspiration		129	24,2	23	5,9
neurologische Erkrankungen		138	26,0	2	0,5
Hiatushernie		121	22,8	183	46,6
Refluxerkrankungen		93	17,5	167	42,6
Zenker'sche Divertikel		60	11,3	33	8,3
Webs/Membranstenosen		36	6,9	18	4,7
Achalasie		26	4,8	4	1,0
relevante Spondylophyten		24	4,8	17	4,3
Laryngektomie		17	4,5	12	3,1
laterale Divertikel	einseitig	4	0,8	6	1,5
	beidseitig	13	2,4	18	4,6
Diffuser Spasmus		12	2,2	3	0,8
ösophageale Divertikel		11	2,1	8	2,2

Es fällt die große Zahl von Hiatushernien und Refluxerkrankungen beim Globus-Syndrom auf (s. Kap. 7.5.2.1). Vergleicht man die Häufigkeit von Refluxerkrankungen und Hiatushernien bei dem Dysphagie- und Globus-pharyngis-Kollektiv, scheint bei einem Verhältnis von Globus- zur Dysphagie- Gruppe von 42,6 % zu 17,5 % bezüglich Reflux und von 46,6 % zu 22,8 % für Hiatushernien die Refluxerkrankung für die Entstehung des Globusgefühls eine wichtige Rolle zu spielen. Dies wird auch verdeutlicht durch die Tatsache, daß 72 % der Globuspatienten mit Reflux eine Dysfunktion des oberen Ösophagussphinkters aufwiesen.

Zenkersche Divertikel wurden bei 11,3 % der Patienten mit Dysphagie und in 8,3 % bei Patienten mit Globus pharyngis nachgewiesen. 93 Zenkersche Divertikel in einem Kollektiv von 924 Patienten entsprechen einer Inzidenz von 10 %. Dies ist um Faktor 1000 höher als die in der Literatur mitgeteilten Werte von 1 : 100 000 (Vantrappen et al. 1974; Knuff et al. 1982). Der Zusammenhang zwischen der Entwicklung eines Zenkerschen Divertikels in Abhängigkeit von Funktionsstörungen des Ösophagus, des oberen Ösophagussphinkters und des Pharynx wird in Kap. 10 diskutiert. Auch in dieser Erkrankung erwies sich der gastro-ösophageale Reflux als bedeutsamer ätiologischer Faktor.

Von unseren 54 Patienten mit einem "Web" konnten nur 22 im konventionellen Breischluck diagnostiziert werden. Erst durch die Hochfrequenzkinematographie war der Nachweis der übrigen 32 Membranstenosen möglich. Ein Beispiel einer Membranstenose im pharyngo-ösophagealen Übergang ist in Abb. 7.17 gezeigt. Durch die Membranstenose wird der Bolusstrom wie durch eine Düse umgeleitet, wobei caudal der Membranstenose ein sogenanntes "Jetphänomen" auftritt. Dieses Strömungsphänomen erklärt die Symptomatik, welche je nach dem Grad der Membranstenose in einer Dysphagie, beziehungsweise einem Globusgefühl besteht.

7.5 Diskussion

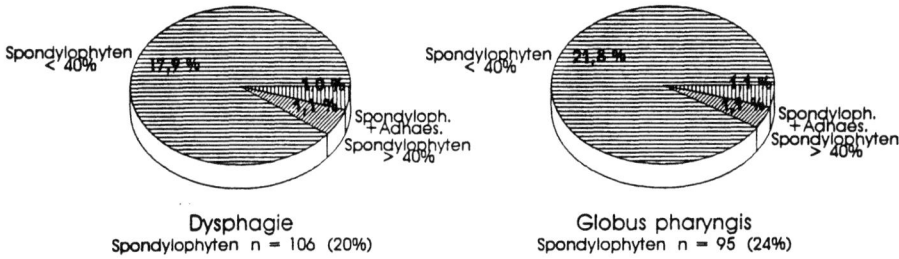

Abb. 7.27. Spondylophyten bei Dysphagie und bei Globus pharyngis

Membranstenosen im Retrocricoidal-Bereich sollen bevorzugt im Rahmen einer Eisenmangelanämie, einem Plummer-Vinson-Syndrom oder bei Dermatosen, wie einem Pemphigus vulgaris auftreten (Enterline et al. 1976). Insbesondere beim weiblichen Geschlecht werden retrocricoidale "Webs" als fakultative Präkanzerose angesehen. Dies unterstreicht den Wert ihrer Frühdiagnose. Bei unseren Patienten mit einem zervikalen "Web" fand sich häufig zusätzlich ein gastro-ösophagealer Reflux. Bisher sind refluxinduzierte Membranstenosen nur für den mittleren und unteren Ösophagus beschrieben (Nosher et al. 1975). Bei leichten Formen wurde eine Therapie der zugrundeliegenden ösophagealen Erkrankung eingeleitet. Größere, das Lumen mehr als 30 % obstruierende Schleimhautsegel, mußten endoskopisch abgetragen, beziehungsweise bougiert werden. Dies wurde bei 30 der 36 Patienten des Kollektivs mit Dysphagie nötig.

Die Spondylosis deformans der Halswirbelsäule wird hauptsächlich radiologisch diagnostiziert, da bei Spiegeluntersuchungen des Rachens und des Hypopharynx allenfalls Exostosen zwischen HWK 2 bis HWK 4 zu einer umschriebenen Vorwölbung der Rachenhinterwand führen. Ostoephysten, die zwischen HWK 4 und HWK 7, in Höhe des Hypopharynx und damit in Höhe des pharyngo-ösophagealen Übergangs liegen, ergeben oft einen negativen direkten Spiegelbefund (Biesinger et al. 1989). Bei der Gesamtzahl der von uns bisher untersuchten 1 812 Patienten wurden bei 15 % zervikale Spondylophyten gefunden.

Patienten, welche primär wegen anderer Beschwerden als einer Dysphagie oder eines Globus pharyngis kinematographisch untersucht wurden und zusätzlich eine Spondylosis der HWS aufwiesen, gaben bei genauem Befragen nur dann regelmäßig eine Mißempfindung an, wenn der Osteophyt das Lumen auf weniger als 60 % einengte oder wenn eine Verklebung des Spondylophyten mit der prävertebralen Faszie kinematographisch nachweisbar war. Wie auf Abb. 12.1 erkennbar, ist der Pharynx dorsalseitig von der buccopharyngealen Faszie umscheidet. Daran schließt in Form einer Faszienduplikatur die Alar Faszie an. Die Wirbelsäule wird ventralseitig durch die prävertebrale Faszie umscheidet. Die Cranio-Caudal-Bewegung des Pharynx während des Schluckens beträgt im Mittel 2,5 - 3,5 cm. Diese Bewegung wird im Prävertebralraum durchgeführt. Daraus erklärt sich die klinische Bedeutung auch sehr kleiner Spondylophyten bei zum Beispiel postentzündlicher pharyngealer Adhäsion. In Abb. 7.27 ist dargestellt, daß zwar bei 95 Globuspatienten und 106 Patienten mit Dysphagie spondylophytäre Impressionen nachgewiesen werden konnten, diese jedoch nur bei 8, beziehungsweise 11 Patienten eine pathologische Bedeutung im Sinne der oben genannten Definition besaßen.

Unsere Ergebnisse zeigen, daß zervikale Osteophyten im Sinne eines "Kausalitätsbedürfnisses" von vielen Autoren bisher in ihrer Bedeutung für die Entstehung einer Dysphagie oder eines Globus pharyngis überschätzt wurden (Biesinger et al. 1989).

Eine ähnlich zurückhaltende Einschätzung des Spondylophyten als Dysphagie-Ursache äußern Umerah und Mitarbeiter, Gamache und Mitarbeiter sowie Lambert und Mitarbeiter (Gamache et al. 1980; Umerah et al. 1981; Lambert et al. 1981).

7.5.4 Überprüfung der kinematographischen Diagnosen beim Globus pharyngis durch eine Follow-Up-Studie

Das Globusgefühl stellt ein schwer objektivierbares diagnostisches Problem dar.

Um zu kontrollieren, ob die für die Beschwerden angeschuldigten Ursachen tatsächlich das Korrelat darstellen, wurde die Richtigkeit unserer gestellten Diagnosen an der Zahl der adäquat behandelten und nachfolgend beschwerdefreien Patienten überprüft.

101 unserer 392 Patienten mit einem Globus pharyngis konnten nach einem mittleren Zeitraum von 12 bis 18 Monaten nach der Diagnosestellung befragt werden. Sie erklärten sich alle zu einer ausführlichen Anamneseerhebung und 45 von ihnen zu einer kinematographischen Nachuntersuchung bereit. 88 % der mit Antazida behandelten Patienten mit einer von uns diagnostizierten Funktionsstörung am oberen Ösophagussphinkter auf dem Boden einer Refluxerkrankung waren syptomfrei. Bei 6 dieser Patienten mit einer Dysfunktion des oberen Ösophagussphinkters, die bereits zu einem Zenkerschen Divertikel Grad I nach Brombart geführt hatte, war nach Antirefluxtherapie weder die Sphinkterdyskinesie noch das Divertikel nachweisbar. Inwieweit hier Placebo-Effekte einen Einfluß hatten, ist nicht einschätzbar.

Bei 12 Fällen von vordiagnostizierten oropharyngealen "Pouches" waren diese post-therapeutisch 4 mal unverändert und 8 mal deutlich kleiner geworden.

7.6 Schlußgedanken

Es ist zu diskutieren, ob der Globus pharyngis einen nicht ebenso "zuverlässigen" anamnestischen Hinweis auf das Vorliegen eines gastro-ösophagealen Refluxes darstellt wie das Sodbrennen. Nach Blum und Mitarbeitern klagen 50 % aller Patienten mit manifester Refluxerkrankung über Sodbrennen (Blum et al. 1977). In unserem Kollektiv waren es 53 %. Demgegenüber gaben 59 % der untersuchten Patienten mit gastro-ösophagealem Reflux ein Globusgefühl an.

8 Neurologische Schluckstörunen

8.1 Problemstellung

Die Diagnostik und Therapie der "neurogenen Dysphagie" als polyätiologisches Symptom wird von einer Vielzahl von Fachdisziplinen durchgeführt.

Eine große Zahl von Erkrankungen des zentralen Nervensystems, der peripheren Nerven, der Muskeln und Synapsen kann zu Störungen der Schluckfunktion führen (Hannig et al. 1987; 1989). Die Aspiration stellt hierbei die schwerwiegendste Konsequenz einer neurologischen Störung des Schluckaktes dar.

Unter den verschiedenen neurogenen Störungen sind solche von besonderer Bedeutung, welche die laryngo-pharyngeale Interaktion beeinflussen. Dazu gehören eine Störung der Triggerung des pharyngealen Schluckreflexes, eine insuffiziente oder fehlende Larynxelevation, eine verminderte oder fehlende Glottisadduktion, eine Reduktion oder ein Fehlen der trachealen Sensibilität sowie eine Öffnungsstörung des oberen Ösophagussphinkters.

Eine Fehlfunktion der oralen und oropharyngealen Mechanismen, wie eine Unfähigkeit des Mund- oder Lippenschlusses, eine Störung der oralen Boluskontolle oder ein insuffizienter Abschluß des Nasopharynx, können den Schluckakt behindern. Eine neurogene Dilatation des Pharynx oder eine Störung der pharyngealen Motilität kann ebenfalls die Funktion des Pharynx einschränken.

Der Beitrag der Röntgendiagnostik umfaßt bei der Abklärung dieser Schluckstörungen das gesamte radiologisch-diagnostische Spektrum vom Ösophagus-Breischluck, der HFK bis gegebenenfalls zur CT und zur MRT.

Neben den etablierten radiologischen und neurologischen Untersuchungsverfahren stellt die HFK unter anderem in der Differentialdiagnose der trachealen Aspiration eine wertvolle Ergänzung des diagnostischen Spektrums dar. Vor allem wird durch die Hochfrequenzkinematographie eine Unterteilung der trachealen Aspiration in eine Form vor, während und nach der Triggerung des Schluckreflexes ermöglicht. Dies erwies sich als wertvolle Grundlage für das spätere rehabilitative Vorgehen. Die kinematographische Analyse diente in vielen Fällen auch der Planung funktionell-chirugischer Eingriffe.

Die Hochfrequenzkinematographie bietet auch gute diagnostische Möglichkeiten bei der Analyse der Zungen- und Velumfunktion sowie der oralen Schluß- und Propulsionsmechanismen bei neurologischen Schluckstörungen ohne Aspiration.

8.2 Modifikationen des radiologischen Untersuchungsmodus

Bei anamnestisch bekannter *schwerer* Aspirationsneigung wird die Untersuchung mit einer geringen Menge (2 - 4 ml) eines nicht ionischen, annähernd isoosmolaren Kontrastmittels wie Iotrolan (Isovist®) begonnen. Da dünnflüssige Materialien in der Regel leichter aspiriert werden als zähere Nahrungspräparationen, ist auf diese Weise sehr schnell eine ausreichende Testbelastung des Patienten erreicht (Hörmann et al. 1988; Logemann 1979, 1983). Kommt es bereits beim ersten Schluck zu einer massiven Aspiration, wird die Untersuchung zunächst abgebrochen und der Patient gegebenenfalls tracheal abgesaugt. Bei gut erhaltenem Hustenreflex und ausreichender Expektoration des Kontrastmittels unter Durchleuchtungskontrolle kann die Untersuchung durch einen zweiten Schluck im lateralen und einem weiteren im postero-anterioren Strahlengang mit verringertem Bolusvolumen komplettiert werden. Mit dem oben genannten Kontrastmittel wurden in unserem Krankengut auch in Fällen massiver Aspiration von mehr als 10 ml bisher keine schwerwiegenden pulmonalen Komplikationen beobachtet. Wegen seiner guten Resorbierbarkeit ist das aspirierte Kontrastmittel bereits nach 20 - 60 min radiologisch nicht mehr nachweisbar (Gmeinwieser et al. 1989). Gelegentlich kommt es im Verlauf der nachfolgenden 24 Stunden zu einem leichten, passageren Temperaturanstieg. Vereinzelt wurden kleine Subsegmentatelektasen der Lunge beobachtet, die sich jedoch schnell spontan zurückbildeten.

Bereits bei einem anamnestisch *geringen* Verdacht einer Aspiration werden zunächst unter Durchleuchtung einige Schlucke Wasser gereicht, wobei das Schluckvolumen von 2 bis 15 ml gesteigert wird. Kommt es bei diesen 3 - 5 "Probeschlucken" im lateralen Strahlengang zu keiner Aspiration, erfolgt die Untersuchung mit einer Bariumpräparation mittlerer Viskosität (Micropaque flüssig).

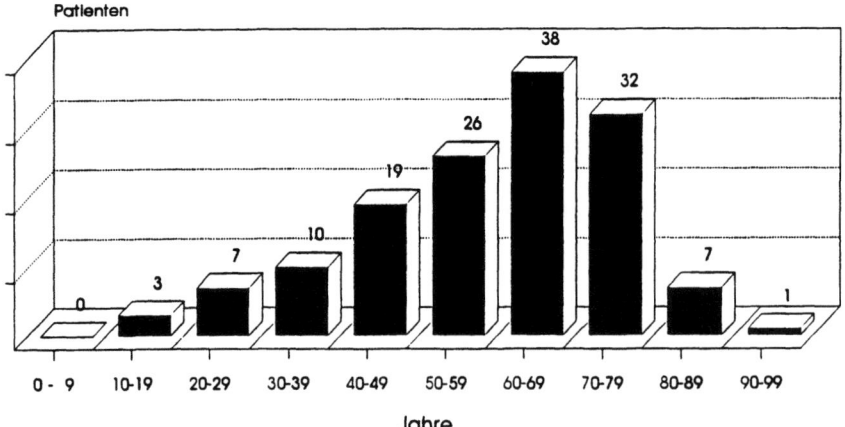

Abb. 8.1. Altersverteilung bei Patienten mit neurologischen Erkrankungen (n = 143)

Bei einer klinischen Vorgeschichte, die das Vorliegen einer latenten oder manifesten chronischen Aspiration vermuten lassen, wie z. B. gehäufte Pneumonien oder Bronchitiden, wird an die oben genannte Untersuchung mit Barium nun eine Untersuchung mit sehr dünnflüssigem Kontrastmittel (z. B. Micropaque 1:5 mit H_2O verdünnt) angeschlossen. Durch diese Absenkung der Viskosität läßt sich in der Regel eine Aspiration leichter provozieren. Falls bei diesem Untersuchungsgang keine Aspiration beobachtet wird, kann zum Ausschluß einer myasthenischen Reaktion ein "Streßtest", d. h. das schnelle Trinken eines Bechers von einer in der Viskosität dem Wasser angepaßten $BaSO_4$-Lösung vorgenommen werden. Oft läßt sich erst in der Ermüdungsphase eine latente Aspiration nachweisen.

Von der Verwendung hyperosmolarer, wasserlöslicher Kontrastmittel, wie Gastrografin, ist bei aspirationsgefährdeten Patienten aufgrund der Hyperosmolalität und der dadurch möglichen pulmonalen Komplikationen, die bis zum letalen Lungenödem reichen können, dringend abzuraten.

8.3 Patientengut mit neurologischen Erkrankungen

Es wurden bisher in unserer interdisziplinären Arbeitsgruppe für Dysphagie 143 neurologisch erkrankte Patienten untersucht. Die Altersverteilung ist in Abb. 8.1 aufgezeigt. Erwartungsgemäß ist die neurogene Dysphagie eine Erkankung des höheren Lebensalters.

Bei 84 dieser 143 Patienten bestand eine mehr oder weniger stark ausgeprägte tracheale Aspirationsneigung. Wegen der unterschiedlichen Pathogenese und dem daraus resultierenden Therapieansatz werden drei Formen der Aspiration abgegrenzt: Die sogenannte *"prädeglutitive"* Aspiration, das heißt eine Aspiration vor der Triggerung des Schluckreflexes sowie die *"intradeglutitive"*, die während der

Tabelle 8.1. Neurologische Grundkrankheiten (n = 143 total)

Region	Krankheit	mit Aspiration (n = 84)	ohne Aspiration (n = 59)
Cerebrum	ischämischer/hämorrhagischer Infarkt	25	13
	Schädel-Hirn-Trauma	15	7
	Neoplasie	6	6
Hirnstamm	Pseudobulbärparalyse	7	4
	Hirnstamminsult	16	4
diffuse Erkrankungen der Motoneurone	ALS	1	5
	MS	1	3
	Post-Polio-Syndrom/Multiinfarkt-Syndrom	4	3
Extrapyramidale Syndrome	M. Parkinson	1	5
	Chorea Huntington	1	1
Myopathien	Polymyositis	4	3
	Andere	2	5

Tabelle 8.2. Typ und Schweregrad der Aspiration (Patienten n = 84)

Aspirations-Grad	Aspirationstyp			total
	prädeglutitiv	intradeglutitiv	postdeglutitiv	
Grad I	5	22	7	34
Grad II	2	13	6	21
Grad III	5	16	11	32
Total	12	51	24	

Triggerung des Schluckreflexes auftritt, und die sogenannte *"postdeglutitive"* Aspiration nach Triggerung des Schluckreflexes. Die neurologischen Grundkrankheiten unserer Patienten sind in Tabelle 8.1 zusammengestellt. In Tabelle 8.2 sind die Art und der Schweregrad der Aspiration aufgezeigt. Die Schweregrade der Aspiration sind in Kap. 8.4.1 definiert.

Nach amerikanischen Statistiken versterben 6 % der Patienten mit zerebro-vaskulären Insulten innerhalb des ersten Krankheitsjahres an einer chronischen Aspirationspneumonie (Logeman 1979). Die Analyse des Pathomechanismus einer solchen Aspiration als Grundlage rehabilitativer Maßnahmen ist von erheblicher klinischer Bedeutung. Darüber hinaus ist es möglich, die der Aspiration zugrundeliegenden, oft mehrphasigen Störungen der pharyngo-laryngealen Motilität zu analysieren und ein individuelles, operatives oder neurologisch konservatives Rehabilitationskonzept zu erarbeiten.

8.4 Röntgenkinematographische Analyse des Pathomechanismus der Aspiration

8.4.1 Festlegung des Schweregrades einer Aspiration

In der uns bekannten Literatur ist keine radiologische Einteilung des Schweregrads der Aspiration beschrieben. Basierend auf den röntgenkinematographischen Funktionsanalysen der obengenannten 84 Patienten wurde eine Klassifikation der Aspiration in drei Schweregrade erstellt. Beim Schweregrad I kommt es nur zur Aspiration des im Aditus und Ventriculus laryngis retinierten Materials (siehe Abb. 8.2). Diese relativ kleinen Volumina können normalerweise ohne große Anstrengung durch einmaliges verschärftes Ausatmen oder kurzes Husten expektoriert werden. Nur 3 der 34 Patienten dieses Schweregrades klagten über gehäufte pulmonale Infekte. Der Schweregrad II entspricht einem Aspirationsvolumen von ca. 10 % des Bolus. Mehr als 85 % der Patienten mußten hierdurch die Nahrungsaufnahme bzw. das Trinken von Kontrastmittel wegen einer länger anhaltenden Hustenattacke unterbrechen. 11 der 21 Patienten dieses Schwergrades waren anamnestisch durch chronisch rezidivierende Aspirationspneumonien belastet.

Der Schweregrad III ist bei einer Aspiration von unter 10 % des Bolus bei reduziertem Hustenreflex oder einem Volumen über 10 % bei erhaltenem Husten-

8.4 Röntgenkinematographische Analyse des Pathomechanismus der Aspiration

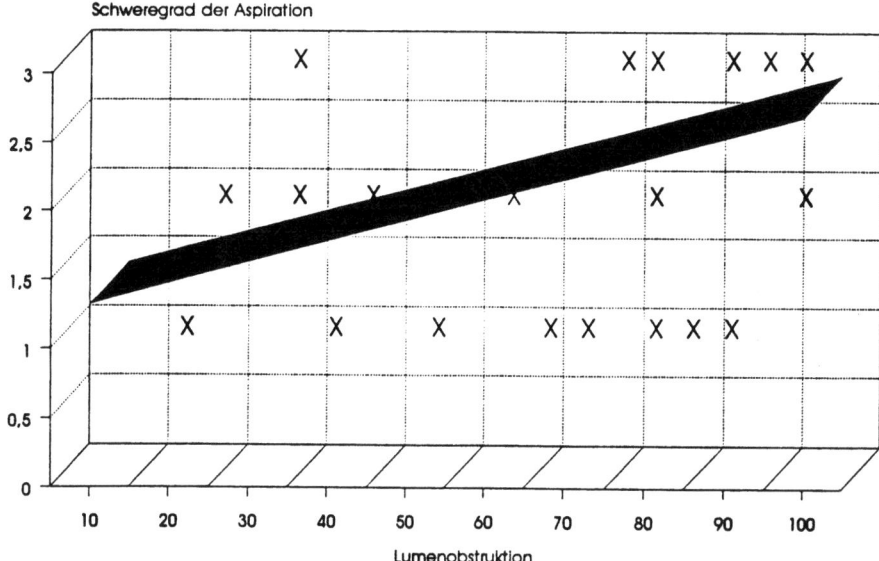

Abb. 8.2. Abhängigkeit des Schweregrades der Aspiration von der Lumenobstruktion (%). X = Patient

reflex gegeben. 32 unserer neurologisch gestörten Patienten fielen unter diese Kategorie. Bei 94 % (30 von 32) dieser Patienten waren im Krankheitsverlauf gehäuft schwere bronchopulmonale Komplikation aufgetreten.

Bei keinem der Patienten des Aspirationsgrades I war eine vollständige Insuffizienz des Epiglottisschlusses nachweisbar; im Stadium II dagegen blieb der Epiglottisschluß bei 8 von 21 Patienten aus. Im Stadium III war der Epiglottisschluß regelmäßig gestört.

Die Häufigkeit einer verzögerten Öffnung, eines vorzeitigen Schlusses oder einer inkompletten Öffnung des oberen Ösophagussphinkters in Abhängigkeit vom Aspirationsstadium, dem Schweregrad und dem Zeitpunkt der Aspiration ist in Abb. 8.2 dargestellt. 12 der 34 Patienten des Schweregrades I zeigten keine Dyskinesie am pharyngo-ösophagealen Übergangssegment. Sowohl die Häufigkeit als auch die Schwere einer Sphinktermotilitätsstörung nahm mit den Aspirationsstadien II und III zu. Bei 16 Patienten mit Hirnstamminsulten ischämischer oder hämorrhagischer Art bestanden überwiegend schwere Aspirationen (Stadium II und III). Im übrigen Patientengut ließ sich keine strenge Korrelation zwischen Grunderkrankung und Schweregrad der Aspiration erkennen. So hilfreich die Differenzierung zwischen prä-, intra- und postdeglutitiver Aspiration für den therapeutischen Ansatz ist, so wenig läßt sich jeder Aspirationsform eine bestimmte Gruppe neuro-anatomischer Läsionen zuordnen. Es wurden in 12 Fällen eine prä-, bei 51 Patienten eine intra- und bei 24 eine postdeglutitive Aspiration gefunden. 18 Patienten litten gleichzeitig unter intra- und postdeglutitiven Aspirationsepisoden.

Der Pathomechanismus und das Ausmaß eines Kontrastmittel- bzw. Boluseintritts in die Luftwege läßt sich röntgenkinematographisch genau definieren (Donner et al. 1965, 1966, 1974, Curtis et al. 1983, 1987, Hannig et al. 1987, 1989). Die

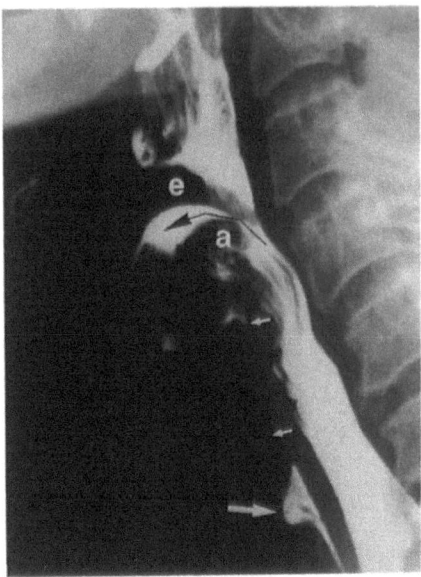

Abb. 8.3. "Laryngeale Penetration": Das KM (*Pfeil*) gelangt während der Pharynxkontraktion entlang der Unterseite der Epiglottis (*e*) in den Aditus laryngis, ohne durch die Glottis tracheal aspiriert zu werden. Der Aditus laryngis ist hierbei durch die Aryhöcker (*a*) nicht vollständig verschlossen. Das kleine KM-Depot im subglottischen Raum ist das Residuum einer vorausgegangen, geringfügigen Aspirationsepisode (*weiße Pfeile*)

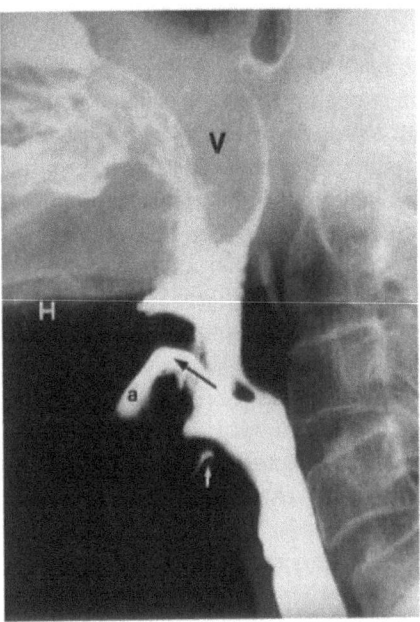

Abb. 8.4. Penetration von Kontrastmittel in den Aditus laryngis (*a*) markiert durch den *schwarzen Pfeil*. Geringe Kontrastmittelmengen dringen bis zum Ventriculus laryngis vor (*weißer Pfeil*), werden aber in Höhe der Stimmlippen an einem weiteren Vordringen in die Trachea durch den M. cricothyroideus gehindert. V = Velum palatini; H = Hyoid

nachweisbaren Störungen der Bewegungsabläufe und die Art der Verteilung des Kontrastmittels im laryngo-trachealen System erlauben dank der dynamischen Aufzeichnung fast regelmäßig eine Identifikation der beteiligten Muskelgruppen. Bei der milden Form eines gestörten Larynxabschlusses läßt sich ein verspäteter Epiglottisschluß durch das Eindringen von Kontrastmittel in den subepiglottischen Raum nachweisen (Abb. 8.3).

Hierbei erkennt man in der seitlichen Projektion einen schmalen, bogenförmigen Kontrastmittel-Saum zwischen Epiglottisunterrand und Aryhöckern. Verantwortlich dafür ist eine Dysfunktion des M. thyrohyoideus oder des M. aryepiglotticus. Besteht zusätzlich eine Schwäche des M. cricoarytaenoideus lateralis, des M. thyroarytaenoideus und des M. arytenoideus obliquus, welche alle vom N. laryngeus recurrens innerviert werden, kann man ein weiteres Vordringen des Kontrastmittels in das nicht mehr vollständig geschlossene Vestibulum laryngis und nachfolgend in den Ventriculus laryngis beobachten. Der M. cricothyroideus, der durch den N. laryngeus superior innerviert wird, ist als einziger bei Recurrensparese nicht betroffen. Durch die Aktion dieses Muskels ist kompensatorisch eine Spannung der Stimmbänder und damit indirekt ein ausreichender Glottisschluß zu erreichen (Abb. 8.4).

Eine primäre Aspiration wird so durch den "behelfsmäßigen" Glottisschluß verhindert. Bei der Wiederöffnung der Glottis nach Ende des Schluckaktes tritt das in dem Vestibulum und in dem Ventriculus laryngis retinierte Kontrastmittel in die Trachea über. Die Menge des Aspirats ist durch das Volumen dieser Laryngealräume limitiert, weshalb nie eine massive Aspiration beobachtet werden kann. Diese von uns unter dem Begriff "laryngeale Penetration" subsummierten Dysfunktionen führen bei episodenhaftem Auftreten in der Regel zu keiner klinisch relevanten trachealen Aspiration. Sie verdienen aber dennoch Beachtung, da es beim Auftreten einer zusätzlichen Funktionsstörung, wie z. B. einer Pharynxentleerungsstörung, zur Dekompensation dieser vikariierenden Atemschutzfunktion kommen kann. Ekberg unterscheidet bei der auch von ihm beschriebenen laryngealen Penetration eine Penetration in das obere und untere Segment des Vestibulum laryngis, welches er als subepiglottisches bzw. supraglottisches Segment bezeichnet (Ekberg 1982). Besser als diese mehr deskriptive Unterteilung erscheint uns die von uns angewandte Differenzierung, welche auf einer Unterscheidung der Muskeldysfunktionen basiert. In Übereinstimmung mit Ekberg und Curtis wurden bei beiden Formen der "laryngealen Penetration" eine weniger bedrohliche, reversible bzw. passagere Form von einer während des ganzen Schluckaktes persistierenden Variante unterschieden (Ekberg, 1982; Curtis et al. 1987). Die erstere ist einer verspäteten Muskelaktion der intrinsischen und zum Teil auch extrinsischen Larynxmuskulatur zuzuordnen. Die zweite, bedrohlichere Form ist durch eine persistierende Muskeldysfunktion bzw. -schwäche myogener oder neurogener Art verursacht. Es ist daher von klinischer Relevanz, zwischen einer Dyskoordination und Dysfunktion der extrinsischen bzw. intrinsischen Larynxmuskulatur zu unterscheiden, wie es röntgenkinematographisch möglich ist. Liegt lediglich eine Dyskoordination vor, so werden nach unseren Beobachtungen die Kontrastmittelreste im Vestibulum laryngis normalerweise durch den von caudal nach cranial fortschreitenden Verschluß des Vestibulums und durch die zusätzliche axiale Kompression der Larynxachse durch die Larynxelevation wieder in den Hypopharynx ausgepreßt.

Die hier beschriebenen Formen der Kontrastmittel- bzw. Nahrungsmittelpenetration in die Luftwege sollten dem Radiologen als Warnzeichen einer drohenden Dekompensation bekannt sein. Sie erfordern in der Regel noch keine Behandlung. Insbesondere bei Zunahme der subjektiven Beschwerden der Patienten ist eine

Tabelle 8.3. Aspiration bei episodenhafter und regelmäßiger laryngealer Penetration

	prädeglutitive	Aspiration intradeglutitive	postdeglutitive	total
episodenhafte Penetration (n = 25)				
Grad I	0	1	0	1
Grad II	2	6	1	9
Grad III	0	1	1	2
total	2	8	2	12
regelmäßige Penetration (n = 77)				
Grad I	3	15	5	23
Grad II	2	10	4	16
Grad III	5	14	10	29
total	10	39	19	68

sofortige Kontroll-Untersuchung angezeigt. Tabelle 8.3 gibt einen Überblick über Häufigkeit und Schweregrad der im Rahmen einer laryngealen Penetration auftretenden Aspirationen in unserem Patientengut. Hierbei wird zwischen episodenhafter und regelmäßiger laryngealer Penetration unterschieden.

8.4.2 Die prädeglutitive Aspiration

Diagnose und Pathomechanismus

Bei der prädeglutitiven Aspiration ist die orale Boluskontrolle gestört, dadurch kommt es zu einem vorzeitigen Übertritt des Kontrastmittels in die Valleculae und in die Sinus piriformes (Abb. 8.5).

Der vorzeitig freigesetzte Bolus trifft auf einen noch inkomplett elevierten Larynx. Da der Glottisschluß noch nicht abgeschlossen ist, kommt es nach dem Eintritt von Kontrastmittel in den Aditus laryngis zur trachealen Aspiration. Die mangelhafte Boluskontrolle kann sowohl durch eine Zungenatrophie, durch einen insuffizienten Abschluß der Mundhöhle durch den weichen Gaumen als auch durch einen verminderten sensorischen Input aus den oralen Triggerzonen verursacht sein. Auch eine isolierte sensorische Störung der Pharynx-Hinterwand oder der hinteren Gaumenbögen mit verspäteter oder fehlender Auslösung des Schluckreflexes kann zur prädeglutitiven Aspiration führen (Hannig et al. 1989). Bei ungestörter oraler Motorik wird der Bolus über den Zungenrücken in den Oropharynx transportiert und fällt wegen Ausbleibens oder Verspätung der Pharynxkontraktion passiv in die Valleculae oder die Recessus piriformes. Da gleichzeitig die reflexgetriggerte Larynxelevation und der ebenfalls reflexgesteuerte Glottisschluß ausbleiben oder verspätet einsetzen, gelangt ein Teil des Bolus in die Luftwege. Patienten mit einer solchermaßen gestörten Reflextriggerung geben typischerweise gehäufte Aspirationsepisoden beim Trinken dünnflüssiger Stoffe an. Es ist experimentell nicht

8.4 Röntgenkinematographische Analyse des Pathomechanismus der Aspiration

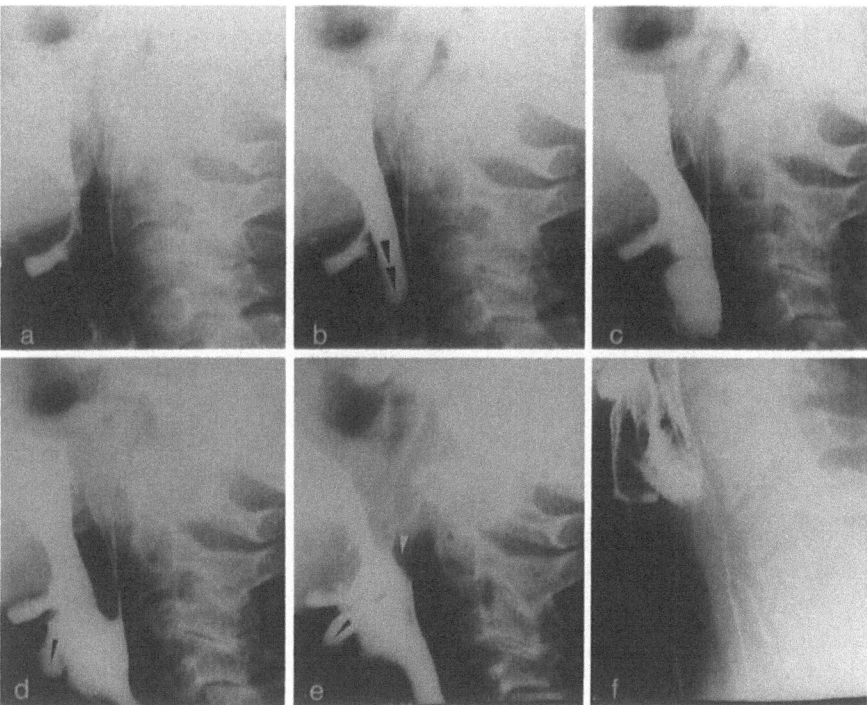

Abb. 8.5 a-f. Prädeglutitive Aspiration 60-jährige Patientin mit Zustand nach linksseitigem Mediainfarkt. **a, b** Vorzeitiger Kontrastmitteleintritt in die Valleculae und Recessus piriformes (*schwarze Pfeilköpfe*). **c, d** Vor Einsetzen der Pharynxkontraktion (*weißer Pfeilkopf*) gelangt das Kontrastmittel durch den bereits gefüllten Hypopharynx in den Aditus laryngis (*schwarzer Pfeil*) und verursacht eine tracheale Aspiration

erwiesen, ob flüssige Stoffe weniger als halbfeste oder feste Stoffe geeignet sind, einen Schluckreflex auszulösen (Mills 1973; Miller 1982; Lufkin et al. 1983). Wahrscheinlich ist jedoch, daß aufgrund der geringen Viskosität Flüssigkeiten prädeglutitiv leichter aus der Mundhöhle entweichen und über den oben genannten Pathomechanismus in die Luftwege gelangen. Häufig konnte auch eine Kombination von Störungen der Zungenmotorik mit sensorischen Defiziten der Schluckreflextriggerung beobachtet werden.

Therapie

Entsprechend den röntgenkinematographisch erfaßten Dysfunktionen wird sich das therapeutische Regime mehr auf das Training der oralen Motorik oder auf die Bahnung des Schluckreflexes konzentrieren (Mills 1973; Miller 1982; Hörmann et al. 1988; Hannig et al. 1989). So wird man zum Beispiel bei einer prädeglutitiven Aspiration, die durch eine Reduktion des sensorischen Imputs verursacht ist, zur Thermosondenstimulation greifen. Das Ergebnis dieser Therapie-Form wird in Abb. 8.6 vorgestellt. Bei Störungen der oralen Motorik sind zur Tonus-Normalisierung die Aufnahme der Nahrung in Anteflexion mit nachfolgender Dekantation

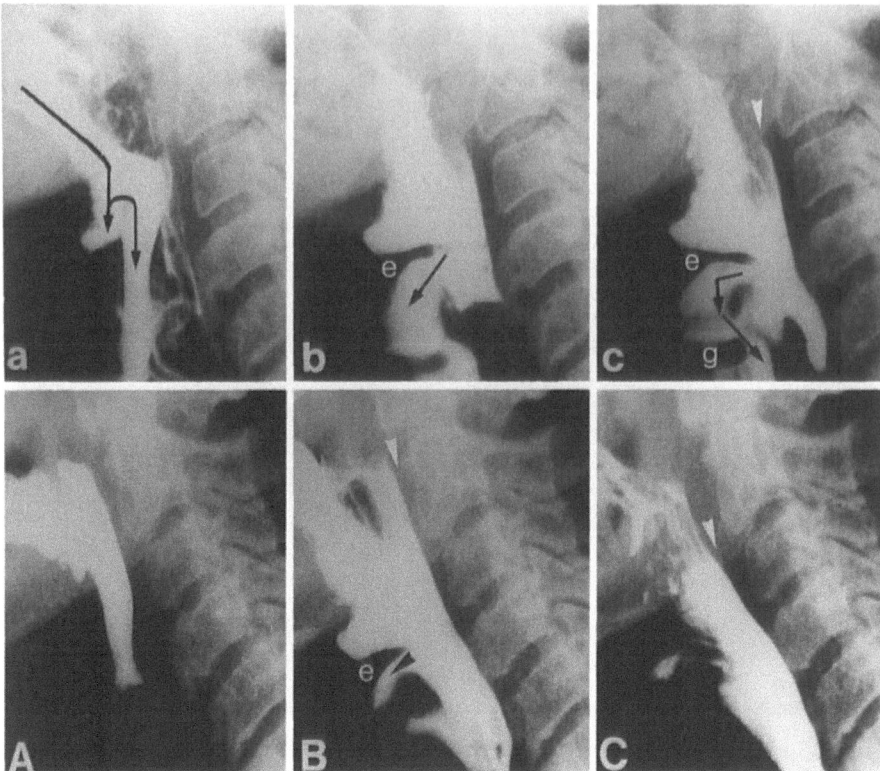

Abb. 8.6. 55-jähriger Patient mit prädeglutitiver Aspiration bei Zustand nach Schädel-Hirn-Trauma. **a** Ausgeprägter Kontrastmittelübertritt über den Zungengrund in die Valleculae und den Hypopharynx (*schwarze Pfeile*); **b** Noch vor der Pharynxkontraktion Eintritt des Kontrastmittels in das Vestibulum laryngis und in den subepiglottischen Raum (*schwarzer Pfeil*), e = Epiglottis; **c** Massive Aspiration bereits vor Beginn der Pharynxkontraktion (*weißer Pfeilkopf*), Aspiration: *schwarze Pfeile*, g = Glottis; **A-C** Zustand nach Thermosondenstimulations-Behandlung. Nur noch minimale laryngeale Penetration (*schwarzer Pfeilkopf*) ohne tracheale Aspiration

sowie Übungen zur oralen Bolus-Kontrolle und eine Modifikation der Nahrungsrheologie empfehlenswert. Ein Therapieschema wird in Tabelle 8.4 weiter unten vorgestellt.

8.4.3 Die intradeglutitive Aspiration

Diagnose und Pathomechanismus

Die intradeglutitive Aspiration (Abb. 8.7) weist häufig die Trias einer schwachen oder aufgehobenen Pharynxkontraktion, eine gestörte ventro-craniale Bewegung des Larynx und dadurch einen verzögerten Epiglottisschluß sowie eine Öffnungsstörung bzw. eine Spastik des oberen Ösophagussphinkters auf. Das im Pharynx aufgestaute Kontrastmittel kann bei insuffizientem Glottischluß in die Trachea "überschwappen". Je später der Verschluß des Vestibulum laryngis und der Glottis

Abb. 8.7 a-d. Intradeglutitive Aspiration 56jähriger Patient mit Zustand nach Hirnstamminsult. **a, b** Pharyngeale Phase bei gestörter Pharynxkontraktion und gleichzeitigem Spasmus des oberen Sphinkters. **c, d** Während der sehr schwachen Pharynxkontraktion erfolgt ein subglottischer KM-Übertritt in die Trachea (*schwarzer Pfeilkopf*). Die Spastik des oberen Ösophagussphinkters ist in Sequenzteil **d** durch *weiße Pfeile* gekennzeichnet

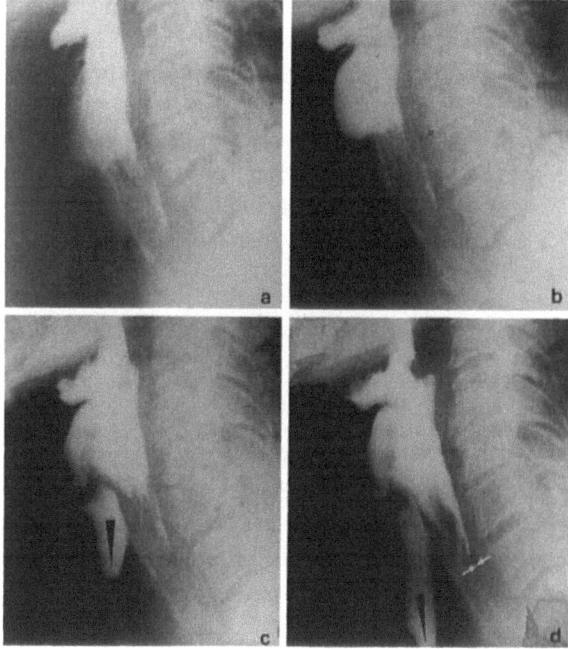

zustandekommt, desto schwerer ist das Ausmaß der intradeglutitiven Aspiration. In Übereinstimmung mit anderen Autoren wurde eine intradeglutitive Aspiration besonders häufig bei Hirnstammläsionen verschiedenster Art beobachtet (Montgomery, 1975; Nahum et al. 1981; Curtis et al. 1983; Hannig et al. 1989). Durch eine Schädigung des N. vagus im Bereich des Ganglion nodosum vor dem Abgang des N. laryngeus superior wird eine schlaffe Stimmbandlähmung verursacht, da sowohl die inneren Kehlkopfmuskeln als auch der an der Stimmbandspannung beteiligte M. crico-arytaenoideus ausfallen (Curtis et al. 1983).

Eine Lähmung des N. hypoglossus beeinträchtigt die axiale Kompression des Larynx unter dem Zungengrund und damit ebenfalls den Verschluß des Vestibulum laryngis (Brühlmann 1985). Die oben beschriebene Trias der Motilitätsstörungen muß bei der intradeglutitiven Aspiration nicht immer erfüllt sein. Entscheidende pathogenetische Faktoren sind der defiziente Glottisschluß und die verspätete oder inkomplette Larynxelevation.

Therapie der intradeglutitiven Aspiration

Neben Übungen zur Verbesserung der Larynxelevation und thermaler Reflexstimulation kann hier der von Logemann eingeführte sogenannte "supraglottische Schluck" therapeutisch zur Anwendung kommen (Logemann 1979, 1983; Hörmann et al. 1988). Teflonunterspritzungen im Bereich der Taschenbänder zur Verbesserung des Glottisschlusses sind umstritten (Habel et al. 1972; Mills 1973). Sinnvoll ist auch hier ein Schlucktraining mit rheologisch angepaßter Nahrung (s. Tabelle 8.4).

128   8 Neurologische Schluckstörunen

Bei dem Bild einer Innervationsstörung mehrerer Hirnnerven, welches mit einer Parese des Hypopharynx und gleichzeitiger Spastik oder massiver Öffnungsstörung im Ösophagussphinkter einhergehen, muß bei einer schweren Aspiration nach Sicherung einer Spastik des oberen Ösophagussphinkters mittels Manometrie die Indikation zur Sphinktermyotomie gestellt werden. Die von unserer Arbeitsgruppe entwickelte und in dieser Form erstmals durchgeführte "Laryngo-Hyoido-Mento-Pexie" mit oder ohne Myotomie ist wegen der bisher geringen Patientenzahl noch mit Zurückhaltung zu betrachten (s. Kap. 8.5.1.).

8.4.4 Die postdeglutitive Aspiration

Diagnose und Pathomechanismus

Bei der postdeglutitiven Aspiration funktioniert der Verschlußmechanismus des Larynx während des Schluckaktes regelrecht. Die Ursache dieser Schluckstörung ist eine vermehrte Retention von Speise- bzw. Kontrastmittelresten in den Valleculae und, noch bedrohlicher, in den Recessus piriformes bei neurogener oder myogener Pharynxdilatation (Abb. 8.8).

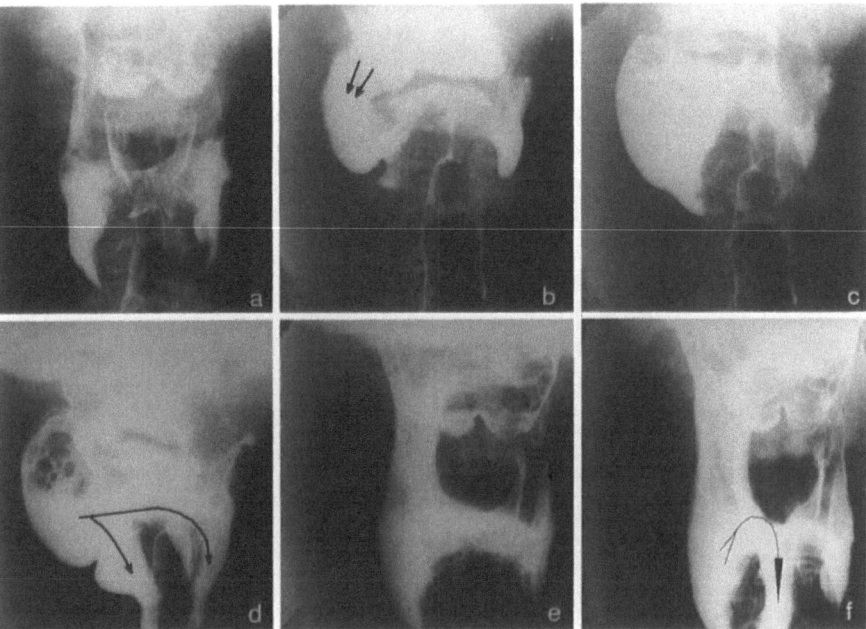

Abb. 8.8.a-f Postdeglutitive Aspiration. **a** Bereits in der Ruhephase vor dem Schluck vermehrte Kontrastmittelretention im rechten Hypopharynx. **b** Beginn der Pharynxkontraktion mit Ausbildung einer rechtsseitigen Pharyngozele und KM-Retention rechts (schwarze Pfeile). **c, d** Bei gleichzeitigem Sphinkterspasmus Überlauf nach kontralateral (*schwarze Pfeile*). **f** Bei der "Umschaltung" auf Respiration kommt es zu einer massiven Aspiration aus dem supraglottisch retinierten Barium (*schwarzer Pfeil*)

8.4 Röntgenkinematographische Analyse des Pathomechanismus der Aspiration

Nach Ablauf des Schluckreflexes kommt es beim "Umschalten" auf Atmung zu einer Dorsal-Caudal-Bewegung des Larynx und dadurch zu einer Verkleinerung des hypopharyngealen Raumes, wodurch das retinierte Material durch die sich öffnende Glottis aspiriert wird. Im Extremfall kommt es bereits vor der Dorsal-Caudal-Bewegung des Larynx zu einem Überlaufen des hypopharyngeal aufgestauten Kontrastmittels zwischen den Aryhöckern in Richtung auf den Aditus laryngis.

Pathophysiologisch liegt dieser Aspirationsform eine meist schwache pharyngeale Peristaltik oder eine Hypertonie des oberen Ösophagussphinkters zugrunde (Lufkin et al. 1983). Auch Formen einer passiven Überdehnung des Pharynx mit passageren Pharyngozelen oder mit einer Dilatation bzw. einer Schwächung der Pharynxmuskulatur wurden vereinzelt beobachtet und sind unter der Bezeichnung "Trompetenbläser-Krankheit" in die Literatur eingegangen (Hannig et al. 1987).

Besonders häufig findet sich die postdeglutitive Aspiration bei neuromuskulären Erkrankungen mit einer verminderten Transport- und Entleerungsfunktion des Pharynx (Brühlmann 1985).

Therapie

Als konservative Maßnahme kommt ein Atemtraining mit einem willkürlich verstärkten Glottisschluß und mit einer postdeglutitiv forcierten Exspiration in Frage. Bei einseitigen Pharynxparesen kann durch positionelle Maßnahmen, wie z. B. eine Kopfneigung und eine Drehung des Kopfes zur kranken Seite eine gewisse Besserung erzielt werden. In schweren Fällen ist eine operative Pharynxraffung angezeigt. Bei einer gleichzeitigen Öffnungsstörung des oberen Ösophagussphinkters sollte auch hier bei einer manometrisch gesicherten Spastik eine Myotomie durchgeführt werden (s. Tabelle 8.4).

Tabelle 8.4. Differentialtherapie der Aspiration

Prädeglutitive Aspiration	Intradeglutitive Aspiration	Postdeglutitive Aspiration
Reduktion des sensoriscchen Imputs	Training der Larynxelevation	postdeglutitiv forcierte Exspiration Kopfneigung zur paretischen Seite
Thermosondenstimulation	"Supraglottisches Schlucken"	
Reduktion der oralen Motorik	Schlucktraining mit rheologisch angepaßter Nahrung	evtl. operative Pharynxraffung
Anteflexion	ausgeprägter Sphinkter-Spasmus	
Dekantation		
Tonisierungsübungen	Myotomie des oberen Ösophagussphinkters	evtl. Myotomie des oberen Ösophagussphinkters
Modifikation der Nahrungsrheologie		

8.5 Fallbeispiele für die prä-, intra- und postdeglutitive Aspiration

Fallbeispiel 1: Prädeglutitive Aspiration
Es besteht ein Zustand nach linksseitigem Mediainfarkt vor einem Jahr (Abb. 8. 5). Röntgenkinematographisch findet sich eine insuffiziente orale Boluskontrolle mit vorzeitigem Übertritt des Kontrastmittels in die Valleculae und die Sinus piriformes (Abb.8.5 b). Der vorzeitig freigesetzte Bolus trifft auf einen noch nicht komplett elevierten Larynx und durch die noch nicht vollständig geschlossene Epiglottis kommt es zur prädeglutitiven Aspiration noch vor der reflexgetriggerten Pharynxkontraktion (Abb. 8.5 b, c). Der weiße Pfeil in der Abb. 8.5c deutet auf das verspätete Einsetzen der reflexgetriggerten Pharynxkontraktion hin. Deutlich ist bei Abb. 8.5d die Kontrastierung der Tracheavorderwand erkennbar. Bei der neurologischen Untersuchung fand sich eine ausgeprägte Störung der Zungenmotorik und sensorische Teilausfälle in den mukösen Rezeptorarealen der Gaumenbögen, sowie der Rachenhinterwand. Durch Zungenübungen und durch eine Thermosonden-Stimulationsbehandlung stellte sich nach 4 Monaten ein befriedigender Therapieerfolg ein.

Fallbeispiel 2 : Prädeglutitive Aspiration
Abbildung 8.6 wurde eine noch ausgeprägtere Form einer prädeglutitiven Aspiration bei einem 56-jährigen Patienten gezeigt. Bei Zustand nach Apoplex sind die oralen und die pharyngealen sensiblen Rezeptorareale ausgefallen. Es ist in dieser Abbildung der kinematographische Befund vor und nach Thermosondenstimulation vorgestellt.

Fallbeispiel 3 : Intradeglutitive Aspiration
Die röntgenkinematographische Sequenz dieser intradeglutitiven Aspiration entspricht der Abb. 8.7. 60jähriger Patient, zwei Wochen nach einem ischämischen Hirnstamminsult. Aufgrund des klinischen Schweregrades der Schluckstörung war nur eine Ernährung über eine Duodenalsonde möglich. Wegen der bekannten Aspirationsanamnese wird die Untersuchung mit Isovist®(Jotrolan) durchgeführt. Die Hochfrequenzkinematographie ergibt den Befund einer partiellen Pharynxparalyse, wobei die deutlich abgeschwächte pharyngeale Peristaltik in Abb. 8.7 a, b erkennbar ist. Der erhebliche Kontrastmittelaufstau vor einem spastischen oberen Ösophagussphinkter ist durch weiße Pfeile in der Abb. 8.7d gekennzeichnet. Die gleichfalls abgeschwächte Larynxelevation mit gestörtem Schluß des Vestibulum laryngis und der Glottis erleichtern den Eintritt des Kontrastmittels in die Luftwege während der schwachen Pharynxkontraktion (Abb. 8.7 c, d). Die Schluckstörungen des Patienten besserten sich nach Myotomie des oberen Ösophagussphinkters.

Fallbeispiel 4 : Intradeglutitive Aspiration
In Abb. 8.9 wird die Kinematographie einer 35-jährige Patientin mit Zustand nach operativer Entfernung eines Ependymoms des 4. Ventrikels vorgestellt. Sie weist eine andere Form der Sphinkterfunktionsstörung, eine langstreckige Engstellung des pharyngo-ösophagealen Segmentes auf.

8.5 Fallbeispiele für die prä-, intra- und postdeglutitive Aspiration

Abb. 8.9 a-d. Intradeglutitive Aspiration. Patientin mit Z.n. Ependymom-Operation des 4. Ventrikels. **b** Langstreckige, hochgradige Engstellung des pharyngo-ösophagealen Übergangssegmentes (*schwarze Pfeilköpfe*), intradeglutitive Aspiration (*schwarzer Pfeil*). **c, d** Subtotale Pharynxparese mit ausgeprägter Kontrastmittel-Retention im Hypopharynx. Persistierende Engstellung am oberen Ösophagussphinkter (*schwarze Pfeilköpfe* in **d**)

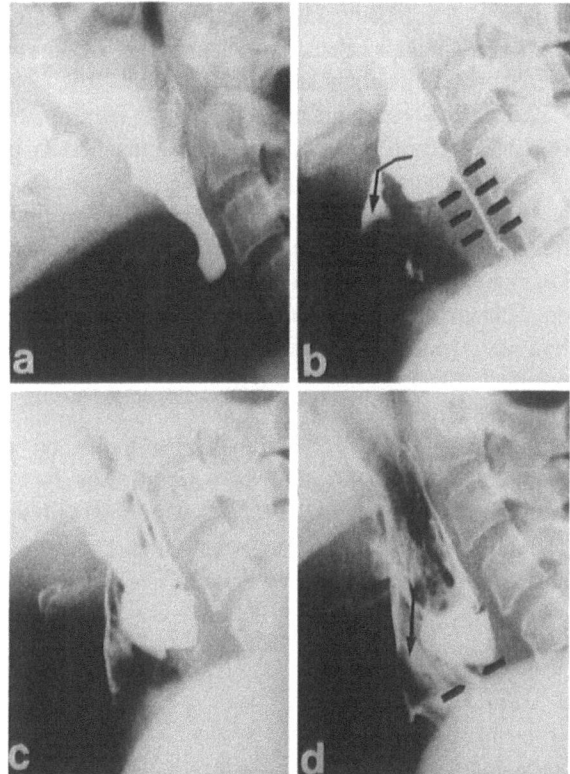

Abb. 8.10. a-d Die kinematographische Sequenz der Kontrolluntersuchung nach einem Jahr konservativer Therapie einer postdeglutitiven Aspiration. **a** Unverändert besteht die Pharyngozele rechts mit Überlauf zur Gegenseite (*schwarze Pfeile*). KM-gefüllter Ventriculus Morgagni (*dünner schwarzer Pfeil*); Stimmlippenebene (*Pfeilköpfe*). **b** Durch forcierte postdeglutitive Exspiration (*weißer Pfeil*) wird der supraglottische KM-See (*schwarze kleine Pfeile*) ausgeblasen. **c, d** Es wird so ein fast aspirationsfreies Schlucken ermöglicht

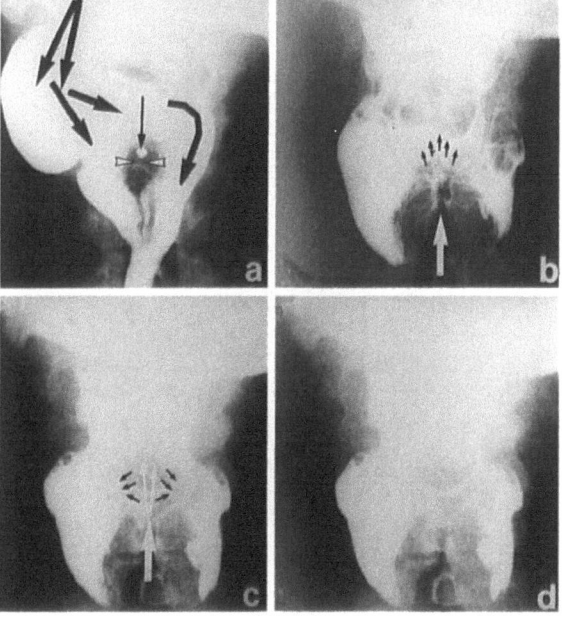

Fallbeispiel 5 : Postdeglutitive Aspiration
Die kinematographischen Sequenzen der postdeglutitiven Aspiration eines 67-jährigen Patienten entspricht den Abb. 8.8 und 8.10.

Acht Monate nach einem rechtsseitigen Hirnstamminsult ist in der postero-anterioren Projektion der rechte Hypopharynx bereits in der Ruhephase schlechter tonisiert und zeigt im Vergleich zur Gegenseite eine vermehrte Kontrastmittel-Retention (Abb. 8.8 a). Bei der Pharynxkontraktion finden sich ein vermehrter Kontrastmittel-Einstrom und eine Kontrastmittel-Retention in der paralytischen rechten Pharynxhälfte, teilweise mit Überlaufen zur Gegenseite (Abb 8.8 c, d). Nach Ablauf des Schluckaktes und "Umschalten" auf Atmung kommt es durch eine Verkleinerung des hypopharyngealen Raumes aufgrund der Dorsalbewegung des Larynx zur postdeglutitiven Aspiration aus dem supraglottisch retinierten Kontrastmittel-Depot (Abb. 8.8 f).

Dieser Befund wäre prinzipiell eine Indikation zur Pharynxraffung und zur Sphinktermyotomie gewesen. Sie wurde wegen eines neoplastischen Grundleidens vom Patienten jedoch abgelehnt. Es wurde deshalb eine konservativ-rehabilitative Therapie eingeleitet. Der Patient hat durch krankengymnastisches Training in der postdeglutitiven Phase eine forcierte Exspiration erlernt, wodurch er weitgehend den

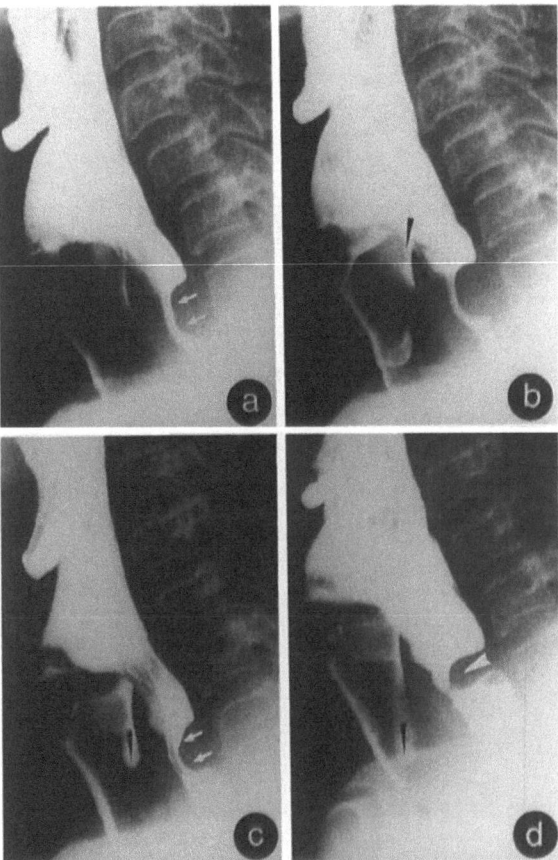

Abb. 8.11 a-d. 60jährige Patientin mit Dermatopolymyositis, welche zu einer kombinierten intra- und postdeglutitiven Aspiration führte. **a** Bei schwacher Pharynxkontraktion findet sich eine längerstreckige Spastik des oberen Ösophagussphinkters mit subtotaler Lumenobstruktion (*weiße Pfeile*). **b** Während der pharyngealen Boluspassage tritt eine tracheale Aspiration (*schwarzer Pfeilkopf*) bei insuffizient geschlossener Glottis, inkompletter Larynxelevation und fehlendem Epiglottisschluß, entsprechend einer intradeglutitiven Aspiration auf. **c, d** Intermittierende, teilweise Erschlaffung des oberen Ösophagussphinkters, gefolgt von einer erneuten spastischen Kontraktion (*weiße Pfeile, bzw. weißer Pfeilkopf*) und nachfolgend einer postdeglutitiven Aspiration

8.5 Fallbeispiele für die prä-, intra- und postdeglutitive Aspiration

im Pharynx retinierten Kontrastmittelrest aushusten und dadurch die Aspiration mildern konnte. Außerdem wurde durch das Erlernen des sogenannten "supraglottischen Schluckens" der willentliche Glottisschluß geübt. Der Kontrollbefund wird in Abb. 8.10 vorgestellt.

Fallbeispiel 6 : Kombinierte intra- und postdeglutitive Aspiration
Bei einer 60jährigen Patientin mit einer Dermatopolymyositis bestand eine komplette Aphagie und eine Kachexie mit einer Abmagerung auf 30 kg binnen kurzer Zeit. Durch die Hochfrequenzkinematographie ließ sich ein ausgedehnter Pharynxbefall

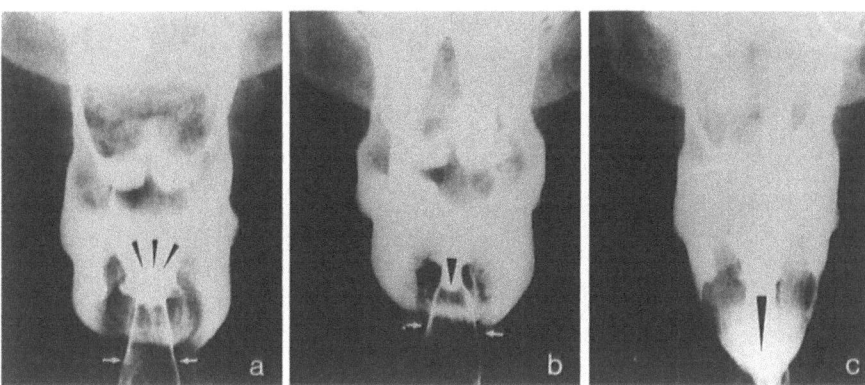

Abb. 8.12 a-c. Kinematographische Sequenz derselben Patientin von Abb. 8.11 im p.-a.-Strahlengang. **a, b** Kontrastmitteleintritt in den Aditus laryngis und Sinus Morgagni (*schwarze Pfeilköpfe*) bei intradeglutitv geschlossenem oberen Ösophagussphinkter (*weiße Pfeile*); Larynx-"PseudoTumor", erkenntlich an der KM-Aussparung um den Aditus laryngis herum bei insuffizienter Ventral-Cranial-Bewegung des Larynx. **b** Postdeglutitive Komponente der Aspiration (*schwarzer Pfeilkopf*). **c** Intradeglutitive Aspiration bei insuffizienter Öffnung des oberen Ösophagussphinkters (*großer, schwarzer Pfeilkopf*)

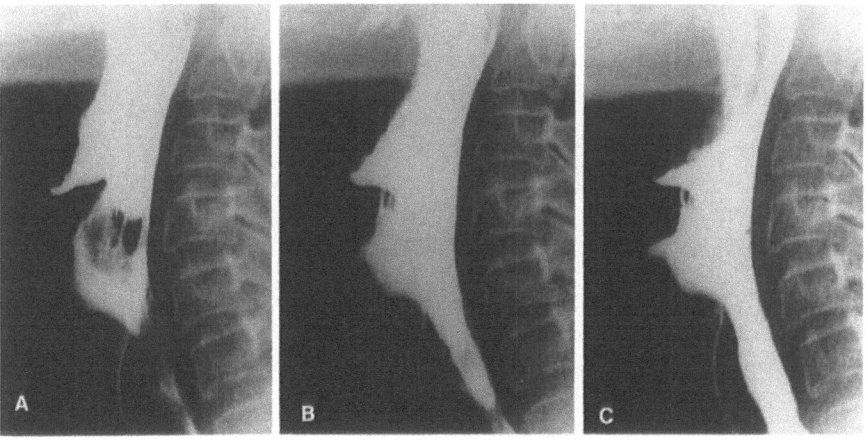

Abb. 8.13. Kinosequenz derselben Patientin von Abb. 8.11 und 8.12 zwei Wochen nach der Myotomie. **A - C** Weitgehend unbehinderte Passage des Kontrastmittels durch den präoperativ insuffizient öffnenden oberen Ösophagussphinkter ohne tracheale Aspiration

im Rahmen der Grunderkrankung bestätigen. Es bestand eine ausgeprägte Dyskinesie des oberen Ösophagussphinkters mit gehäuft auftretenden subtotalen obstruktiven Episoden sowie eine intra- und postdeglutitive Aspiration des Schweregrades III, wie in den Kinosequenzen Abb. 8.11 und 8.12 erkenntlich. Durch eine komplette Dyskoordination von schwacher Pharynxkontraktion und Öffnung des oberen Ösophagussphinkters kam es sowohl zu einer intra- als auch zu einer postdeglutitiven Aspiration. Trotz der schwachen Pharynxkontraktilität bei der primär die Skelettmuskulatur befallenden Grunderkrankung entschloß man sich zur einer Myotomie des oberen Ösophagussphinkters. Die Abb. 8.13 zeigt die unbehinderte Boluspassage durch den Ösophagussphinkter bereits 14 Tage nach Myotomie. Die Patientin erholte sich im Verlaufe weniger Wochen vollständig und erreichte wieder ihr Normalgewicht.

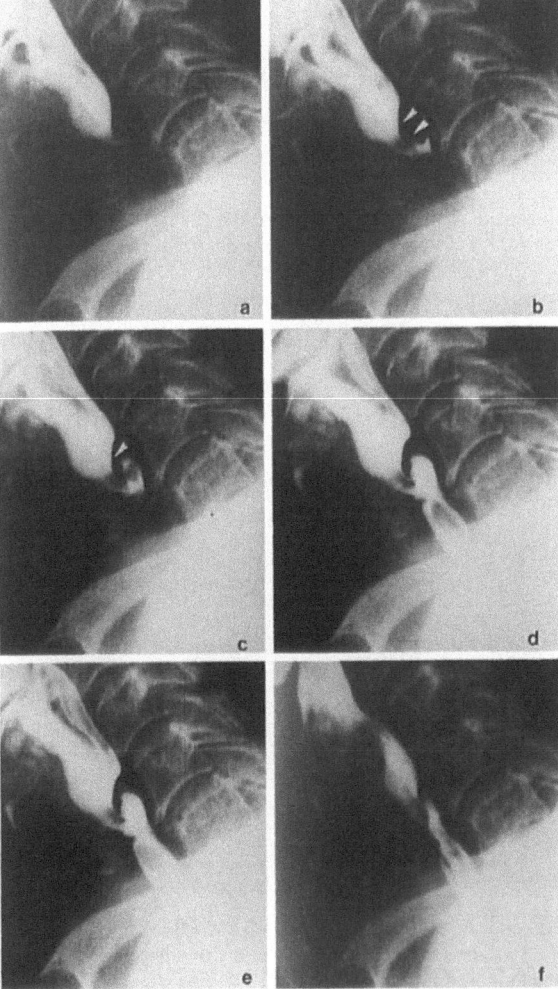

Abb. 8.14 a-e. Die kinematographische Sequenz zeigt eine insuffiziente Öffnung des oberen Ösophagussphinkters (*kleine weiße Pfeilköpfe*), der Muskelwulst nimmt hierbei intermittierend Zungenform an. **e** Durch den Aufstau im Pharynx kommt es zur Aspiration

Fallbeispiel 7: "Cervicale" Achalasie
Die kinematographische Sequenz einer "cervicalen" Achalasie ist in Abb. 8.14 zusammengestellt.

Ein sehr häufiger pathologischer Befund am oberen Ösophagussphinkter, der überwiegend bei Patienten höheren Lebensalters beobachtet werden konnte, ist eine ausgeprägte Sphinkterprominenz während des Schluckaktes. Das heißt der Muskelwulst des M. cricopharnyngeus wölbt sich während des Schluckaktes in die Bariumsäule vor. Dies kann entweder im Sinne einer verzögerten Öffnung als passageres Ereignis geschehen oder während der ganzen Schluckphase im Sinne einer sogenannten "cervicalen Achalasie" beobachtet werden. Ein Beispiel dieser, hier bereits sehr fortgeschrittenen Erkrankung zeigt Abb. 8.14. Es handelt sich um eine 83jährigen Patientin mit einer Struma maligna und relativ akut einsetzendem dysphagischen Beschwerden, die sich bis zum Zeitpunkt der Untersuchung, innerhalb von 5 Tagen, bis zur Aphagie gesteigert hatten.

Die Patientin verstarb 3 Tage nach der Untersuchung, so daß die dringend indizierte cervicale Myotomie zur Beseitigung des Passagehindernisses nicht mehr durchgeführt werden konnte. Wie sich bei der Sektion herausstellte, handelte es sich um eine Infiltration der Struma maligna in den pharyngealen Nervenplexus.

8.6 Erste Ergebnisse einer auf der Basis kinematographischer Analyse entwickelten funktionellen Anti-Aspirations-Chirurgie (Modifizierte Laryngo-Hyoido-Mento-Pexie)

Bei unseren diagnostisch-therapeutischen Studien traf man immer wieder auf Patienten mit schwerster Aspiration, bei welchen weder konservative Maßnahmen, wie die oben erwähnten Formen des "Schlucktrainings" noch chirurgische Interventionen wie eine Pharynxraffung oder eine Myotomie des oberen Ösophagussphinkters zum Erfolg führten. Dies trifft besonders auf Patienten mit schwerer intradeglutitiver Aspiration zu, bei welchen aufgrund mangelnder Kooperationsfähigkeit eine Larynxelevation nicht erlernt werden konnte oder bei welchen der Larynx wegen narbiger Veränderungen nicht ausreichend mobilisierbar war.

Erste Arbeiten über eine laterale Larynxfixation an der Mandibula stammen von Allen P.Hillel aus dem Jahre 1983, der allerdings nur bei ausgedehnten Defekten nach einer Zungengrundresektion diese Operationstechnik anwandte (Hillel et al. 1983). Es wurde zusammen mit I.F.Herrmann der hals-nasen-ohren-ärztlichen Klinik der Universität Würzburg anhand der kinematographischen Untersuchung eine operativ-rehabilitative Technik erarbeitet, die einen ausreichenden Schutz der Atemwege durch eine operative Larynxelevation bei diesen Patienten gewährleistet. Die Entwicklung der modifizierten "Laryngo-Hyoido-Mento-Pexie" sei am Beispiel des ersten, nach dieser Methode operierten Patienten erläutert.

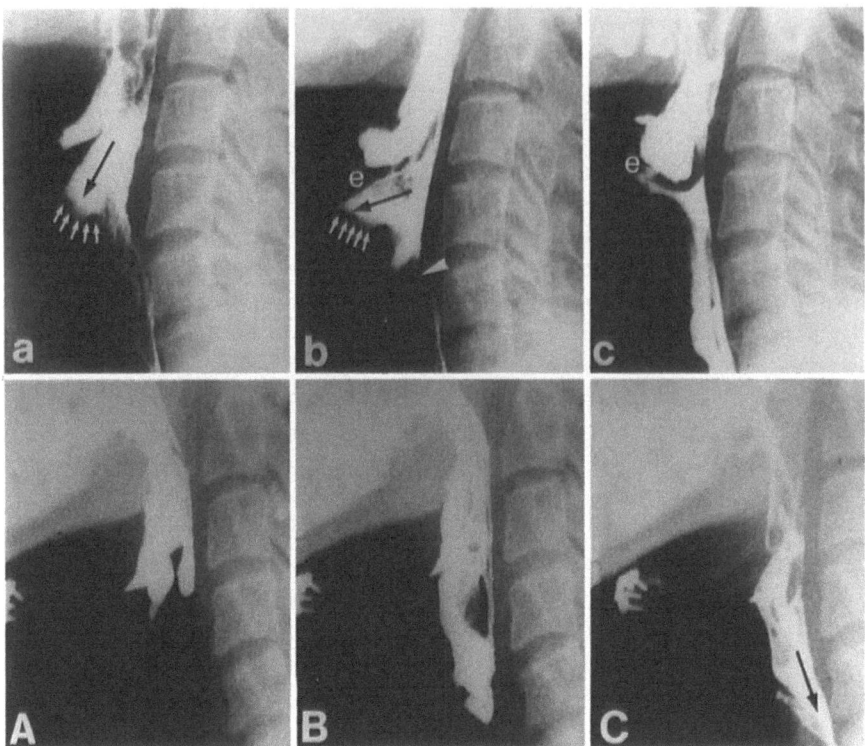

Abb. 8.15 a-c. 43-jähriger Patient mit Zustand nach Operation eines Ependymoms am Dach des 4. Ventrikels. Es ergeben sich drei unterschiedlich ausgeprägte Dysfunktionen des oropharyngealen Bolustransportes: Im Vordergrund steht eine intradeglutitive Aspirationsproblematik. **c** Diese wird sowohl durch einen fehlenden Epiglottisschluß und eine gestörte Larynxelevation als auch durch eine daraus resultierende Kompression des Hypopharynx verursacht. Eine postdeglutitive Aspirationskomponente ergibt sich aus der gleichzeitig bestehenden Pharynxparalyse mit Kontrastmittelretention im Hypopharynx. **a, b** Das aspirierte Material erreicht im weit klaffenden Aditus laryngis das Niveau der vernähten Stimmlippen (*kleine weiße Pfeile*). **A-C** Durch die modifizierte Laryngo-Hyoido-Mento-Pexie wird eine günstigere Geometrie erzielt. Der Aditus laryngis liegt unter der Abdeckung des Zungengrundes, der Hypopharynx steht weit geöffnet.

Fallbeispiel: Vorwiegend intradeglutitive Aspiration

Ein 43jähriger Patient war im Jahre 1982 wegen eines Ependymoms des 4. Ventrikels radikal operiert und nachbestrahlt worden. Dabei war es zu einer Läsion des IX. und X. sowie XII. Hirnnervens gekommen. Wegen einer massiven Aspiration wurde ein operativer Kehlkopfverschluß, eine Vernähung der Stimmlippen vorgenommen. Der Patient wurde tracheotomiert und eine Myotomie des oberen Ösophagussphinkters mit dem Ziel einer besseren Entleerung des im Hypopharynx retinierten Kontrastmittels durchgeführt. Die 5 Jahre nach der Operation im Rahmen einer Vorstellung in unserer Arbeitsgemeinschaft für Dysphagie angefertigte Röntgenkinematographie (Abb. 8.15) zeigte neben einer Pharynxparalyse auch eine komplette Lähmung der subepiglottischen und glottischen Schlußmechanismen. Wegen der gleichzeitig komplett defizienten extrinsischen laryngealen Schlußmechanismen persistierte eine massive, überwiegend intradeglutitive Aspiration, wobei das Kontrastmittel nur bis zum Niveau der vernähten Stimmlippen gelangte.

8.6 Erste Ergebnisse einer funktionellen Anti-Aspirations-Chirurgie

Abb. 8.16. Derselbe Patient wie in Abb. 8.15. Dysarthrie der Zunge mit unkoordinierter "Vorwulstung" *(schwarzer Pfeil)*. Eine geringe Kontrastmittelmenge liegt im Ventriculus laryngis vor den vernähten Stimmlippen *(schwarzer Pfeilkopf)*. Der Hypopharynx wird von ventral durch den insuffizient elevierten Larynx komprimiert : Sogenannter "Pseudotumor"-Effekt

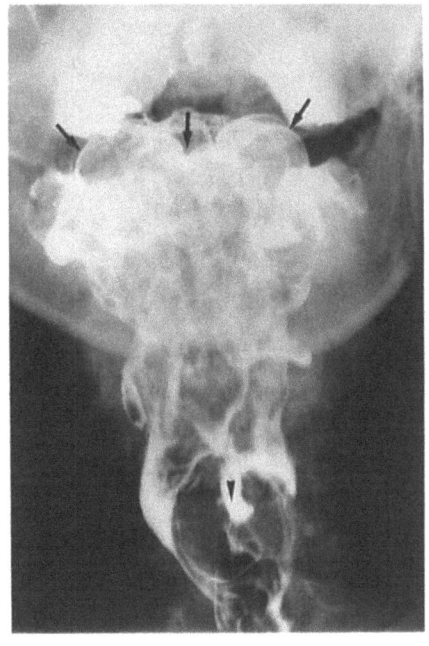

In geringerem Umfang führte auch eine gestörte orale Boluskontrolle wegen der Dysarthrie der Zunge zu einem unkoordinierten Bolusaustritt aus der Mundhöhle. Diese wurde weitgehend durch die Auffangfunktion der Valleculae kompensiert (Abb. 8.16).

Die Muskelfunktionsstörungen wurden kinematographisch analysiert und zugeordnet. Nach genauer planimetrischer Auswertung der kinematographischen Sequenzen wurde zusammen mit I.F.Herrmann die Indikation zur operativen Larynxelevation gestellt. Um die operativen Schritte mit ausreichender Sicherheit festzulegen zu können, wurde in Zusammenarbeit mit I.F. Herrmann das Zungenbein nach einem kleinen Hautschnitt mit 2 Nähten angeschlungen und eine erneute Röntgenkinematographie unter cranio-ventralem Zug durchgeführt. Dabei zeigte sich, daß bei dieser künstlich hervorgerufenen Larynxelevation nur noch gering Kontrastmittel während des Schluckaktes in den Aditus laryngis gelangte. Weiterhin wurde durch die daraus resultierende Vergrößerung des pharyngealen Raumes ein zusätzliches Auffangbecken für den postdeglutitiv verbleibenden Kontrastmittelrest geschaffen. Um eine ausreichend weite Verlagerung des Zungenbeines und des Larynx nach ventral zu erreichen, wurde eine Miniplatte an der Innenseite der Mandibula und an der ventralen Fläche des Zungenbeines angebracht. Mit 2 Drahtzügeln wurde unter Duchleuchtungskontrolle das Zungenbein dem Kinn soweit angenähert, daß eine suffiziente Protektion des Larynxeinganges durch den Zungengrund und die Epiglottis sowie eine deutliche Erweiterung des postcricoidalen Pharynx zur Verbesserung des intradeglutitiven Boluseintritts und einer Vermeidung eines postdeglutitiven Bolusübertritts erzielt werden konnte. Der Eingriff wurde mit einer erweiterten Myotomie der Pharynxkonstriktoren und deren Fixation an die prävertebrale Faszie kombiniert.

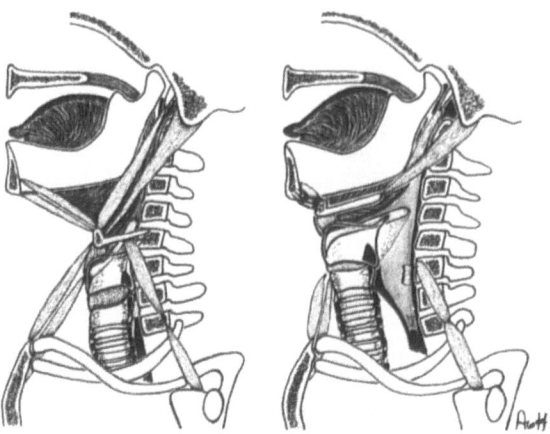

Abb. 8.17. Schematische Darstellung der kinematographisch geplanten modifizierten Laryngo-Hyoido-Mento-Pexie. *Links* ist der präoperative Situs mit dem komprimierten Pharynx erkennbar. *Rechts* wurde die infra- und zum Teil auch suprahyoidale Muskulatur, unter anderem der M. omohyoideus zugenbeinnahe, der M. stylohyoidus und das Ligamentum stylohyoideum abgesetzt. Die Zügelung des Hyoids an die Mandibula verbessert die Geometrie, wobei der Aditus laryngis unter die Abdeckung des Zungengrundes rotiert. Genaue Erklärungen im Text

Durch die folgende Laryngo-Hyoido-Mento-Pexie wurde der Larynx nach cranialventral versetzt. Zusätzlich wurde eine Dissektion der infrahyoidalen und zum Teil auch der suprahyoidalen Muskulatur beidseits durchgeführt. Um die Traktion des Zungenbeins nach dorsal zu beseitigen, wurde der dorsale Bauch des M. omohyoideus zungenbeinnahe, der M. stylohyoideus, das Ligamentum stylohyoideum und die dorsalen Fasern des M. mylohyoideus durchtrennt, wie in Abb. 8.17 erläutert.

Durch dieses Vorgehen wurde der vorher fehlende Epiglottisschluß wieder möglich. Abb. 8.15 zeigt in der unteren Bildreihe (A,B,C) die Boluspassage vier Wochen nach der Operation. Durch die operative Larynxelevation konnte das Vestibulum laryngis besser in den "Abdeckungsbereich" des Zungengrundes gebracht werden. Diese mit Hilfe der Kinematographie erarbeitete modifizierte Operationsmethode ist nach unserer Kenntnis bisher im europäischen und angelsächsischen Sprachraum nicht beschrieben worden. Das positive Resultat ermutigte uns, bei weiteren 11 Patienten die Indikation zu dieser Art des operativen Vorgehens zu stellen. 10 der 12 bisher operierten Patienten zeigten einen durchaus positiven Verlauf.

Die Abb. 8.18 zeigt den postoperativen Status des ersten operierten Patienten. Sechs Wochen nach dieser Zügelung kam es zum Bruch der linksseitigen Cerclage, woraufhin die Fixierung durch einen Faszia-lata-Streifen ersetzt wurde. Diese Methode wurde auch bei den nachfolgenden Patienten mit Erfolg eingesetzt, da das homologe Material besser der Dauerbelastung widersteht. Durch den Einsatz des Faszia-lata-Streifens wurde eine dauerhafte Verbesserung der Aspirationsproblematik unseres ersten Patientens erzielt und er wurde daher befähigt, die vernähten Stimmlippen wenigstens teilweise zu öffen. Die Stimmbildung war erstmals seit der

8.6 Erste Ergebnisse einer funktionellen Anti-Aspirations-Chirurgie

Abb. 8.18. Patient von Abb. 8.15 nach modifizierter Laryngo-Hyoido-Mento-Pexie. Die *schwarzen Pfeilköpfe* weisen auf die Stellung der Epiglottis unter der "Abdeckung" des Zungengrundes hin. Der *schwarze Pfeil* markiert das Vestibulum laryngis in der "Abdeckung" des Zungengrundes (M = Mandibula; h = Hyoid)

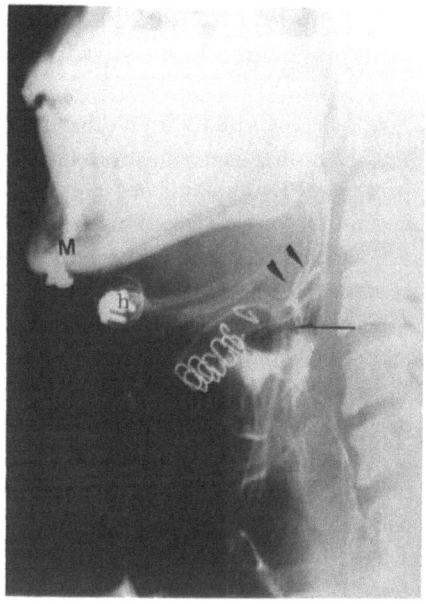

Abb. 8.19. Gut erkennbar ist die Annäherung der Epiglottis (e) an den Zungengrund (Z, *schwarze Pfeilköpfe*). Das Hyoid (h) ist durch die Faszien-Zügelung der Manibulaunterkante (m) maximal angenähert. Das gesamte Larynxskelett (S = Schildknorpel) ist ventralcranial verlagert, wodurch die Atemwege topographisch in einer günstigeren Position zu den "Schluckwegen" liegen

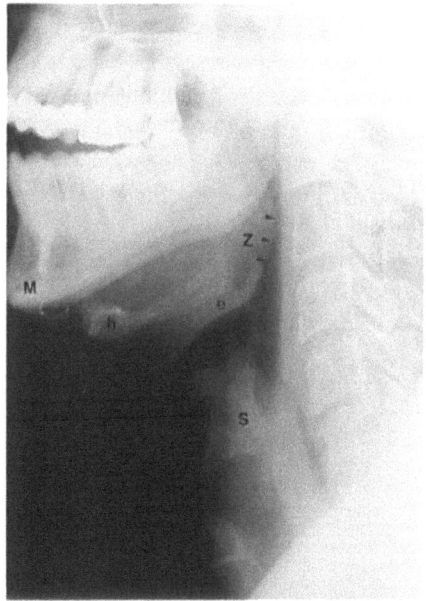

Tumoroperation vor fünf Jahren wieder möglich. Abb. 8.19 zeigt den Situs nach dem erneuten Eingriff.

Wegen des geringen bisher untersuchten und bis vier Jahre nachverfolgten Patientengutes ist oben genannte Operationsmethode noch mit Vorbehalt zu betrachten und sollte zunächst auf schwerste, anderweitig inkurable Fälle beschränkt bleiben.

8.7 Röntgenkinematographische Analyse neurologischer Schluckstörungen ohne Aspiration

Wenn sie auch klinisch und therapeutisch eindrucksvollere Symptomatik zeigen, sind die neurogenen Schluckstörungen mit Aspiration oft erst die Folge einer "kompensierten" Dysfunktion der laryngo-pharyngealen Interaktion und es sollte gerade unser Anliegen sein, neurologische Schluckstörungen möglichst frühzeitig zu erkennen und zu behandeln, bevor der Patient durch chronische Aspirationspneumonien belastet ist (s. Kap. 8.4.1.).

Es wird die pathologische Wertigkeit der sogenannten "laryngealen Penetration" und der Aspiration des Schweregrades I behandelt und die Rolle der beteiligten Muskelgruppen erörtert. Ein sehr häufiges Krankheitsbild ist die Dysfunktion des oberen Ösophagussphinkters im höheren Lebensalter, die als "idiopathische" zervikale Achalasie eine der häufigsten Ursachen einer "benignen", das heißt nicht tumorbedingten Dysphagie ist. Nicht immer sind dabei so eindrucksvolle Protrusionen des cricopharyngealen Muskelwulstes, wie in Abb. 8.14 vorgestellt, zu beobachten. Bereits Sphinkteröffnungsstörungen mit einer passageren Lumenobstruktion von 40% führen zu dysphagischen Beschwerden (Jones et al. 1991). 90 unserer 143 neurologisch erkrankten Patienten, entsprechend 63%, zeigten eine solche Dysfunktion im Sinne einer verspäteten (n = 34) oder inkompletten (n = 36) Sphinkteröffnung beziehungsweise eines vorzeitigen Sphinkterschlusses (n = 20). Dabei betrug der Mittelwert der dadurch verursachten zum Teil nur ganz kurzfristig auftretenden Lumenobstruktion 69%! Abbildung 8.20 zeigt ein Beispiel einer verspäteten Öffnung des oberen Ösophagussphinkters. Der Muskelwulst, der den cricopharyngealen Fasergruppen zuzuordnen ist, zeigt bei Ankunft des Bolus noch eine deutliche Prominenz.

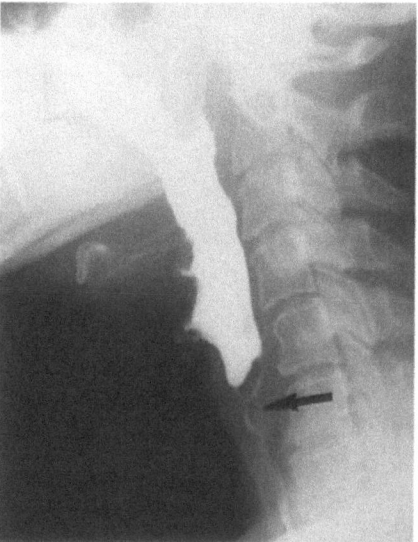

Abb. 8.20 . Verspätete Öffnung des oberen Ösophagussphinkters (*schwarzer Pfeil*) bei nur relativ geringer passagerer Lumenobstruktion

8.7 Röntgenkinematographische Analyse neurologischer Schluckstörungen   141

Normalerweise ist die Sphinkterzone des pharyngo-ösophagealen Überganges bereits zirca 1 s vor der Ankunft des Bolus geöffnet (Isberg et al. 1985; Kennedy et al. 1988). Die Ursache der neurologisch bedingten Funktionsstörungen des oberen Ösophagussphinkters ist noch weitgehend unklar (Ekberg 1982). Diskutiert werden diffuse Substanzverluste im Bereich der cortico-bulbären Bahnen oder Störungen im Bereich der Neurotransmitter, die auf den oberen Ösophagussphinkter wirken. Gerade im Alter wäre ein Einfluß reduzierter cortico-bulbärer Afferenzen im Rahmen eines Multiinfarkt-Syndroms oder eines Post-Polio-Syndroms denkbar, welche beide in das Bild einer Pseudobulbärparalyse einfließen.

8.7.1 Oropharyngeale Dysfunktionen

Bereits 1966 zeigte Donner in einer grundlegenden Arbeit die Bedeutung der Röntgenkinematographie bei den verschiedensten neurologischen Erkrankungen auf (Donner et al. 1966).

Am Beispiel eines Patienten mit Myasthenia gravis zeigte er typische Veränderungen bei extrapyramidal-motorischen Krankheitsbildern und bei Erkrankungen der motorischen Endplatte auf. Kinematographisch beobachtete er eine ungenügende Bolusformung und -Propulsion in der Mundhöhle mit verzögerter oraler und pharyngealer Entleerung. Bei der Myasthenie sind die Zungenbewegungen schwach und ermüden mit der Dauer der Kaufunktion ebenso wie die Pharynxkontraktilität. Ähnliche Beobachtungen konnten bei zwei Patienten mit einer medikamentös schlecht eingestellten Myasthenia gravis in unserem Krankengut angestellt werden. Da gleichzeitig auch der weiche Gaumen "ermüdet", kann es bei verminderter intradeglutitiver Pharynxelevation auch zur sogenannten "nasalen Penetration", das heißt zum Eintritt von Speise-, beziehungsweise Kontrastmittel-Bolus in den Nasopharynx kommen. Als "vorgeschalteten" Kompensationsmechanismus beobachtet

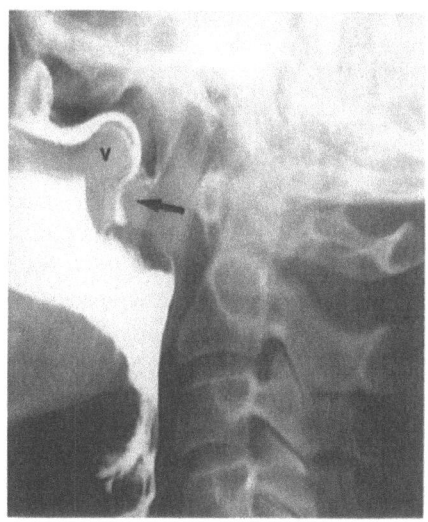

Abb. 8.21. Myasthenia gravis mit abgeschwächter Velumfunktion (*v*). Durch eine kompensatorisch vermehrte Protrusion des Passavantschen Wulsts (*schwarzer Pfeil*) wird ein noch suffizienter Nasopharynxabschluß erreicht. (Das Velum wurde durch eine nasale KM-Aspiration willentlich kontrastiert.)

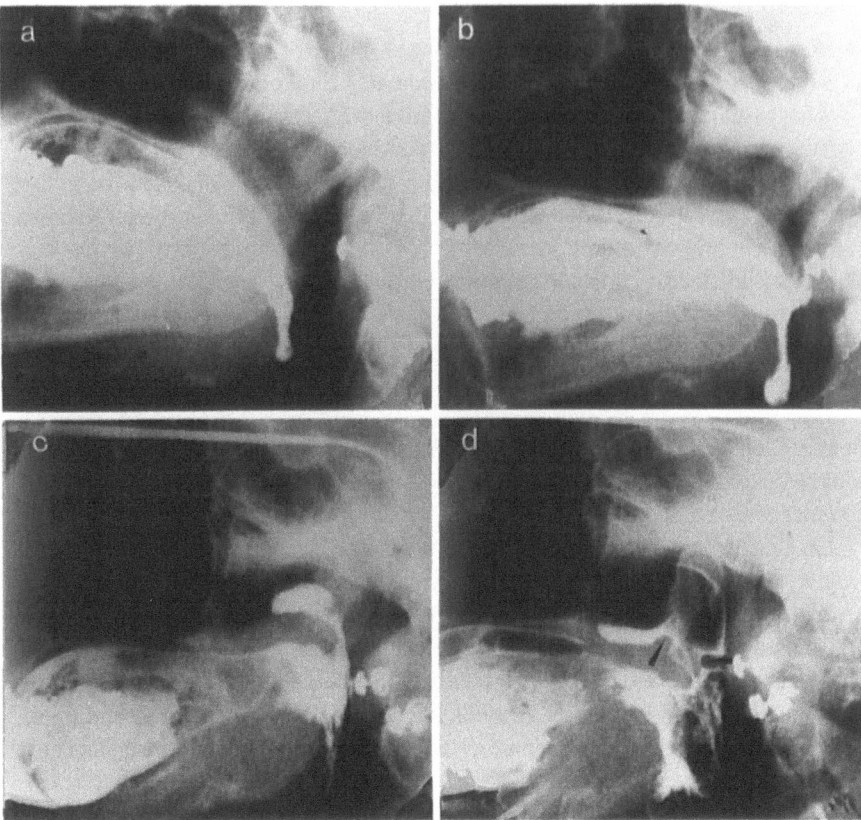

Abb. 8.22 a-d. 42jährige Patientin mit Zustand nach operativ-traumatischer Läsion der unteren Hirnnervengruppen, insbesondere Läsionen im Bereich des VII., IX. und X. Hirnnervs. **a, b** Der weiche Gaumen ist paretisch, eine geringe Menge Kontrastmittel entweicht vorzeitig über den Zungenrücken (sog. "Leaking"). **c** Der Nasopharynxabschluß ist insuffizient - beim Schluckvorgang preßt der Zungengrund das Kontrastmittel in den Nasopharynx. Dies wird durch die im Oropharynx unter Mithilfe des Zungengrunds aufgebauten Drucke verursacht. Bei intaktem Trigeminuskern zeigt sich eine Deformierung des weichen Gaumens im Sinne einer sogenannten "Tensor-Levator-Imbalance". **d** Gleichzeitig vollführt der M. constrictor pharyngis superior durch eine massive Ventralexkursion einen frustranen Kompensationsversuch zum Abschluß des Nasopharynx (schwarzer Pfeilkopf). Typisch ist auch die hantelförmige Deformierung des weichen Gaumens bei einer gemischten Innervationsstörung (des V. und VII. Hirnnervens) bei der Tensor-Levator-Imbalance

man eine vermehrte Ventral-Bewegung des Passavantschen Wulstes, welche so die defiziente Velumfunktion ausgleicht. Ein Beispiel hierfür ist in Abb. 8.21 vorgestellt.

Insgesamt wurde eine Kompensation des Nasopharynxabschlusses durch eine Vorwölbung des Passavant'schen Wulstes bei 11 der 44 Patienten mit einer gestörten Velumfunktion gefunden. Bei zwei Patienten mit Zustand nach einer transsphenoidalen Hypophysen-Operation war dies gleichermaßen zu beobachten.

Von den 8 untersuchten Patienten mit extrapyramidal-motorischen Erkrankungen litten 6 an einem medikamentös schlecht einstellbaren Morbus Parkinson und 2 an einer Chorea Huntington. In dieser Gruppe waren die radiologisch auffälligsten

Veränderungen ein Zungentremor mit verzögerter oraler Bolusformung und Propulsion, sowie eine Schwäche der Kaumuskulatur bei der Zerkleinerung der Barium-Gelatinekugeln. In 2 Fällen konnte auch ein deutlicher "Glottistremor" beobachtet werden, der bei einem Patienten zu Episoden einer geringgradigen trachealen Kontrastmittel-Aspiration führte. 5 dieser Patienten mit Morbus Parkinson zeigten auch eine abgeschwächte pharyngeale Motilität mit pathologisch verlängerter Pharynx-Passage- und Peristaltikzeit.

Die Störung der oralen Boluskontrolle wird durch unterschiedliche Pathomechanismen, wie eine Atrophie der Zunge oder eine Hypoplasie, beziehungsweise Schwäche des weichen Gaumens verursacht. Ferner kann eine Dysarthrie der Zunge oder ein Zungentremor zu Beeinträchtigungen der oralen Phase des Schluckaktes führen. Der gestörte Lippenschluß oder ein Absacken des Bolus in die Wangentaschen beruhen auf einer Läsion des N. facialis. Ausgedehntere Schäden der oralen Innervation verursachen eine dentale Malokklusion oder eine insuffiziente Bolusaufladung auf die Zunge. Insgesamt war die orale Boluskontrolle in unserem Gesamt-Kollektiv bei 97 Patienten gestört. Bei 74 dieser Patienten wurde ein unkontrollierter vorzeitiger Bolusaustritt aus der Mundhöhle, ein sogenanntes "Leaking", nachgewiesen. Dieses führte in 12 Fällen zu einer prädeglutitiven Aspiration, wie unter Kap. 8.3. und 8.4.2 abgehandelt. Bei 27 Patienten beruhte die gestörte orale Bolusformung auf einer Atrophie der Zunge und des Zungengrundes. Sie wurde durch eine Kompensationshaltung des weichen Gaumens bei 15 Patienten ausgeglichen. Hierbei liegt der hypertrophierte weiche Gaumen großflächig dem atrophischen Zungengrund an. Umgekehrt findet sich bei einer Schwäche oder Atrophie des Velums eine kompensatorische Anhebung des Zungengrundes. Sie wurde in unserem Kollektiv bei 8 der 21 Patienten mit einer Störung des weichen Gaumens beobachtet.

Eine einseitige Läsion des N. recurrens bei Zustand nach einer Strumektomie führte in unserem Krankengut bei 7 Patienten zu einer Verplumpung und deutlich eingeschränkten Funktion der ipsilateralen Stimmlippe. Der intradeglutitive Glottisschluß wurde durch die erhaltene Innervation der Gegenseite im Rahmen einer Kompensation des Stimmlippenschlusses des kontralateralen Stimmbandes gewährleistet. Diese Innervationsstörung äußert sich auch in einer Asymmetrie des Arytae-

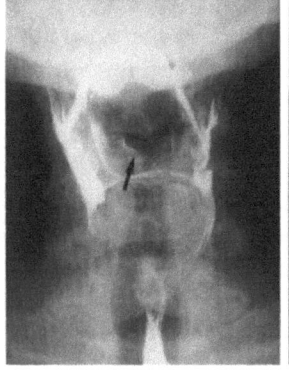
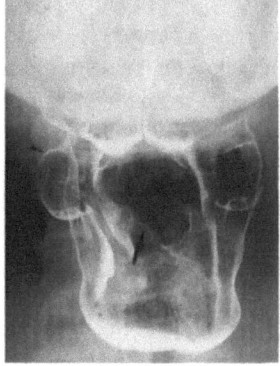

Abb. 8.23. 72-jährige Patientin mit Zustand nach einer Strumektomie und linksseitiger Läsion des N. recurrens vor 12 Jahren. Vor und während des Valsalva-Manövers sieht man eine kompensatorische, die Mittellinie leicht überschreitende Vorwölbung des rechtsseitigen Ary-Massivs (*schwarzer Pfeil*). Pfeilköpfe markieren das rechtsseitige der beidseitigen Pouches während der Pharynxdistension

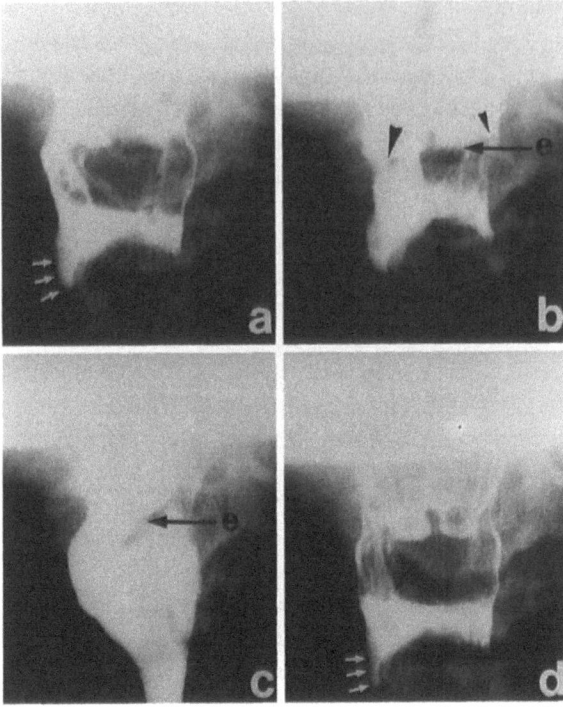

Abb. 8.24. a Bereits in der Ruhephase erkennt man eine vermehrte Retention von Barium im rechten Rezessus piriformis und eine mäßige Hypotonie der rechten Pharynxhälfte. b, c Die Boluspassage erfolgt fast ausschließlich über die rechte Seite, entsprechend kippt die Epiglottis nach rechts. d Nach der Wiederentfaltung des Pharynx zeigt sich wiederum eine Retention im rechten Hypopharynx. Kinematographisch äußerten wir den Verdacht auf eine Pharynxparese im Versorgungsbereich des IX. und X. Hirnnervs rechts und veranlaßten die Durchführung einer Kernspintomographie (s. Abb. 8.25).

noidal-Massivs, wobei wieder eine Kompensation der unverletzten Seite über die Mittellinie hinweg zu erkennen ist. Ein Beispiel wird in Abb. 8.23 vorgestellt.

8.7.2 Pharyngeale Dysfunktionen

Prinzipiell können die pharyngealen Konstriktor-Muskelgruppen im Rahmen einer neurologischen Erkrankung uni- oder bilateral und in unterschiedlicher Höhe betroffen sein. Kennzeichnend für die myogene Pharynx-Kontraktionsschwäche, wie bei der Dermatomyositis im Fallbeispiel 6, ist ein symmetrischer Kontraktionsverlust der beteiligten Muskelgruppen. Eine neuro-muskuläre Störung kann sich auf eine einseitige oder nur ein Konstriktor-Niveau betreffende Parese beschränken.

Eine Hemiparese des Pharynx und eine Epiglottiskippung zur paretischen Seite bei einer Patientin mit einer Langzeitanamnese eines Globus pharyngis und einer kürzlich aufgetretenen progressiven Festkörperdysphagie lenkte unseren Verdacht auf eine neurologische Erkrankung hin. Dieser Befund wird im Fallbeispiel zur Abb. 8.24 und 8.25 a und b vorgestellt.

Fallbeispiel mit kinematographischer Sequenz und Kernspintomographie einer langsam progredienten Festkörperdysphagie. Die hier vorgestellte 39jährige Patientin bietet eine besonders interessante Anamnese. Sie klagte zum Zeitpunkt der Untersuchung über eine seit einem Jahr langsam progrediente Dysphagie, überwiegend für feste Speisen bei seit langem bestehendem Globusgefühl. Sie hatte bereits

8.7 Röntgenkinematographische Analyse neurologischer Schluckstörungen   145

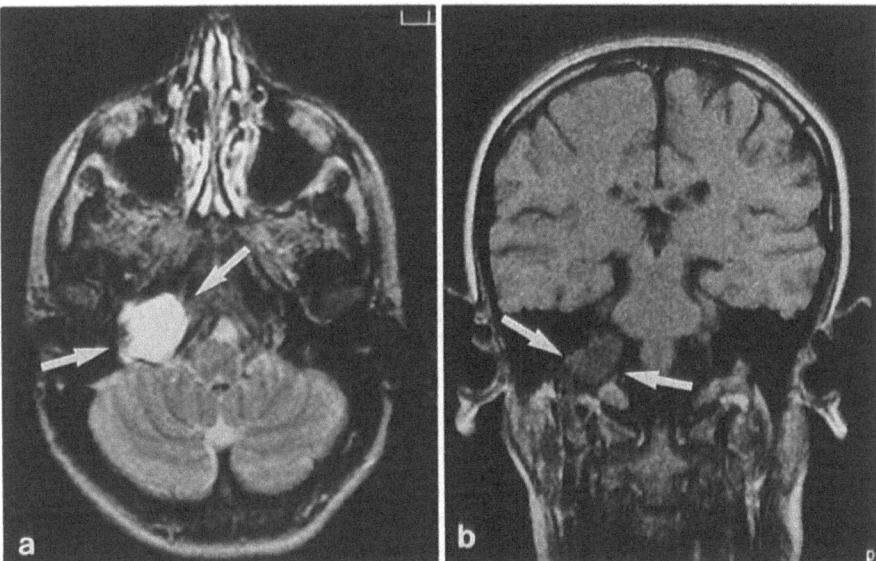

Abb. 8.25. a, b Ein großes Neurinom des IX. Hirnnervs rechts mit und ohne Kontrastmittelverstärkung konnte in der Kernspintomographie dargestellt werden. Der Tumor wurde mittlerweile operativ entfernt und die Diagnose histologisch gesichert. Obwohl der Tumor auf den IX. Hirnnerv begrenzt war, läßt sich die Funktionsbeeinträchtigung des Vaguskerns rechts durch die Tumorkompression erklären

mehrere hals-nasen-ohren-ärztliche, endoskopische, neurologische und schließlich sogar psychiatrische Konsultationen hinter sich. Eine Computertomographie des Schädels war als unauffällig befundet worden. Die Röntgenkinematographie dieser Patientin ergab einen überraschenden Befund. Die pathologische Veränderung ist am besten in der postero-anterioren Projektion, wie in Abb. 8.24 dargestellt zu erkennen.

Neben den neurogenen rein pharyngealen Störungen kann auch eine insuffiziente oder asymmetrische Larynxelevation auf dem Boden einer Innervationsstörung der extrinsischen Larynxmuskulatur eine Dysphagie verursachen. Die Kompression des Pharynx durch den inkomplett elevierten Larynx entspricht in der Funktionsaufzeichnung einem "Pseudotumor", welcher in der p.a.-Aufnahme den Hypopharynx pelottiert. Dieser Effekt kommt häufig als begleitende Störung, welche die hypopharyngealen Auffangräume einengt, bei Patienten mit Aspiration vor. Ein Beispiel hierfür ist in Abb. 8.16 zu sehen. Die laryngeale Kompression des Pharynx geht oft einer klinisch manifesten Aspiration voraus. Als therapeutischer Ansatz bietet sich das Larynxelevationstraining an.

8.8 Diskussion

Welchen Nutzen bringt uns die Hochfrequenzkinematographie in der Abklärung neurologischer Leiden?

Ihre Vorteile liegen in ihrer hohen Orts- und Zeitauflösung schneller Bewegungsabläufe. Gelegentlich ermöglicht sie uns auch Hinweise auf die neuroanatomische Lokalisation der zugrundeliegenden Störung, wobei allerdings artdiagnostische, auf die zugrundeliegende neurologische Grunderkrankung hinweisende Aussagen nur bedingt möglich sind. Die Möglichkeit einer Identifikation des Pathomechanismus einer Aspiration wurde ausführlich erläutert. Die daraus resultierende Bestimmung des Ansatzes rehabilitativer Maßnahmen und deren Erfolgskontrolle sind weitere wichtige Aspekte.

Die klinisch und radiologisch manifeste, regelmäßig auftretende Aspiration größerer Bolusanteile muß verstärkte diagnostische und vor allem therapeutische Bemühungen nach sich ziehen (Blitzer, 1985; Bonanno, 1970). Patienten mit vermindertem Hustenreflex oder durch neurologische Erkrankungen geschwächter Atemmuskulatur sind durch rezidivierende Pneumonien und die Ausbildung von Lungenabszessen gefährdet (Curtis et al. 1983). Die Letalität nach massiver Aspiration von saurem Magensaft beträgt sogar 30 - 70 % (Habel et al. 1972; Bartlett et al. 1975; Gay et al. 1984). Wegen des sehr unterschiedlichen therapeutischen Ansatzes ist daher bei den mittelgradig und stark ausgeprägten Aspirationsformen die Unterscheidung zwischen einer sogenannten prä-, intra- und postdeglutitiven Aspiration von klinischer Relevanz, das heißt also die Unterscheidung, ob die Aspiration vor, während oder nach der "Triggerung" des Schluckreflexes auftritt.

Logemann unterscheidet zwischen einer Aspiration vor dem Schlucken, während des Schluckens und nach dem Schlucken (Logemann 1983). In ihren Ausführungen fehlt jedoch eine Definition für den Beginn des Schluckaktes - was eine zeitliche Zuordnung der von ihr beschriebenen Aspirationsereignisse erschwert.

Uns erscheint dagegen die von uns eingeführte Unterscheidung, die sich auf die Triggerung des Schluckreflexes bezieht und röntgenkinematographisch leicht durch die Beobachtung des Beginns der pharyngealen Peristaltik festgelegt werden kann, geeigneter.

9 Achalasie und diffuser Ösophagusspasmus

Pharynx und Ösophagus sind als funktionelle Einheit zu betrachten (Bosma et al. 1980; 1986). In den letzten Jahren hat die Diagnostik der Motilitätsstörungen der Speiseröhre durch die Fortschritte der endoskopischen und radiologischen, besonders aber manometrischen Techniken einen erheblichen Aufschwung erlebt (Classen et al. 1973; Siewert et al. 1976). Die dabei am klarsten definierten Krankheitsbilder sind die Achalasie und der sogenannte "idiopathische, diffuse Ösophagusspasmus".

Ziel dieses Kapitels ist es, zu ermitteln, ob und in welchem Umfang bei der Achalasie und dem diffusen Ösophagusspasmus auch Veränderungen am Pharynx und oberen Ösophagussphinkter zu beobachten sind.

Es wurden nur Patienten vor einer Therapie berücksichtigt. Bei 56 Patienten mit Achalasie und 18 Patienten mit sogenanntem "idiopathischen diffusen Ösophagusspasmus" konnte durch den Einsatz der Hochfrequenzröntgenkinematographie eine deutlich erhöhte Inzidenz pathologischer Befunde am Pharynx und am pharyngoösophagealen Übergang festgestellt werden. Besonders augenfällig war die hohe Zahl der röntgenkinematographisch festgestellten Motilitätsstörungen des oberen Ösophagussphinkters. Daneben konnte überproportional häufig eine Membranstenose, ein laterales oder dorsales Pharynxdivertikel oder eine Pharynxasymmetrie, bzw. Pharyngozele beobachtet werden.

Die bei 58 der insgesamt 74 Patienten durchgeführte Ösophagusmanometrie zeigte gute Korrelationen bezüglich der Veränderungen am tubulären Ösophagus, war jedoch wegen methoden-spezifischer Eigenheiten für die Erkennung pathologischer Veränderungen am oberen Ösophagussphinkter weniger zuverlässig als die Hochfrequenzröntgenkinematographie.

Die Röntgenuntersuchung steht im diagnostischen Stufenprogramm weiterhin an erster Stelle bei Verdacht auf Achalasie oder diffusem Ösophagusspasmus (Donner 1976). Mit wenigen Ausnahmen konzentrierte sich das klinische Interesse bei diesen Erkrankungen jedoch auf die Analyse des Verhaltens des tubulären Ösophagus und insbesondere des unteren ösophagealen Sphinkters (Jones et al. 1987; Hannig et al. 1987). Die Speiseboluspropulsion vom Mund bis zum Magen muß jedoch als komplexe Leistung von Pharynx und Ösophagus betrachtet weden, welche sowohl funktionell als auch neurogen verschaltet sind (Dodds et al. 1975).

Daher erscheint es sinnvoll, nach morphologischen und motorischen Veränderungen im pharyngealen Bereich insbesondere auch am oberen Ösophagussphinkter zu fahnden.

9.1 Begriffsbestimmung

Die Achalasie ist definiert als unzureichende oder fehlende schluckreflektorische Erschlaffung des unteren Ösophagussphinkters, mit oder ohne erhöhtem Residualdruck und fehlender propulsiver Peristaltik des tubulären Ösophagus. Es handelt sich hier um eine ätiologisch bisher ungeklärte neuromuskuläre Erkrankung der Speiseröhre. Aufgrund klinischer, radiologischer und manometrischer Befunde unterscheidet man eine hyper-, hypo- und eine amotile Form der Achalasie. Jede dieser Formen weist typische Charakteristika auf. Allen dreien ist die meist langsam progrediente Dysphagie als Leitsymptom gemeinsam (Siewert et al. 1976).

9.2 Beschreibung der Krankheitsbilder (Röntgenmorphologie, Diagnostik und Therapie)

9.2.1 Hypomotile und amotile Achalasie

Die hypo- und amotile Form wurde von Brombart in drei Stadien eingeteilt (Brombart, 1983). Bei den häufig anzutreffenden Formen der hypo- und amotilen Achalasie findet sich typischerweise eine beträchtliche Dilatation des tubulären Ösophagus. Ein Flüssigkeitsspiegel im Ösophagus ist radiologisch oft bereits ohne Kontrastmittelgabe bei der Durchleuchtung am stehenden Patienten zu erkennen. Als semiquantitativer Parameter für die Höhe des Sphinkterresidualdruckes kann die Angabe der Höhe des Flüssigkeitsspiegels in Relation zu den Nachbarorganen dienen: Je höher dieser Spiegel, der sogenannte "Support-level" ist, desto höher ist der Sphinkterresidualdruck.

In nahezu allen fortgeschrittenen Stadien der Achalasie fehlt die beim Gesunden üblicherweise sichtbare Luftblase im Magenfundus.

Bei der Gabe von Bariumsulfat wird das spezifisch schwerere Barium-Sulfat vom Succus und den eventuell noch verbliebenen Speiseresten überschichtet. Erreicht die Bariumsulfat-Succus-Säule eine kritische Höhe, zumeist oberhalb des Niveaus des Aortenbogens, wird der hydrostatische Druck größer als der Verschlußdruck im unteren ösophagealen Sphinkter, wodurch ein Teil des Ösophagusinhaltes in den Magen übertritt. Die Bariumsäule sinkt somit wieder unter den kritischen Pegel, der den Schluß des unteren ösophagealen Sphinkters nach sich zieht (Belsey, 1966). Relativ häufig findet man am distalen Ösophagus mäßig weit einschnürende tertiäre Kontraktionen, die oft nur als "Kräuselungen" der Schleimhaut imponieren. Sie werden durch Kontraktionen der Tunica muscularis mucosae hervorgerufen.

Nach Brombart läßt sich die hypomotile und amotile Form der Achalasie radiologisch in drei Stadien einteilen (Brombart 1983):

Stadium I:
Abbildung 9.1 zeigt eine geringgradige, gleichmäßige Erweiterung des Ösophagus und eine Engstellung eines distalen Segmentes. Die Magenluftblase ist meist noch von normaler Größe.

9.2 Beschreibung der Krankheitsbilder (Röntgenmorphologie, Diagnostik und Therapie) 149

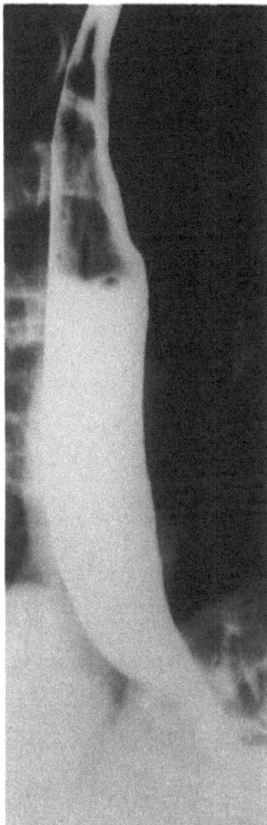

Abb. 9.1. Achalasie, Stadium I nach Brombart. Nur geringe Erweiterung des Ösophagus mit niedrigem Support-level. Der ösophago-gastrische Übergang ist enggestellt

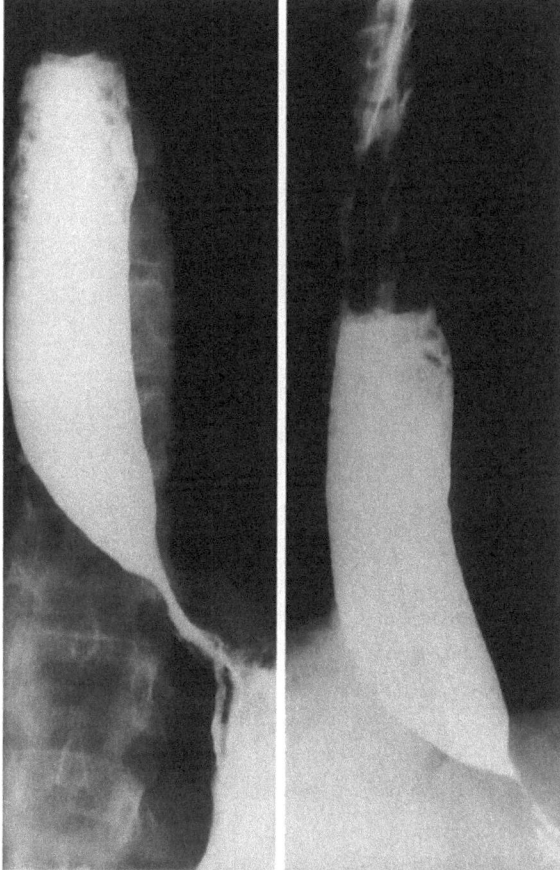

Abb. 9.2. Achalasie des Schweregrades II nach Brombart. Mäßige Weitstellung des Ösophaguslumens; eine hohe Barium-Säule ("Support-level") staut sich vor dem sektglasartig verengten ösophago-gastrischen Übergang

Stadium II:
Der Ösophagus ist bei der hypomotilen Achalasie Grad II mit einer mittleren Breite von ca. 4 cm stärker dilatiert als im Stadium I. Das terminale Ösophagussegment ist langstreckig enggestellt und zeigt die Form eines Sektglases. Die Magenblase fehlt oftmals. Eine Achalasie dieses Schweregrades ist in Abb. 9.2 gezeigt.

Stadium III:
Im Stadium III nach Brombart ist der Ösophagus massiv dilatiert und enthält große Mengen von Speiserückständen. Der epiphrenische Ösophagusabschnitt verläuft häufig siphonartig nach links, in Extremfällen wie in Abb. 9.3 auch kingking-artig. Die Luft in der Magenblase fehlt in diesem Stadium regelhaft.

Auf dem Lungenübersichtsbild in posterio-anteriorer Ansicht findet sich häufig eine Verbreiterung des Mediastinalschattens überwiegend nach rechts, wodurch eine Doppelkontur entsteht. Dies kann bei Unkenntnis des Krankheitsbildes und

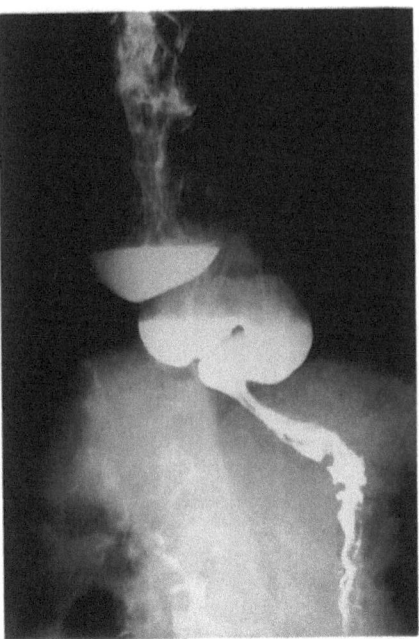

Abb. 9.3. Massiv elongierter und verbreiterter Ösophagus bei einer seit über 20 Jahren bestehenden Achalasie

fehlender Kontrastmittelgabe, insbesondere bei nur in einer Ebene angefertigten Thoraxübersichtsaufnahmen, zu Fehlinterpretationen Anlaß geben.

9.2.2 Hypermotile Achalasie

Die seltenere, *hypermotile Form der Achalasie* ist durch eine weniger ausgeprägte Ösophagusdilatation und durch segmentale, nicht propulsive Kontraktionen wie etagenartige Kontraktionen oder seltenere langstreckige Kontraktionen im Sinne von Etagen- oder Segmentspasmen gekennzeichnet. Sie haben einen durchschnürenden Charakter und gehen häufig mit retrosternalen Schmerzen einher.

Bei der hypermotilen Achalasie ist die Entwicklung von epidiaphragmalen Pulsionsdivertikeln des Ösophagus beschrieben worden (Brombart 1983). Eine Anisoperistaltik beziehungsweise ein segmentaler oder etagenförmiger Spasmus kann sich als Reaktion der Speiseröhre auf die Dysfunktion des unteren Ösophagussphinkters ausbilden. Dies führt zu Zonen regionaler Druckbelastung im tubulären Ösophagus und ist Ursache von Pulsionsdivertikeln (siehe auch Abb. 9.4).

Zu den sekundären Motilitätsstörungen des Ösophagus gehört die Chagas-Krankheit. Ihre radiologische, klinische und manometrische Symptomatik gleicht der Achalasie (Heitmann et al. 1964). Allerdings werden zusätzlich zur Erweiterung der Speiseröhre auch Mega-Formen des Colon, der Ureteren und anderer Hohlorgane beobachtet (Köberle et al. 1968; 1968). Die Chagas-Krankheit, die in Chile und Brasilien endemisch ist, wird durch das Trypanosoma cruzei verursacht. Eine histologische Differenzierung durch Erregernachweis in der Ösophagusmuskulatur, sowie insbesondere der Nachweis einer Zerstörung der intramuralen Ganglienzelle erbringt den Erkrankungsbeweis.

9.2 Beschreibung der Krankheitsbilder (Röntgenmorphologie, Diagnostik und Therapie) 151

Abb. 9.4. Beispiel einer seit langem bestehenden hypermotilen Achalasie, welche bereits zur Ausbildung von epiphrenischen Divertikeln an anatomischen Schwachstellen geführt hatte

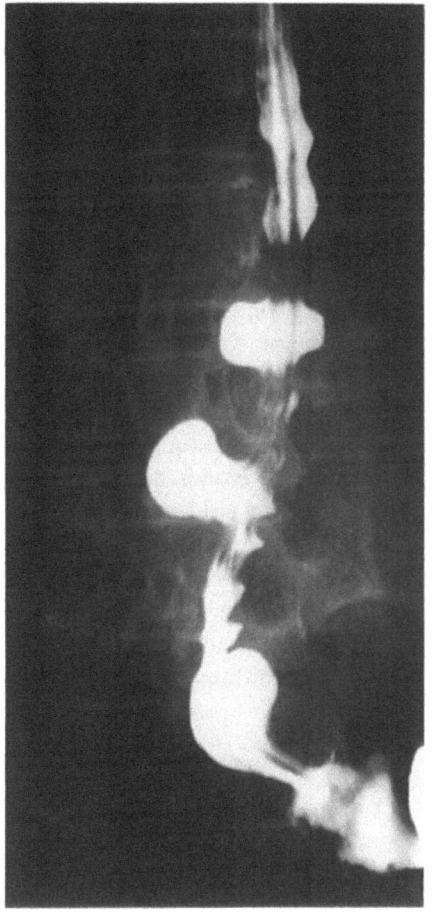

Differentialdiagnostisch ist von allen drei Formen der Achalasie die distale Ösophagusstenose, insbesondere das Karzinom des ösophago-gastrischen Übergangs abzugrenzen. Donner empfiehlt hierzu eine pharmako-radiologische Testung der Reaktion des Ösophagus auf cholinerge Substanzen, wie zum Beispiel die subcutane Gabe von 2,5 bis 7,5 mg Methacholin (Donner 1976).Bei Vorliegen einer Achalasie kann man nach Applikation des Pharmakons eine kräftige Kontraktion des Ösophagus entweder im Sinne einer segmental obliterierenden Form oder im Sinne von etagenartig gruppierten, zirkulären Kontraktionen beobachten (Ennis et al. 1973). Patienten mit normalem Ösophagus, mit Ösophaguskarzinom oder mit Strikturen sprechen hingegen nicht auf Methacholin oder andere Cholinergika an. In einigen Fällen diffuser Ösophagusspasmen ist nach Gabe von cholinergen Substanzen ebenfalls eine Zunahme spastischer Kontraktionen zu bemerken. Es wurde regelhaft Doryl(R) parenteral zur Ausschlußdiagnostik beziehungsweise zur Provokation beim diffusen Ösophagusspasmus zur Anwendung gebracht (s. Kapitel 3.3.2, Cholinergika). Unabhängig von den Möglichkeiten der Pharmakoradiographie und

-manometrie ist immer ein Malignitätsausschluß durch Endoskopie und gegebenenfalls durch eine tiefe Knopfbiopsie zu fordern.

In Abhängigkeit von der Art der Achalasie ergeben sich unterschiedliche therapeutische Ansätze. In der Regel ist eine Dilatationsbehandlung einer operativen Therapie, wie zum Beispiel einer Myotomie des unteren Ösophagussphinkters mit Thalscher Fundoplastik, vorgeschaltet (Siewert et al. 1990).

Die Komplikationsrate der Dilatationsbehandlung ist mit weniger als 5 % gering (Wienbeck 1976). Eine Perforation oder größere Mukosarisse werden mit einer von der Größe des Krankenguts abhängigen Rate von 1,6 - 9,4 % angegeben (Mc Kinnon et al. 1974; Sawyers et al. 1967). Dennoch ist eine Röntgenkontrolle mit wasserlöslichem Kontrastmittel zur Überprüfung des Dilatationserfolges und zum Ausschluß einer Leckage regelmäßig angezeigt.

Da ebenso wie bei der hypermotilen Achalasie bei einem diffusen Ösophagusspasmus mit gleichzeitig gestörter Relaxation am unteren Ösophagussphinkter eine pneumatische Dilatation der Kardia gelegentlich hilfreich sein kann, kann folgende Theorie abgeleitet werden : Diffuser Spasmus und hypermotile Achalasie sind unterschiedliche Ausprägungsvarianten einer identischen Grundkrankheit. In der Tat sind Fälle bekannt, in welchen sich aus einem diffusen Ösophagusspasmus im Verlauf von Jahren eine hypermotile Achalasie entwickelte (Müller-Lissner 1987).

Die medikamentöse Therapie mit Kalzium-Antagonisten (Nifedipine) oder Nitraten ist beim diffusen Ösophagusspasmus allerdings die Behandlungsmethode der ersten Wahl.

9.2.3 Diffuser Ösophagusspasmus

Radiologisch wie manometrisch ist diese Motilitätsstörung durch repetitive, oft anfallsartig auftretende, simultane, nicht propulsive Kontraktionen des glattmuskulären Ösophagus gekennzeichnet (Fleshler 1967). Die dabei auftretende Schmerzsymptomatik wird auch als "non-cardiac chest pain" bezeichnet.

Die Diagnose ist nur im Zusammenhang mit der Klinik und durch die Röntgenfunktionsanalyse, Manometrie und besonders sicher durch die 24-Stunden- Langzeitmanometrie zu stellen. Die Klinik besteht in Dysphagie, intermittierenden retrosternalen Beschwerden, die nicht sicher von pektanginösen Beschwerden zu unterscheiden sind. Auch ein probatorischer Einsatz von Kalzium-Antagonisten oder Nitro-Präparaten läßt keine Differenzierung eines diffusen Spasmus von einer kardialen Erkrankung zu, da diese Pharmaka sowohl eine Wirkung auf die glatte Ösophagusmuskulatur als auch auf die Herzkranzgefäße ausüben.

Erfaßt man während der Röntgenuntersuchung eine Episode perlschnurartiger oder korkenzieherförmiger Kontraktionen, die mit den obengenannten Beschwerden einhergeht, so ist ein diffuser Ösophagusspasmus als Ursache sehr wahrscheinlich (siehe Abb. 9.5). Eine Sicherung dieser Diagnose kann bei einem Ansprechen der Schmerzsymptomatik und gleichzeitiger Regression der radiologisch erfaßbaren Motilitätsstörung nach sublingualer Gabe von Ca^{++}-Antagonisten oder Nitropräparaten erbracht werden. Während des nur einige Minuten andauernden Untersu-

Abb. 9.5. Diffuser Ösophagusspasmus mit radiologisch erkennbaren nicht propulsiven, etagenartigen, korkenzieherförmigen Kontraktionen

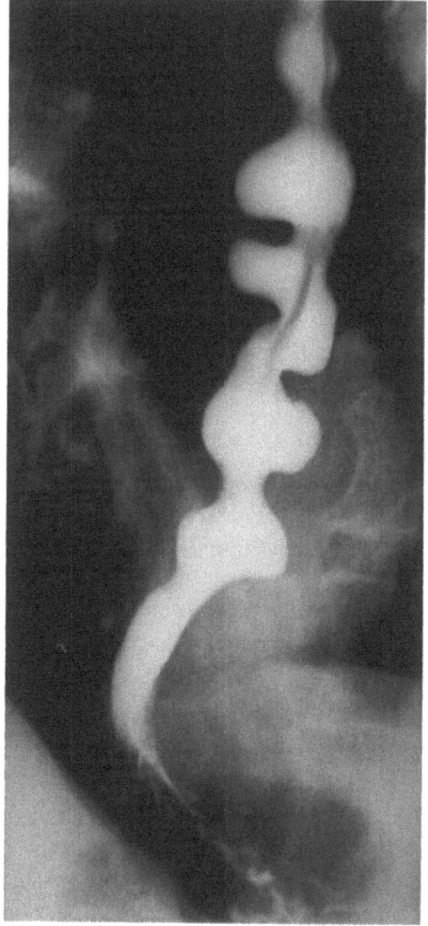

chungszeitraumes durch Röntgenvideo- oder Röntgenkinematographie wird oft ein Provokationsmanöver, zum Beispiel durch die parentrale Gabe von 0,5 mg Carbachol oder Tensilon, zur Anfallsauslösung notwendig.

Ein relativ großer Festkörperbolus kann ebenfalls einen diffusen Ösophagusspasmus provozieren. Es kommt hierbei häufig zur Bolus-Impaktation, die in der angloamerikanischen Literatur als "Steakhousesyndrom" bezeichnet wird. Der durch den großen Bolus hervorgerufene Dilatationsreiz führt bei dieser Patientengruppe zu einem reflektorisch ausgelösten Spasmus. Es kommen als Festkörperbolus die Barium-Sulfat-Gelatinekugeln zur Anwendung, da sie sich im Falle einer Impaktation innerhalb von 10 min auflösen (Hannig et al. 1989) (s. Kap. 3.3.3.).

Durch die abnorm starke Kontraktion werden die Ösophaguswände derart enggestellt, daß sie sich in einigen Abschnitten berühren. Diese perlschnurartige Wandkonfiguration wird oft mit dem von Barsony eingeführten Begriff der "Pseudodivertikel" bezeichnet (Barsony 1926). Da sich die Speiseröhre infolge der massiven Kontraktion verkürzt, sieht man häufig eine Hiatusgleithernie (Donner 1976).

Trotz dieser pathognomonischen radiologischen Motilitätsphänomene sollte zur weiteren Abklärung eines diffusen Spasmus in jedem Fall noch eine manometrische Überprüfung des tubulären Ösophagus und des unteren Ösophagusphinkters erfolgen, um einen erhöhten Druck der peristaltischen Aktivität, wie bei einem "Nußknacker"-Ösophagus, beziehungsweise eine unvollständige Erschlaffung des unteren ösophagealen Sphinkters, wie bei der Achalasie zu erfassen. Diese Differenzierung ist zur Indikationsstellung einer Dilatationsbehandlung bei fließendem Übergang des diffusen Spasmus zur hypermotilen Achalasie angezeigt (Müller-Lissner 1987).

Sind die Drucke am unteren Ösophagussphinkter normal, so ist die Erkrankung als sicher gutartig anzusehen und zumeist durch eine Langzeit-Medikation mit Nifedipinen, Sedativa und ggf. einer Psychotherapie zu beherrschen.

Für die retrosternale "Krampf"-Symptomatik soll ein Ischämieschmerz der "verkrampften" Muskelareale verantwortlich sein. Als einziges Residuum bei langer Krankheitsdauer ist eine unterschiedlich stark ausgeprägte Hypertrophie der Ösophagusmuskulatur beschrieben worden (Enterline et al. 1976). Ein typisches Bild dieser konzentrischen Hypertrophie, die bei einem Patienten in der Computertomographie und der Kernspin-Resonanz-Tomographie nachgewiesen werden konnte, zeigt Abb. 9.6 a,b.

Motilitätsstörungen mit etagenartigen, nicht propulsiven Kontraktionen wurden auch in der Umgebung größerer epidiaphragmaler Divertikel beobachtet, wie in Abb. 9.4 vorgestellt. Der Schluß liegt nahe, daß sich bei langem Krankheitsverlauf diese Divertikel aus den "Barsony'schen Pseudodivertikeln" zwischen den engegestellten Ösophagussegmenten entwickelt haben.

Nicht immer erscheint uns die Klassifikation des diffusen Spasmus als **primäre Motilitätsstörung** korrekt. Ein diffuser Spasmus konnte mehrfach nach einem Reflux bei einer gastro-ösophagealen Refluxerkrankung nachgewiesen werden. Bei einem Patienten trat er nach Laserbehandlung eines Kardiakarzinoms auf. In diesen Fällen muß therapeutisch zunächst eine Behandlung der Grunderkrankung erfolgen.

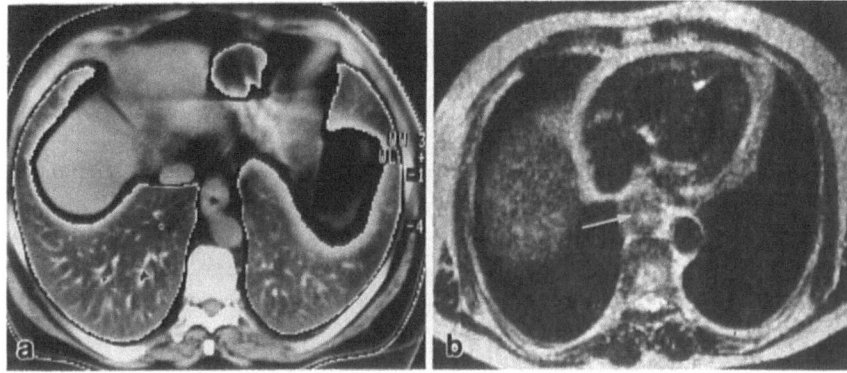

Abb. 9.6. Konzentrische Hypertrophie der Lamina muscularis propria des distalen tubulären Ösophagus bei einem diffusen Ösophagusspasmus in einem computertomographischen (**a**) und einem kernspintomographischen (**b**) Schnittbild

9.3 Patientengut

Es wurden 56 Patienten mit einer Achalasie untersucht (Tabelle 9.1). Das Durchschnittsalter betrug 51,5 Jahre, die Spanne reicht von 19-80 Jahren. Das Geschlechtsverhältnis Männer zu Frauen war fast ausgeglichen. Für die hypomotile Achalasie ist der Schweregrad nach Brombart mit I, II, III angegeben.

Das Kollektiv der Patienten mit diffusem Ösophagusspasmus ist in Tabelle 9.2 zusammengefaßt. 18 Patienten litten an einem diffusen Ösophagusspasmus. Das Durchschnittsalter war 54,2 Jahre. 11 Frauen und 7 Männer waren davon betroffen.

Die zur Untersuchung führenden Beschwerden der Patienten mit Achalasie und derer mit diffusem Ösophagusspasmus werden in Abb. 9.7 vorgestellt. Bei den Patienten mit Achalasie lag bei 24 Patienten eine Dysphagie, bei 9 ein Globusgefühl vor. 23 Patienten kamen zur Abklärung einer unspezifischen Oberbauchsymptomatik und hatten keine akuten Schluckbeschwerden. 13 Patienten mit diffusem Ösophagusspasmus litten unter einer Dysphagie, bei 5 bestand ein Globusgefühl.

Die Diagnosen waren durch die klinisch-anamnestischen Daten sowie in allen Fällen radiologisch und endoskopisch, zusätzlich in 56 Fällen manometrisch gesichert. In der Gruppe der Patienten mit Achalasie wurde nach klinisch-radiologischen Kriterien in 19 Fällen eine hypermotile Form festgestellt. Von den 32 Fällen mit hypomotiler Achalasie gehörten 16 Patienten dem Schweregrade I und 16 dem Schweregrade II nach Brombart an. Bei 5 Patienten bestand eine amotile Achalasie des III. Schweregrades. Diese Unterteilung ist von klinischer Relevanz bei der Entscheidung für die adäquate Therapie - so wird z.B. die hypermotile Form der Achalasie neben einer Dilatationsbehandlung bevorzugt symptomatisch medikamentös therapiert. Bei der hypomotilen und der amotilen Form wird häufiger primär die Indikation zur pneumatischen Dilatation oder zur chirurgischen Myotomie gestellt.

Tabelle 9.1. Kollektiv der Patienten mit Achalasie

Patienten mit Achalasie	= 56 (4,3 % des Gesamtkollektivs)
Durchschnittsalter	= 51,5 Jahre (SD = 16,1)
Geschlechtsverteilung	m : w = 26 : 30
Hypermotile Achalasie	= 19 (33,9 %)
Hypomotile (I) Achalasie	= 16 (28,6 %)
Hypomotile (II) Achalasie	= 16 (28,6 %)
Amotile (III) Achalasie	= 5 (8,9 %)

Tabelle 9.2. Kollektiv der Patienten mit diffusem Ösophagusspasmus

Patienten mit diffusem Ösophagusspasmus	= 18 (1,4 % des Gesamtkollektivs)
Durchschnittsalter	= 54,s Jahre (SD = 16,1)
Geschlechtsverteilung	m : w = 11 : 7

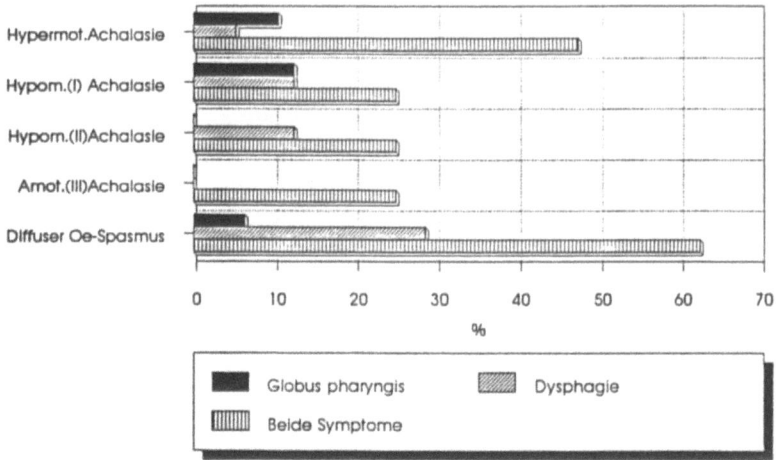

Abb. 9.7. Beschwerdebild bei Achalasie und diffusem Spasmus

9.4 Ergebnisse und Statistik

9.4.1 Röntgenkinematographische Untersuchungsergebnisse

Über eine Beteiligung des oberen Ösophagussphinkters bei der Achalasie und dem diffusen Ösophagussphinkter bestehen in der Literatur bisher noch keine Berichte. Am auffälligsten war der Befund einer Motilitätsstörung im Bereich des oberen Ösophagussphinkters sowohl bei den 17 der 19 Patienten mit hypermotiler Achalasie als auch bei den 12 der 18 Patienten mit diffusem Spasmus. Vergleicht man die Inzidenz von 89,4 % einer Motilitätsstörung am oberen Ösophagussphinkter bei der hypermotilen Achalasie mit den 66,7 % der Funktionsstörungen des oberen Ösophagussphinkters, die bei dem diffusen Ösophagusspasmus angetroffen wurden, fällt eine Ähnlichkeit auf. Dies unterstützt die häufig geäußerte Theorie, daß ein diffuser Ösophagusspasmus und eine hypermotile Achalasie nur unterschiedliche Ausprägungsvarianten der gleichen Grunderkrankung sind.

Die durch die Hochfrequenzröntgenkinematographie mögliche zeitliche Auflösung erlaubt eine exakte Einteilung einer Motilitätsstörung am oberen Ösophagussphinkter in vorzeitigen Sphinkterschluß, in unvollständige und eine verspätete Sphinkteröffnung beziehungsweise kombinierte Formen. Abb. 9.8 gibt einen Überblick der beobachteten Sphinkterdyskinesien in den einzelnen Diagnosegruppen.

2 Patienten mit hypomotiler Achalasie litten unter einer ausgeprägten Öffnungsstörung des oberen Ösophagussphinkters. Sie kamen im deutlich reduzierten Allgemein- und Ernährungszustand zur Vorstellung. Die Sphinkterstörung des oberen Ösophagussphinkters hatte zu einer Aphagie bei Odynophagie geführt.

In Abb. 9.9 ist die Kinosequenz eines Patienten mit hypermotiler Achalasie, Globusgefühl und einer kombinierten Funktionsstörung des oberen Ösophagussphinkters dargestellt.

9.4 Ergebnisse und Statistik

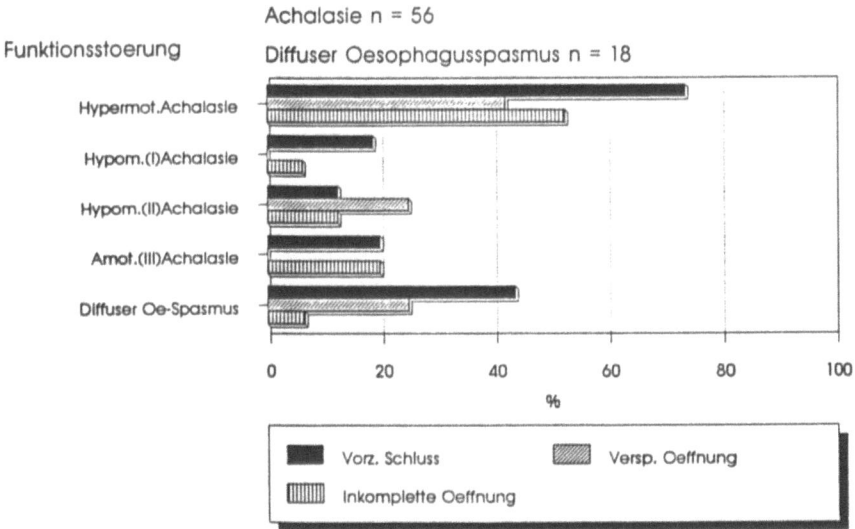

Abb. 9.8. Funktionsstörungen des oberen Ösophagussphinkters bei Achalasie und diffusem Ösophagusspasmus

Die Öffnung des Sphinkters und der Ablauf der peristaltischen Welle im tubulären Ösophagus sind als funktionelle Einheit koordiniert. Die während der Bolusaustreibung von 0,5s bis 0,7s Dauer im Pharynx aufgebauten hohen Drucke von 200-500 mm Hg mit der entsprechend hohen proximalen Bolusgeschwindigkeit verdeutlichen, wie wichtig ein reibungsloses Zusammenspiel von Schluckinitiation und Sphinkteröffnung ist (Dodds et al. 1975; Bosma et al. 1980; 1986).

Bei 27 der 73 Patienten mit Achalasie oder diffusem Spasmus fanden sich passagere Protrusionen der Oropharynxseitenwand unterschiedlichen Schweregrades. Diese Protrusionen werden auch "Pouches" genannt. Der aus der angelsächsischen Literatur übernommene Begriff des oropharyngealen "Pouches" bedarf der näheren Erklärung: Gemeint sind hier passagere laterale Divertikel, die nur während der Pharynxkontraktion nachweisbar sind und sich während der Pharynxrelaxationsphase wieder in die Valleculae und Recessus piriformes entleeren, wie in Abb. 9.10 erkennbar.

Sie bilden sich am Ort einer anatomischen Schwachstelle des Pharynx, im Bereich der Membrana thyrohyoidea, die in diesem Abschnitt nicht von einer Muskelschicht ummantelt ist. Hier treten die Arteria und Vena laryngea superior durch die Pharynxwand (Ekberg et al. 1983). Diese "Pouches" sind zu unterscheiden von den sehr seltenen, konstanten lateralen Pharynxdivertikeln (Abb. 7.12) und den Zenker'schen Divertikeln (s. Abb.10.7 und 10.8). Zur besseren Beurteilbarkeit der pathologischen Wertigkeit dieser "Pouches" wurde eine Einteilung in 3 Schweregrade vorgenommen. Sie sind in Kapitel 3.6.2. definiert.

Diese Einteilung erscheint deshalb von klinischer Relevanz, da bei den bisher röntgenkinematographisch untersuchten 65 Normalpatienten vereinzelt passagere Protrusionen nur des Schweregrades I beobachtet wurden. Die höchste Inzidenz

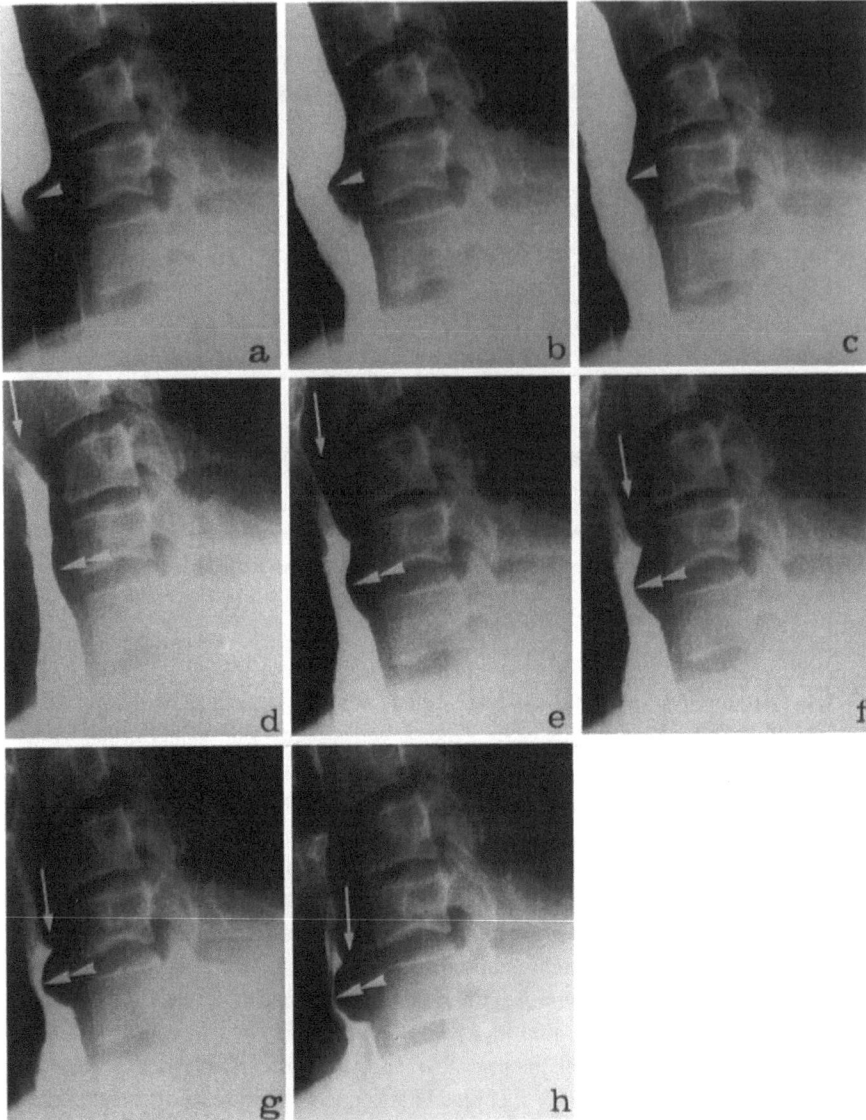

Abb. 9.9 a-h. Kombinierte Dysfunktion des oberen Ösophagussphinkters bei einem Patienten mit hypermotiler Achalasie. **a-c** Verzögerte Öffnung des oberen Ösophagusspasmus (*Pfeilkopf*), **d-e** vorzeitige Kontraktion (*Pfeil*)

findet sich bei Patienten jenseits des 5. Dezenniums. Sicherlich spielen hier Alterungsprozesse mit entsprechender Reduktion der Wandelastizität des Pharynx eine Rolle. Ein Zusammenhang der Entstehung dieser Protrusionen mit pathologisch erhöhten intrapharyngealen Drucken aufgrund einer Funktionsstörung des oberen Ösophagussphinkters ist wahrscheinlich.

Abb. 9.11 gibt einen Überblick über die Häufigkeit des Auftretens von "Pouches" bei der Achalasie und dem diffusen Ösophagusspasmus und den Schweregrad der

9.4 Ergebnisse und Statistik

Abb. 9.10. a Rechtsseitiges Pouch der Membrana thyrohyoidea, welches sich während der Pharynxpassage ausgestülpt hat (*weiße Pfeilköpfe*). Bolus (*b*) bei der Passage durch den oberen Ösophagussphinkter. **b** Entleerung des KM aus dem Pouches in den rechten Recessus piriformis(r). **c** Anschwemmung von KM in den Aditus laryngis. **d** Übertritt des KM durch den Ventriculus Morgagni (*vm*) in die Trachea

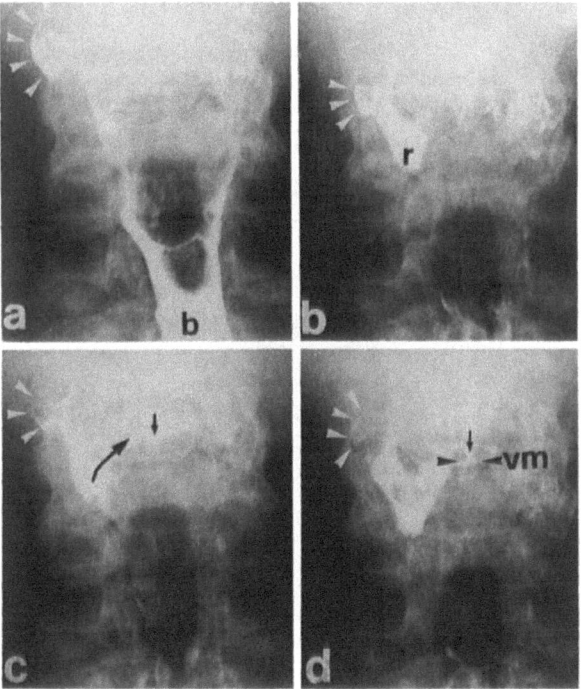

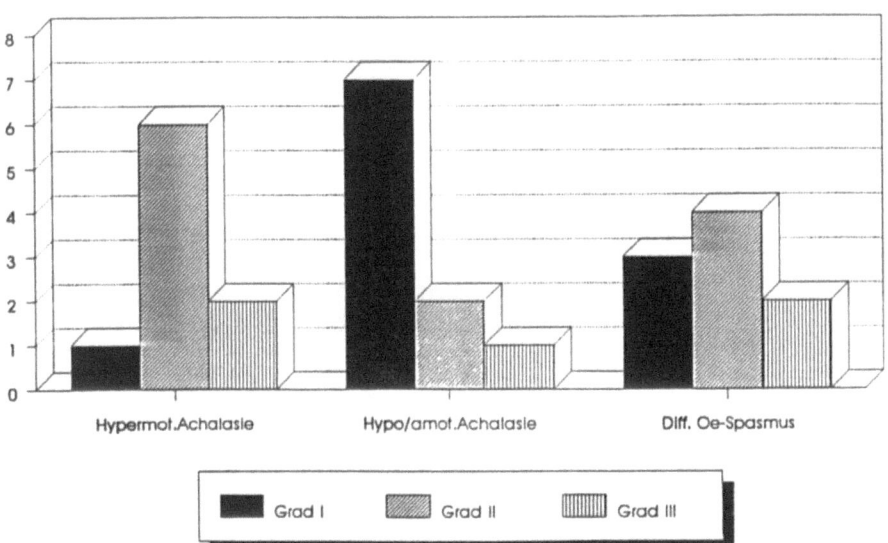

Abb. 9.11. Schweregrad der Pouches bei Achalasie und diffusem Spasmus

Funktionsstoerung

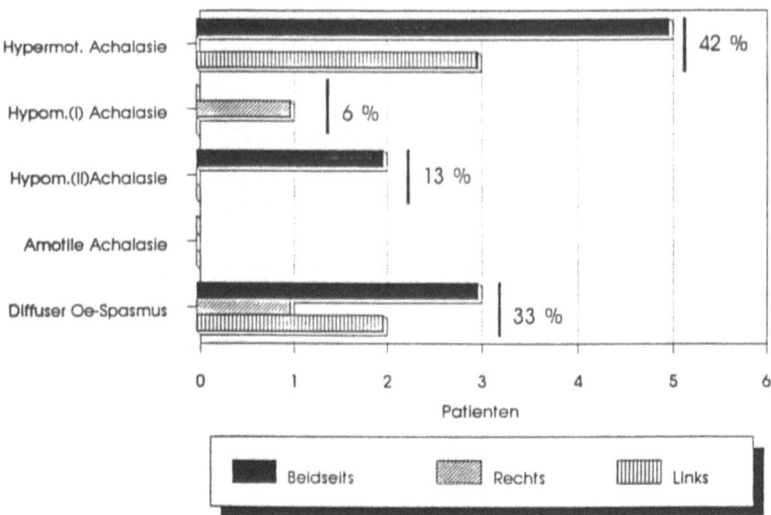

Abb. 9. 12. Pouches Grad II und III bei Achalasie und diffusem Spasmus

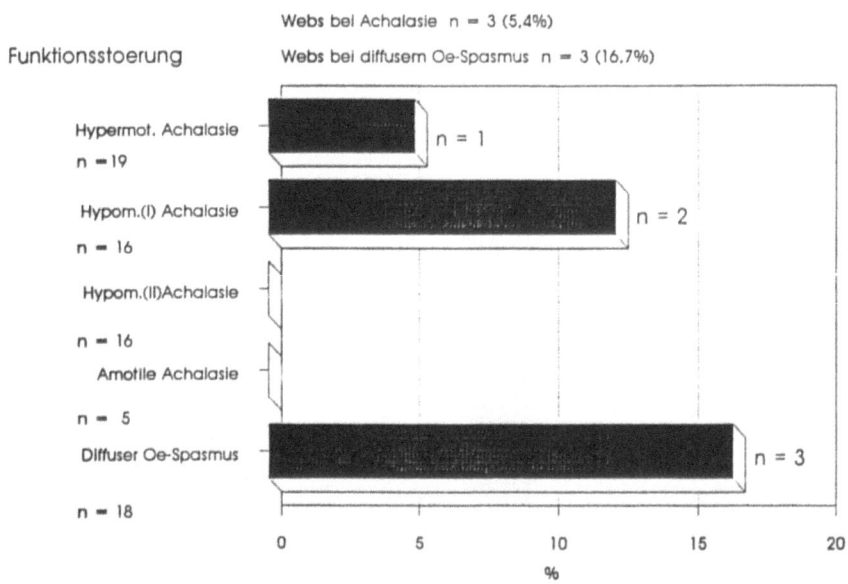

Abb. 9. 13. Webs (Membranstenosen bei Achalasie (n = 3; 5,4%) und bei diffusem Ösophagusspasmus (n = 3; 16,7%)

9.4 Ergebnisse und Statistik

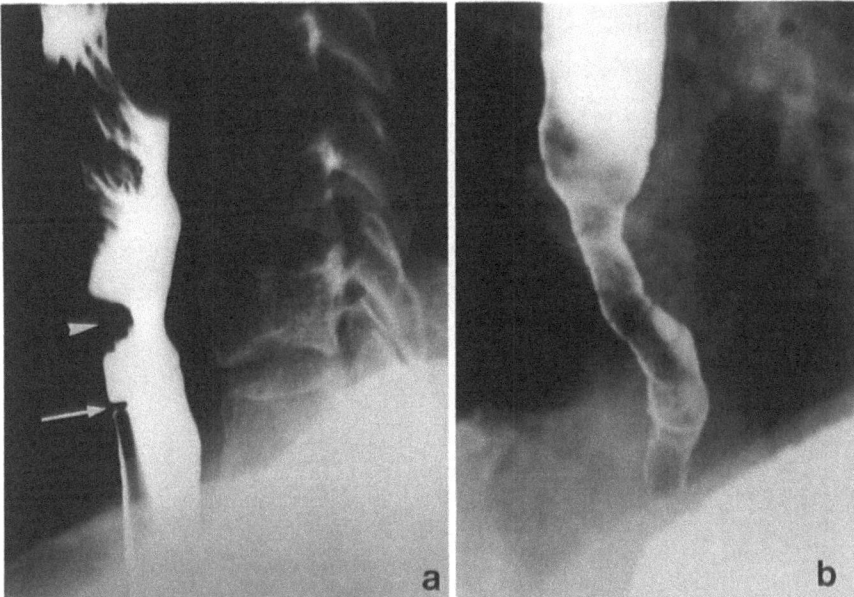

Abb. 9.14. a Hypopharyngeale ventrale Membranstenose (Web: *weißer Pfeil*) bei einem Patienten mit hypermotiler Achalasie. Direkt darunter ist eine kontrastmittelfreie Zone durch die Ablenkung des KM-Stromes durch ein sogenanntes "Jet-Phänomen" erkennbar. Die darüber mit einem *weißen Pfeilkopf* markierte retrocricoidale Kontrastmittelaussparung ist eine sogenannte "retrocricoidale Impression". Sie wird durch die während der Pharynxkontraktion gefüllten Venenplexus verursacht. **b** Mindestens vier semizirkuläre Webs finden sich im distalen Ösophagus im Doppelkontrast-Ösophagogramm bei demselben Patienten

Protrusion. Es fällt auf, daß bei der hypermotilen Achalasie und dem diffusen Ösophagusspasmus die Inzidenz der "Pouches" der klinisch relevanten Schweregrade II und III 42 % bzw. 33 % erreicht, wie in Abb. 9.12 gezeigt.

Bei 3 Patienten fanden sich die oben beschriebenen konstanten lateralen Pharynxdivertikel (vgl. Abb. 7.12, Kap. 7.4.1).

In 5 Fällen waren Frühstadien von Zenker'schen Divertikeln nachweisbar (vgl. Abb. 10.7 und 10.8). Sie fanden sich 3 mal in der Gruppe der *hypermotilen* Achalasie und je 1 mal bei der hypo- bis amotilen Achalasie und beim diffusen Ösophagusspasmus.

8 Patienten zeigten den Befund sogenannter hypopharyngealer "Webs" (Abb. 9.13). Sie wurden 1 mal bei den Patienten mit hypermotiler Achalasie, 5 mal in der Gruppe der hypo- bis amotilen Achalasie und 2 mal beim diffusen Ösophagusspasmus nachgewiesen.

Nur 2 der 8 von uns röntgenkinematographisch nachgewiesenen pharyngealen Membranstenosen waren bei den vorausgegangenen endoskopischen oder konventionell-radiologischen Untersuchungen aufgefallen. Ein Patient mit hypermotiler Achalasie zeigte eine interessante Befundkombination eines hypopharyngealen Webs mit mehreren Webs des distalen Ösophagus (Abb. 9.14) und eine massive

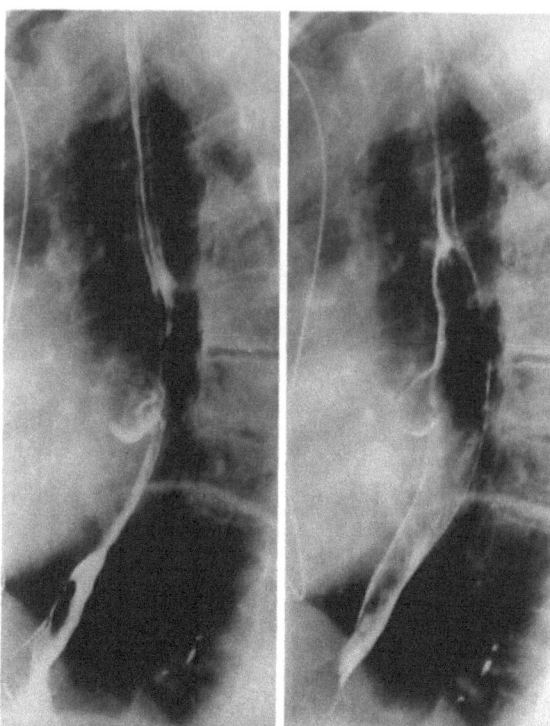

Abb. 9.15. Hochgelegenes epiphrenisches Pulsionsdivertikel bei einem Patienten mit Cardiadysfunktion

konzentrische Wandverdickung der Lamina muscularis propria des distalen Ösophagus in der CT und der MRT (s. Abb. 9.6 a , b).

Epiphrenische Divertikel fanden sich in unserem Gesamtpatientengut in 19 Fällen. Sie traten bei allen Patienten in Verbindung mit einer Cardia-Dysfunktion auf. Bei der hypermotilen Achalasie und dem diffusen Ösopahgusspasmus wurden sie 12 mal angetroffen. Ein Beispiel eines epiphrenischen Divertikels ist in Abb. 9.15 vorgestellt.

9.4.2 Manometrische Untersuchungsergebnisse

Bei 48 der 60 Patienten mit Achalasie und 10 der 13 Patienten mit diffusem Ösophagusspasmus wurde eine Langzeitmanometrie mit computergestützter Auswertung durchgeführt.

Dabei ergab der Vergleich der manometrischen Befunde bezüglich der diagnostischen Aussage "Achalasie" bei 47 der 48 Patienten eine Übereinstimmung der radiologischen und manometrischen Aussagen. In einem Fall konnte die radiologische Diagnose "Frühstadium einer hypermotilen Achalasie" manometrisch nur im Sinne einer Verdachtsdiagnose bestätigt werden.

Bei der Klassifizierung der Achalasie in hyper-, hypo- und amotile Formen ergab sich in 6 von 48 Fällen eine Diskrepanz zwischen radiologischem und manometrischem Befund. Dabei ist zu erwähnen, daß die Untersuchungen zum Teil nicht am gleichen Tag durchgeführt wurden.

In einem Fall konnte die radiologische Diagnose eines diffusen Ösophagusspasmus manometrisch nicht sicher bestätigt werden. Die während der Röntgenuntersuchung beobachteten typischen Etagenspasmen (s. Abb. 9.5) in Kombination mit der in diesem Moment vom Patienten angegebenen, eindeutigen Schmerzsymptomatik sprechen dafür, daß die 5 Tage später durchgeführte Manometrie nur ein "anfallfreies Intervall" erfaßte.

9.5 Diskussion

Die radiologischen Veränderungen des tubulären Ösophagus bei der Achalasie und beim diffusen Ösophagusspasmus sind von drei Autoren beschrieben (Castell 1976; Brombart 1983; Hannig et al. 1987). Die radiologische Stadieneinteilung von Brombart gilt noch heute als Grundlage für die Festlegung des radiologischen Schweregrades der Achalasie. Sie trifft jedoch als rein röntgenmorphologische Beschreibung eigentlich nur für die größere Gruppe der hypo- und amotilen Achalasien zu (Hannig et al. 1987).

Die hypermotile Achalasie und der diffuse Ösophagusspasmus sind differentialdiagnostisch letztlich nur durch die Langzeit-Manometrie zu bestätigen. Es gibt jedoch radiologisch eindeutige Zeichen, welche die Verdachtsdiagnose einer Achalasie und eines diffusen Ösophagusspasmus rechtfertigen. Die Achalasie zeichnet sich durch ein hohes Barium-Niveau im Ösophagus bei der Untersuchung im Stehen aus. Wenn beim Trinken einer Barium-Sulfat-Suspension eine kritische Höhe erreicht wird, sinkt der Spiegel wieder bis zu dieser Höhe ab. Zur weiteren Einengung der Differentialdiagnose einer hypermotilen Achalasie gegenüber einer distalen Ösophagusneoplasie mit Widerstandsperistaltik erwies sich Glucagon oder Adalat als hilfreich. Eine sichere Diagnosestellung ist jedoch nur durch eine Ösophagoskopie mit Biopsie möglich. Bei der Achalasie ist histopathologisch eine Degeneration der Auerbachschen Plexus in der Ösophaguswand nachzuweisen. Manometrisch erkennt man einen normalen oder erhöhten Ruhetonus und eine inkomplette oder fehlende schluckreflektorische Erschlaffung des unteren Ösophagussphinkters (Feussner 1987). Beim diffusen Ösophagusspasmus im anfallsfreien Intervall können Spasmen mit Cholinergika, wie Carbochol, oder mit Pentagastrin ausgelöst werden.

Während die endgültige Diagnose der Motilitätsveränderungen des tubulären Ösophagus vorwiegend der Manometrie vorbehalten ist, ist der Nachweis von Veränderungen im pharyngo-ösophagealen Übergang eine Domäne der Hochfrequenzkinematographie. Mitteilungen über pharyngeale Veränderungen bei der Achalasie sind in der Literatur nur sehr spärlich zu finden - für den diffusen Ösophagusspasmus fehlen sie ganz (Janker et al. 1958; Jones et al. 1987; Hannig et al. 1987). Über Veränderungen am oberen Ösophagussphinkter bei diesen ösophagealen Krankheitsbildern findet man keine Mitteilungen in der Literatur. Dies mag zum Teil dadurch zu erklären sein, daß bei vielen Breischluck-Untersuchungen des Ösophagus der Pharynx nicht routinemäßig mituntersucht wird. Zum Teil wird es auch dadurch verständlich, daß die konventionelle Röntgendurchleuchtungsuntersuchung des schnell kontrahierenden Pharynx zur Erkennung funktioneller Veränderungen keine hinreichende diagnostische Treffsicherheit bietet. Dies gilt insbesondere für solche Veränderungen, die nur während der 0,5 - 0,7 s dauernden Pharynxkontraktion erkennbar werden, wie die Dysfunktionen des oberen Ösophagussphinkters, die frühen Zenker'schen Divertikel, die sogenannten oropharyngealen Pouches sowie die Asymmetrien der Pharynxkontraktion oder des Epiglottisschlusses. Röntgenkinematographische oder videographische Aufzeichnungen der Pharynx- und Ösophagusmotilität werden zur Zeit an sehr wenigen Zentren durchgeführt (Donner 1976; Ekberg et al. 1983; Brühlmann 1985; Hannig et al. 1987).

Die in unserem Patientenkollektiv mit Achalasie und diffusem Ösophagusspasmus am häufigsten festgestellte pharyngeale Veränderung war die einer Dysfunktion des oberen Ösophagussphinkters bei 47% der Patienten.

In der Diagnosegruppe hypermotile Achalasie und diffuser Ösohagusspasmus fand sich diese Motilitätsstörung sogar bei 72 % bzw. 69 % der Patienten.

Es ist zu vermuten, daß die Dysfunktion des oberen Sphinkters in kausalem Zusammenhang mit der jeweiligen Ösophaguserkrankung steht. Der obere Ösophagussphinkter dient als physiologische Schutzbarriere des Pharynx zur Verhinderung des Eintritts von Ösophagusinhalt oder von regurgitiertem, saurem Magensaft und stellt somit einen Schutz vor einer trachealen Aspiration oder vor einer Schleimhautaffektion des Pharynx durch sauren Magensaft dar. Eine Dysfunktion des Sphinkters bei der Achalasie als mögliche Ursache eines Globusgefühls wurde von uns 1987 beschrieben (Hannig et al. 1987). Es waren Veränderungen sowohl im Sinne einer verzögerten Sphinkteröffnung als auch eines vorzeitigen Sphinkterschlusses besonders bei der hypermotilen Form der Achalasie beobachtet worden. Diese Befunde erfuhren eine teilweise Bestätigung durch eine retrospektive Studie von Jones, die bei 11 von 21 Patienten mit Achalasie pharyngeale Auffälligkeiten fand (Jones et al. 1987). Diese bestanden in 8 Fällen in einer "Prominenz" des pharyngo-ösophagealen Übergangssegmentes, welche in unserem Patientengut dem Befund einer verzögerten oder insuffizienten Öffnung des Sphinkters entsprechen dürften. Die Autorin berichtet auch über 9 "pharyngeale Pouches" als möglicherweise durch Achalasie verursachte pharyngeale Veränderungen. Eine Klassifikation der "Pouches" in Schweregrade erfolgt jedoch nicht. Im Gegensatz zu unseren Ergebnissen war die Inzidenz pathologischer pharyngealer Veränderungen bei der hypermotilen Form der Achalasie in der Studie anderer Autoren nicht erhöht (Jones et al. 1987).

Die hohe Zahl von pharyngealen Wandprotrusionen bis zu konstanten lateralen oder dorsalen Divertikeln ist mit einiger Wahrscheinlichkeit auf die pathologisch erhöhten intraluminalen Drucke im Pharynx während der Austreibung gegen einen nicht suffizient geöffneten oder vorzeitig kontrahierten oberen Ösophagussphinkter zurückzuführen. Bachmann und Mitarbeiter haben nachgewiesen, daß Pharyngozelen oder andere pharyngeale Wandprotrusionen auf dem Boden eines erhöhten intrapharyngealen Druckes entstehen (Bachmann et al. 1868).

9.5 Diskussion

Die Sonderstellung der hypermotilen Achalasie und des diffusen Ösophagusspasmus, bei welchen besonders häufig eine Dysfunktion des oberen Ösophagussphinkters und pharyngeale Wandschwächen beobachtet werden, liegt wohl darin begründet, daß es bei diesen Krankheitsbildern besonders häufig zu einem "Anschwemmen" von Ösophagusinhalt gegen den oberen Ösophagussphinkter mit reflektorischem Druckanstieg kommt.

Unser Nachweis von 5 frühen Zenker'schen Divertikeln in einem Kollektiv von 73 Patienten ist bei einer Vergleichs-Inzidenz von 1 zu 10 000 pro Jahr in der Normalbevölkerung ein auffälliger Befund. Über den Zusammenhang zwischen einer Ösophaguserkrankung, Dysfunktion des oberen Ösophagussphinkters und Ausbildung von Zenker'schen Divertikeln wird im folgenden Kapitel berichtet.

Die von anderen Autoren propagierten Veränderungen der Epiglottisfunktion konnten bei unserem Krankengut nicht bestätigt werden (Jones et al. 1987). Da eine Kippung der Epiglottis sowohl von der oralen Bolusaufladung abhängig ist als auch durch eine einseitige Schwäche der Pharynxkonstriktoren hervorgerufen werden kann, ist sie als indirekter Hinweis auf eine Störung vorwiegend neurogener Natur zu erachten. Die Bedeutung der Epiglottiskippung als diagnostischen Hinweis auf eine pathologische Veränderung wird zusätzlich durch die Tatsache "relativiert", daß manche Patienten habituell eine mehr einseitige orale Bolusaufladung zeigen, welche ebenso wie eine Neigung des Kopfes zu einer ipsilateralen Abweichung der Epiglottis von der Horizontalen führt.

Der Radiologe sollte bei der Diagnosestellung einer Achalasie oder eines diffusen Ösophagusspasmus ein vermehrtes Augenmerk auf etwaig vorhandene zusätzliche, pharyngeale Veränderungen richten, die oft eine "atypische" Lokalisation der geklagten dysphagischen Beschwerden erklären.

Die Bedeutung dieser atypischen Symptomatik wird durch die Beobachtung erhärtet, daß 27 unserer Patienten mit Achalasie primär mit einer Dysphagie, beziehungsweise mit einem Globusgefühl zur Abklärung kamen.

10 Zenker'sche Divertikel

Ziel dieses Kapitels war es, durch Einsatz der Hochfrequenzröntgenkinematographie an einem Kollektiv von 114 Patienten mit Zenker'schen Divertikeln Veränderungen des Kontraktionsverhaltens von Pharynx und oberem Ösophagussphinkter zu analysieren. Insbesondere sollte geklärt werden, ob Veränderungen am oberen Ösophagussphinkter bei Zenker'schen Divertikeln auftreten, bzw. welchen Einfluß sie auf die Divertikulogenese nehmen.

Wegen des bekannten Zusammenhanges zwischen pharyngealen und ösophagealen Erkrankungen wurde besonders auch nach Veränderungen im Ösophagus gefahndet.

10.1 Einleitung

Das erste Divertikel des pharyngo-ösophagealen Überganges wurde im Jahre 1767 von Abraham Ludlow beschrieben (Ludlow 1767).

Die erste systematische pathologisch-anatomische Untersuchung der Pulsionsdivertikel des Pharynx verdanken wir Zenker und v. Ziemssen (Zenker et al. 1878). In einem grundlegenden Lehrbuchkapitel beschreibt Zenker 32 Fälle der später nach ihm benannten pharyngo-ösophagealen Übergangsdivertikel. Er bezeichnete sie als Schleimhauthernien oder auch Pharyngozelen, da die von ihm untersuchten Präparate offenbar kaum Muskelfasern aufwiesen. Die Austrittsstelle der Divertikel lokalisierte er zwischen die Fasern des M. constrictor pharyngis inferior. Zenker hielt die lokale Wandschwäche im unteren Teil dieses Muskels für den wichtigsten ätiologischen Faktor. Als auslösende Ursache zur Divertikelbildung nahm er steckengebliebene Fremdkörper oder stenosierende Läsionen an.

Die muskulären Verhältnisse am M. constrictor pharyngis inferior wurden 1908 durch Killian weiter geklärt. Er konnte im M. cricopharyngeus obere schräge (Pars obliqua) und untere horizontale (Pars fundiformis) Muskelfaseranordnungen identifizieren.

Zwischen diesen Muskelanteilen war die pharyngo-basilare Faszie der Pharynxhinterwand nur spärlich mit Muskelfasern gedeckt. Diese hypopharyngeale "Schwachstelle" wird heute als Killian'sches Dreieck bezeichnet.

Killian war der erste Autor, der in seinen Überlegungen zur Pathogenese der Zenker'schen Divertikel der Region des pharyngo-ösophagealen Sphinkters eine entscheidende Bedeutung zumaß.

Dies belegt ein Zitat aus seiner Arbeit "Über den Mund der Speiseröhre" aus dem Jahr 1908. Hier schreibt er: "Im übrigen halte ich es für erwiesen, daß von seltenen

Ausnahmen abgesehen, die Pulsionsdivertikel des Hypopharynx Krampfzuständen des Speiseröhrenmundes ihre Entstehung verdanken" (Killian 1907 und 1908). In den darauf folgenden Jahrzehnten wurden insbesondere nach Einführung der Manometrie die verschiedensten, z. T. kontroversen Theorien zur Pathogenese des Zenker'schen Divertikels publiziert. Das Interesse der meisten Autoren konzentriert sich seither auf den oberen Ösophagussphinkter. Die anfänglich ebenfalls diskrepanten Ansichten über die anatomischen Verhältnisse an der Pharynxhinterwand und dem pharyngo-ösophagealen Übergang dürfen seit der grundlegenden Arbeit von Perrott als geklärt gelten (Perrott 1962). Sie wurde in Kap. 4 und Kap. 10 diskutiert.

10.2 Radiologische Stadieneinteilung

Die heute allgemein anerkannte röntgenmorphologische Einteilung der Zenker'schen Divertikel stammt von Brombart (Brombart, 1973):

Stadium I (Abb. 10.1): Das Divertikel hat im lateralen Strahlengang die Form eines 2 - 3 mm langen Rosendorns. Es ist nur in der letzten Phase des Schluckaktes nachweisbar, wenn es zwischen der peristaltischen Welle der Pharynxhinterwand und dem kontrahierenden oberen Ösophagussphinkter abgeschnürt wird. En face erzeugt das Divertikel nur eine horizontale Linie von wenigen Millimetern Länge.

Stadium II (Abb. 10.2): Das Divertikel hat in diesem Stadium im Profil die Form einer 7 - 8 mm langen Keule, die nach hinten annähernd senkrecht zum Ösophagus gerichtet ist. En face bildet das Divertikel ein spindelförmiges oder ovales Barium-

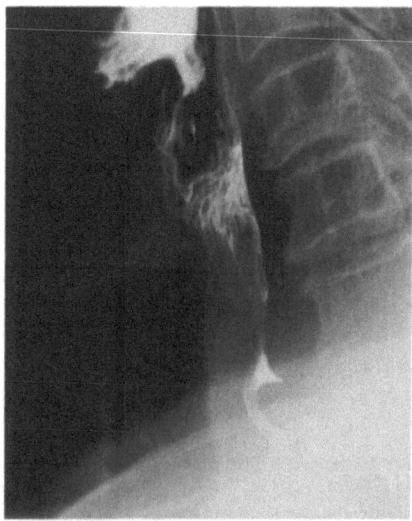

Abb. 10.1. Zenker'sches Divertikel Grad I nach Brombart mit dornartiger Aussackung cranial der pars horizontalis des m.cricopharyngeus

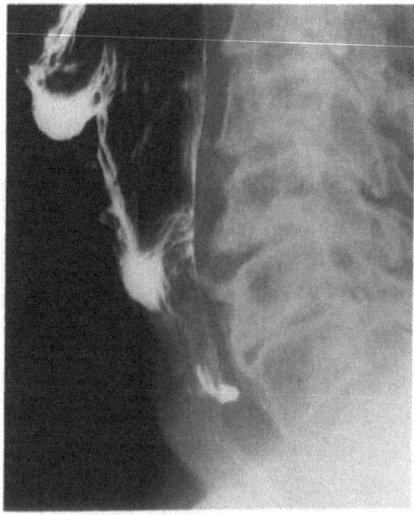

Abb. 10.2. Zenker'sches Divertikel Grad II nach Brombart mit hantelförmiger Aussackung

Abb. 10.3. Zenker'sches Divertikel Grad III mit einem sackförmigen nur gering verdrängenden Bildsack

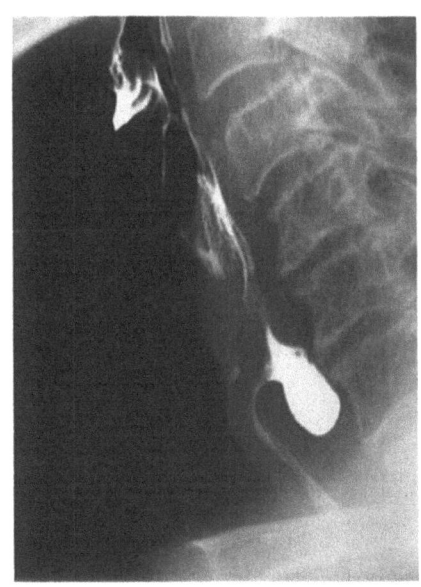

depot mit transversaler Hauptachse. Auch in diesem Stadium ist das Divertikel nur in der Endphase der Kontrastmittelpassage sichtbar und verstreicht wie im Stadium I während der Boluspassage oder beim Valsalva-Manöver.

Stadium III (Abb. 10.3): Ein Divertikel des III. Grades ist sackförmig konfiguriert. Es ist konstant, das heißt es ist während der gesamten Boluspassage abgrenzbar. Seine Hauptachse mißt mehr als 10 mm. Es biegt nach horizontalem Verlauf im Bereich des Divertikelhalses nach kaudal um und kann annähernd parallel zur Ösophagus-Hauptachse stehen. Der Ösophagus wird, aufgrund der relativ geringen Größe des Divertikelsackes, in diesem Stadium noch nicht komprimiert.

Stadium IV (Abb. 10.4): Ein Divertikel des IV. Stadiums kann beträchtliche Größe erreichen. Es besteht ein zwischen Halswirbelsäule und zervikalem Ösophagus nach kaudal verlaufender Sack, welcher den Ösophagus komprimiert und verdrängt. Typischerweise tritt beim Schlucken das Kontrastmittel primär in das Divertikel ein. Die Passage in den Ösophagus erfolgt erst nach Überlaufen des gefüllten Divertikels.

Größere Zenker'sche Divertikel enthalten oft Luft, Speichel oder Nahrungsreste. Geschluckte Festkörper wie z.B. Pillen können oft tage- bis wochenlang im Divertikelsack verweilen.

Die dadurch bedingte inkonstante Resorption oral verabreichter Pharmaka ist bei der Medikation von Zenker-Divertikel-Patienten unbedingt zu berücksichtigen.

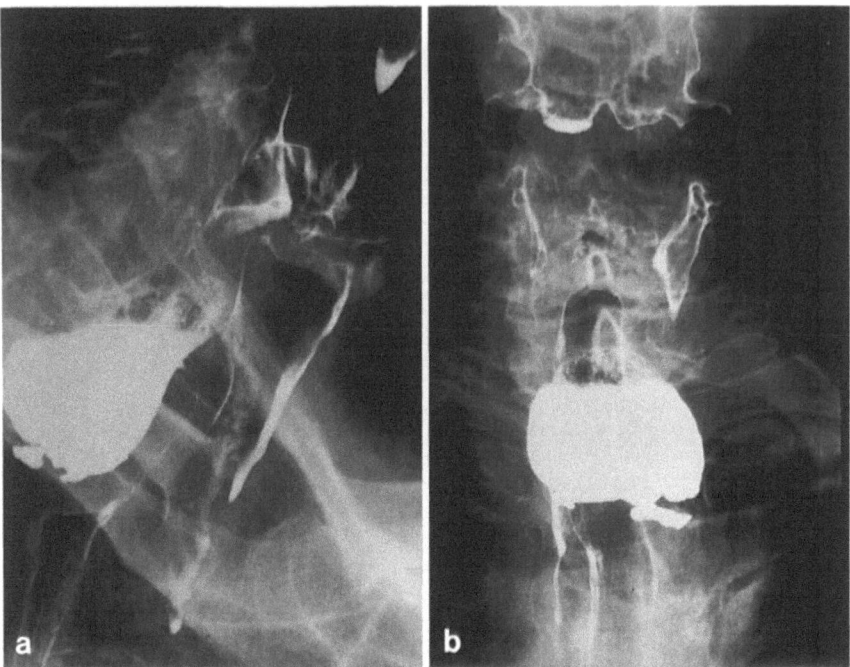

Abb. 10.4. .a,b Zenkersches Divertikel Grad IV mit einer großen den Ösophagus verdrängenden Aussackung in der lateralen und der posterio-anterioren Ansicht

10.3 Symptomatik

Zenker'sche Divertikel sind vor allem eine Krankheit des höheren Lebensalters (Leonhard et al., 1970). Die Beschwerden und Symptome entwickeln sich meist langsam über mehrere Jahre hinweg, so daß die Patienten oftmals erst nach beträchtlicher Zeit einen Arzt konsultieren. Das Auftreten eines Divertikels bei Patienten unter 40 Jahren ist eine Seltenheit (Henderson 1976).

Das häufigste Symptom ist die Dysphagie (Dohlman et al. 1959). Sie lag bei unserem Patientengut bei 66 von 114 Fällen vor. Die Patienten gaben meist an, sie hätten das Gefühl, die Speisen blieben im unteren Anteil des Rachens hängen, und sie benötigten mehrere Schlucke, um sie hinunterspülen zu können.

Bemerkenswerterweise ist die Intensität der Schluckbeschwerden nicht proportional zur Größe des Divertikels (Orringer 1980; White 1981). Kleine, inkonstante Divertikel können heftigste Dysphagien verursachen, während große Divertikel manchmal symptomlos sind. Verdeutlicht sei dies am Beispiel einer Patientin, die über keine dysphagischen Beschwerden klagte. Wegen eines ausgeprägten Mundgeruches, ein häufiger Anlaß zur Untersuchung, und gurgelnder Geräusche, die sie beim Schlucken von sich gab, wurde sie im Rahmen der Dysphagie-Ambulanz untersucht. Ein Zenker'sches Divertikel des Stadium III nach Brombart konnte diagnostiziert werden.

10.3 Symptomatik

Das Gurgeln wird durch Turbulenzen im Divertikelsack verursacht (Henderson 1976) und kommt relativ häufig vor (Knuff et al. 1982 und 1983; Warren 1962). Die hierdurch beim Patienten hervorgerufene Verunsicherung führt nicht selten zur sozialen Abkapselung des Divertikelträgers. Ein weiteres häufiges Symptom ist das Globusgefühl im Sinne eines ständig vorhandenen Kloßgefühls im Hals, das bei 42 unserer 114 Patienten vorlag.

Bei konstanten Divertikeln kommt es oftmals zur Regurgitation von unverdauten, also im Geschmack unveränderten Speisen in die Mundhöhle. Im Gegensatz dazu findet sich bei der Refluxkrankheit die saure Regurgitation aus dem Magen. Da die Speisereste bis zu Tagen im Divertikelsack verbleiben können, entsteht durch ihre Zersetzung ein für die Patienten und ihre Umwelt unangenehmer foetor ex ore (Wilson 1962; Vantrappen et al. 1974). Durch Aspiration, besonders im Liegen, tritt bei vielen Patienten ein Reizhusten oder auch eine Heiserkeit auf (Knuff et al. 1983). In selteneren Fällen kann der Druck des Divertikels auf den N. recurrens Heiserkeit verursachen (Vantrappen et al. 1974).

Eine häufige und nicht selten lebensbedrohliche Komplikation von Pulsionsdivertikeln ist eine Aspirationspneumonie, welche durch Aspiration von Divertikelinhalt hervorgerufen wird. Die konsekutive Ausbildung von Lungenabszessen ist beschrieben (Hüpscher 1976).

Bei großen Divertikeln wird der Ösophagus durch die Ausdehnung des dorsal herunterhängenden Sackes komprimiert, so daß eine Passage der aufgenommenen Nahrung erschwert bis unmöglich gemacht wird. Dies kann bis zur totalen Aphagie sowie starkem Gewichtsverlust und einer Exsikkose führen.

Bei Divertikelträgern ist bei einer medikamentösen Therapie darauf zu achten, daß diese nicht in Form von Tabletten, Kapseln oder Dragees verabreicht wird. Neben der bereits oben erwähnten unsicheren Resorption des oral verabreichten Pharmakons muß auch dessen spezifische Schleimhauttoxizität berücksichtigt werden. Eine längere Retention von zum Beispiel Tetrazyklintabletten im Divertikelsack kann zu Ulzerationen der Schleimhaut führen. Die Folge sind entzündliche Adhäsionen in der Umgebung des Divertikels.

Der zervikale Ösophagus kann sowohl durch die Größe des Divertikels als auch durch eine eventuelle postentzündliche Adhäsion in der Cranial-Ventral-Bewegung behindert sein. Ebenso ist im Rahmen der entzündlichen Veränderungen ein Verlust der zirkulären Elastizität des kranialen tubulären Ösophagus möglich. Durch diese Faktoren kann der Boluseintritt in die Speiseröhre erschwert werden. Im Extremfall kann es zur Divertikelperforation mit Mediastinitis kommen.

Eine seltenere, wohl ebenfalls auf chronisch-entzündliche Schleimhautveränderungen in Folge der Stase im Divertikel zurückzuführende Komplikation ist die maligne Entartung. Ihre Inzidenz beträgt nach Angaben der Literatur 0,3 - 1 % (Gaillard et al. 1980; Säuberli et al. 1982; Vantrappen et al. 1974).

10.4 Therapie

Die Zenker'schen Divertikel des Schweregrades I und II bedürfen in der Regel keiner regionalen chirurgischen Intervention. Hier steht die konservative Therapie, ggf. in Verbindung mit einem chirurgischen Vorgehen, der oft ursächlichen ösophagealen Erkrankung im Vordergrund. Gerade in diesen niedrigen Stadien sind diagnostische Bemühungen zur Aufdeckung von funktionellen und morphologischen Veränderungen am tubulären Ösophagus zu fordern, da ihrer Fortentwicklung zum Beispiel durch eine Antazida Therapie entgegengewirkt werden kann. Eine Sanierung der Ursache der Funktionsstörung am oberen Ösophagussphinkter verhindert zumindest eine weitere Größenzunahme dieser frühen Zenker'schen Divertikel.

Brühlmann berichtet über einen Fall eines Patienten mit einem Zenker'schen Divertikel Grad II, das sich nach alleiniger Myotomie ohne Divertikulektomie vollständig zurückgebildet habe (Brühlmann 1985).

Die einzige Therapie bei Patienten mit einem symptomatischen Zenker'schen Divertikel des Schweregrades III und IV ist die Operation, da es hier keine effektive konservative Behandlungsmöglichkeit gibt.

In der Literatur sind eine Vielzahl von Operationsmethoden beschrieben worden, beispielsweise die ein- und zweizeitige Divertikulektomie, mit oder ohne Myotomie, die Divertikulopexie, die Invagination des Divertikels und die endoskopische alleinige submuköse Myotomie des oberen Ösophagussphinkters (Akerlund et al. 1944; Ancona et al. 1979; Ardran et al. 1952). Basierend auf die Erkenntnis, daß der wichtigste pathogenetische Faktor für die Divertikelentstehung eine Dysfunktion des oberen Ösophagussphinkters ist, hat sich die Myotomie der M. cricopharyngeus zusammen mit den kranialen Anteilen des M. thyreopharyngeus und Anteilen der zervikalen Ringmuskelschicht des Ösophagus als Methode der Wahl durchgesetzt (Siewert et al. 1990)

Die Entscheidung zur Kombination der Myotomie mit der Divertikulektomie hängt von der Größe des Divertikels ab. Ist es im Durchmesser größer als 2 cm oder sind zusätzliche Symptome durch das Divertikel selbst verursacht, sollte es entfernt werden (Hurwitz et al. 1978).

Die Notwendigkeit der Divertikelexzision wird von verschiedenen Autoren unterschiedlich beurteilt. So meinen beispielsweise Zuckerbraun und Bahna, daß die Divertikulektomie außer bei Ulzerationen oder Malignitätsverdacht im Divertikel eine überflüssige chirurgische Übung darstelle (Zuckerbraun et al. 1979). Die Vorteile der alleinigen Myotomie liegen, ihrer Meinung nach, in der kürzeren Operationszeit und der unmittelbar postoperativ möglichen oralen Ernährung ohne Gefahr einer Nahtinsuffizienz.

Durch die Myotomie wird die Motilitätsstörung des oberen Ösophagussphinkters nicht beseitigt, aber es wird eine Reduktion des Ruhedrucks am oberen Sphinkter um ungefähr 50 % erreicht (Ellis et al. 1969).

In einigen Ländern ist die endoskopische Divertikulotomie verbreitet. Sie wurde das erste Mal 1927 von Mosher beschrieben (Mosher 1927). Bei diesem Vorgehen wird über ein Endoskop das Septum zwischen dem Divertikel und der oberen Speiseröhre mit einem Diathermie-oder einem Lasermesser durchtrennt. Eine Myotomie des oberen Ösophagussphinkters wird durch dieses Verfahren zumindestens partiell erreicht. Es bietet sich vor allem bei sonst inoperablen Patienten oder schwierigem transkutanen Zugang an.

Van Overbeek beschreibt bei 211 so behandelten Patienten in 99,5 % der Fälle gute Ergebnisse (Van Overbeek et al. 1979).

10.5 Patientengut

10.5.1 Patienten mit bisher nicht behandelten Zenker'schen Divertikeln

Bei 114 unserer 1298 Patienten (8,8 %) fand sich ein Zenker'sches Pulsionsdivertikel.

Bei allen Patienten mit der inkonstanten Divertikelform war diese Erkrankung vor der kinematographischen Untersuchung *nicht* bekannt. Im Stadium III wurde das Zenker'sche Divertikel in 9 von 15 Fällen, im Stadium IV in 3 von 19 Fällen im Rahmen des konventionellen Breischlucks erstmalig diagnostiziert.

Bei 45 Frauen (entsprechend 39,4%) und 69 Männern (entsprechend 60,6%) wurde ein Zenker'sches Divertikel gefunden. Dies entspricht einer Geschlechtsverteilung von männlich/weiblich = 6 : 4.

Das Durchschnittsalter des Gesamtkollektivs betrug 63,2 Jahre (SD = 13,6). Der jüngste Patient war 15 Jahre, der älteste 91 Jahre alt, wie in Abb. 10.5. Auffällig ist die Häufung dieses Krankheitsbildes im 7. und 8. Dezennium.

Der Anteil der inkonstanten Divertikel des Stadiums I und II nach Brombart war mit 80 Patienten (70,2%) sehr hoch, gegenüber den 34 Patienten (29,8%) mit konstanten Divertikeln des Stadiums III und IV. Dies ist durch die methodenbedingte hohe Ortsauflösung der HFK für sehr schnell ablaufende Bewegungsphänomene erklärlich.

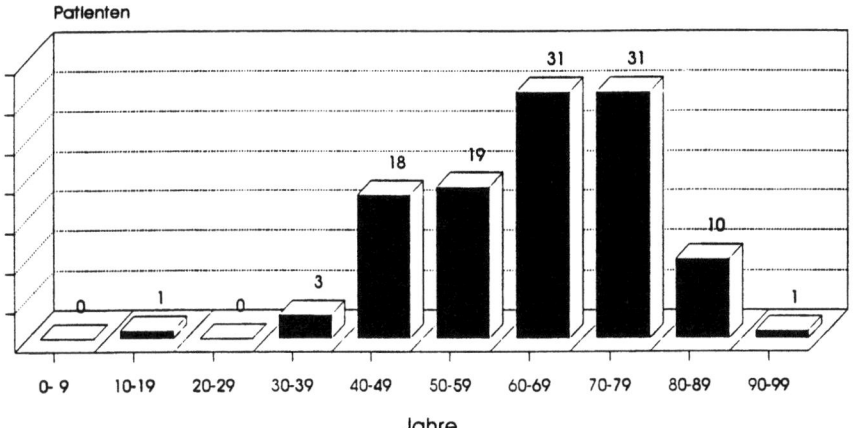

Abb. 10.5. Altersverteilung bei Patienten mit Zenker'schen Divertikeln (n = 114)

Tabelle 10.1. Alters- und Geschlechtsverteilung bei Zenker'schen Divertikeln (n = 114)

	Zenker'sche Divertikel Stadieneinteilung nach Brombart				
Stadium	I	II	III	IV	total
Anzahl	54	26	15	19	114
Durchschnittsalter	60,7	60,4	70,0	69,8	63,2
Standardabweichung	14,4	12,8	11,1	11,6	13,6
Frauen : Männer	24 : 30	22 : 4	11 : 4	12 : 7	69 : 45

1.5.2 Alters- und Geschlechtsverteilung

Das Zenker'sche Divertikel ist vorwiegend eine Erkrankung des höheren Lebensalters unter Betonung des männlichen Geschlechts (Rüedi 1963).

In Tabelle 10.1 sind die Alters- und Geschlechtsverteilung unseres Kollektivs aufgegliedert nach Divertikelstadium wiedergegeben.

Es fällt auf, daß die Träger von inkonstanten Divertikeln im Durchschnitt 10 Jahre jünger sind, als die von konstanten.

Betrachtet man die Geschlechtsverteilung in Abhängigkeit vom Divertikelstadium, so ergibt sich erst ab Stadium II ein deutliches Überwiegen des männlichen Geschlechts (s. Tabelle 10.1).

10.5.3 Beschwerdebild der Patienten

Die Symptomatik der Patienten unseres Kollektivs wurde in Abb. 10.6 entsprechend dem Divertikelstadium graphisch dargestellt.

Von den 114 Zenker-Patienten klagten 66 (57,9 %) über Dysphagie und 42 (36,8 %) über ein typisches Globusgefühl. Bei 17 Patienten (14,9 %) bestand eine Dysphagie und ein Globus pharyngis im Wechsel bzw. gleichzeitig. 23 Patienten (20,1 %) hatten weder dysphagische noch Globusbeschwerden.

Von den beschwerdefreien Patienten gehörten 12 (10,5 %) dem Stadium I, 4 (3,5 %) dem Stadium II, 5 (4,4 %) dem Stadium III und 2 (1,8 %) sogar dem Stadium IV an.

Für die Dysphagie ergab sich eine Zunahme des Symptoms in den höheren Divertikelstadien. Das Leitsymptom Globus pharyngis nahm vom Divertikelstadium I bis zum Stadium IV kontinuierlich in seiner Häufigkeit ab (s. Abb. 10.6).

Bemerkenswert ist, daß eine Dysphagie bereits in den Frühformen häufig anzutreffen ist. In unserem Krankengut fand sich dieses Symptom in 48,1 % der Patienten mit einem Divertikel des I Stadiums und in 65,4 % derer mit einem Divertikel des II Stadiums.

Das Globusgefühl war im Stadium I mit 46,3 % am häufigsten ausgeprägt. Es zeigt einen annähernd linearen Abfall mit steigendem Divertikelstadium.

10.5 Patientengut

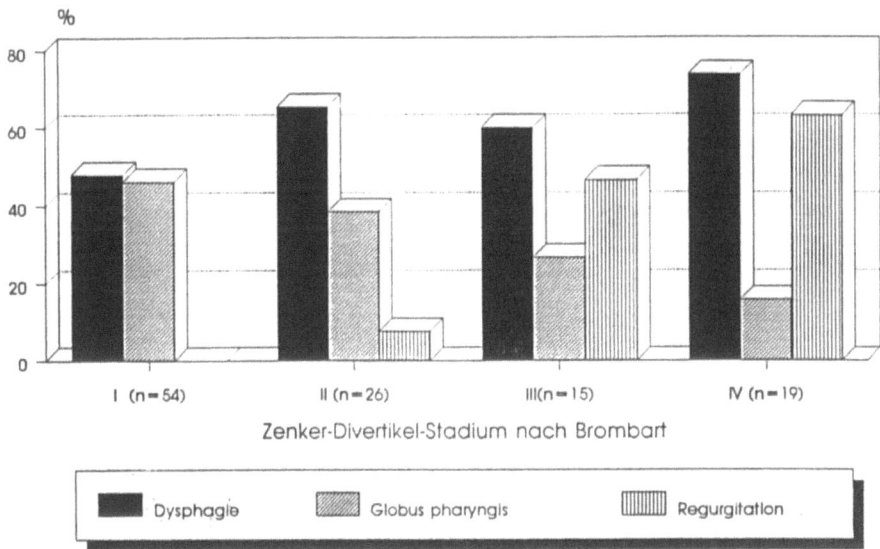

Abb. 10.6. Beschwerdebild und Divertikelstadium

Tabelle 10.2. Aspirationsgrad und Divertikelstadium (n = 114)

		Zenker'sche Divertikel Stadieneinteilung nach Brombart				
		I	II	III	IV	total
Aspiration	Grad I	4	6	0	4	14
	Grad II	3	1	0	1	5
	Grad III	0	0	1	0	1
total		7	7	1	5	20

Nach Dysphagie und Globusgefühl waren gehäuft auftretende Regurgitationen, verbunden mit gelegentlicher laryngo-trachealer Aspiration oder Heiserkeit, bei 31 Patienten das dritthäufigste Symptom. Hierbei waren, bis auf 2 Ausnahmen, alle 31 Patienten Divertikelträger des Stadiums III und IV. Eine Zunahme der Regurgitationshäufigkeit zwischen dem Divertikelstadium III und IV ist aufgrund der Größe des Divertikelsackes beim Stadium IV nicht verwunderlich.

Bei 20 Patienten war eine regelmäßige tracheale Aspiration zu beobachten, der in der Regel keine Regurgitation vorausging. Ursache dieser Aspirationen war eine Dyskoordination zwischen Pharynxkontraktion und Öffnung des oberen Ösophagussphinkters.

Tabelle 10.2 zeigt, daß Schweregrad und Inzidenz dieser Aspiration in keinem Zusammenhang zum Divertikelstadium stehen. Insgesamt fand sich 14mal (12,3 %) eine Aspiration des Schweregrades I, 5mal (4,4 %) des Schweregrades II und 1mal (0,9 %) des Schweregrades III. Der Schweregrad 1 entspricht einer Aspiration von dem in dem Aditus und dem Ventrikulus laryngis retiniertem Material. Das Aspirat wird normalerweise durch eine verschärfte Ausatmung wieder entfernt. Der Schweregrad II entspricht einem Aspirationsvolumen von ca. 10 % des Bolus bei intaktem Hustenreflex. Eine Unterbrechung der Nahrungsaufnahme durch eine Hustenattacke tritt bei 85 % der Patienten auf. Der Schweregrad III liegt bei einer Aspiration von unter 10 % des Bolus und insuffizientem Hustenreflex oder bei einem Aspirationsvolumen über 10 % des Bolus vor.

10.6 Ergebnisse

10.6.1 Befunde am oberen Ösophagussphinkter

Durch die Bild-bei-Bild-Analyse wurde das Öffnungs- und Schlußverhalten des oberen Ösophagussphinkters bei jedem Patienten mit Zenker'schem Divertikel untersucht. Bei unserer standardisierten Aufnahmefrequenz beträgt das Zeitintervall zwischen zwei beobachteten Motilitätsphänomenen 20 ms (0,02 s), woraus eine methodenspezifische Meßgenauigkeit von +/-20 ms resultiert. Jede Boluspassage wurde in identischer Zentrierung mindestens zweimal aufgenommen. Die maximal beobachtete Abweichung bei dieser Doppelbestimmung betrug am oberen Ösophagussphinkter 20 ms, entsprechend einem Bild des Kinofilms. In solchen Fällen wurde der Mittelwert aus den beiden Meßzeiten herangezogen.

Prinzipiell sind drei Formen der Dysfunktion des oberen Ösophagussphinkters möglich:
1: Vorzeitiger Schluß
2: Verspätete Öffnung
3: Inkomplette Öffnung

Neben einer Messung der Dauer dieser Dysfunktionen wurde planimetrisch der Prozentsatz der maximalen Lumenobstruktion festgelegt. Als Bezugspunkt wurde

Tabelle 10.3. Dyskinesie des OOES und Divertikelstadium

	Zenker-Divertikel-Stadium nach Brombart				Total
	I	II	III	IV	
vorzeitiger Schuß	217	275	338	378	274
MW(ms)/SD	SD=69	SD=84	SD=83	SD=214	SD=126
n/n(total)	52/54	26/26	15/15	19/19	112/114
verzögerte Öffnung	181	230	205	250	209
MW(ms)	SD=93	SD=160	SD=135	SD=174	SD=132
n/n(total)	18/54	13/26	8/15	6/19	45/114
inkomplette Sphinkteröffnung	8	2	3	10	23
Patienten	54	26	15	19	114

10.6 Ergebnisse

der Durchmesser des zervikalen Ösophagus 2 cm unterhalb des oberen Ösophagussphinkters gewählt.

In Tabelle 10.3 sind die Meßwerte der beobachteten Sphinkterdysfunktionen für jedes Divertikelstadium zusammengefaßt.

Es bestand bei 112 von 114 Patienten ein vorzeitiger Schluß des oberen Ösophagussphinkters, das heißt, es war bei 98,2 % der Patienten vor Ankunft der pharyngealen peristaltischen Schnürwelle eine Ventralbewegung des M. cricopharyngeus erkennbar. Dieser verfrühte Sphinkterschluß wird in Abb. 10.7 für ein Zenker'sches Divertikel Grad II nach Brombart und in Abb. 10.8 für ein Divertikel des III Schweregrades gezeigt.

Das Zeitintervall des vorzeitigen Sphinkterschlusses errechnete sich aus der Zeitspanne von Beginn der Ventralbewegung des Sphinkters bis zur Ankunft der peristaltischen Welle am oberen Ösophagussphinkter.

Auffällig ist eine Zunahme des Zeitintervalls dieses vorzeitigen Schlusses von 217 ms im Zenker-Stadium I auf 378 ms im Stadium IV.

Wie in Abb. 10.9 graphisch dargestellt, ist dieser Anstieg des Zeitintervalls des vorzeitigen Sphinkterschlusses parallel zum Divertikelstadium statistisch signifikant (P=0,001).

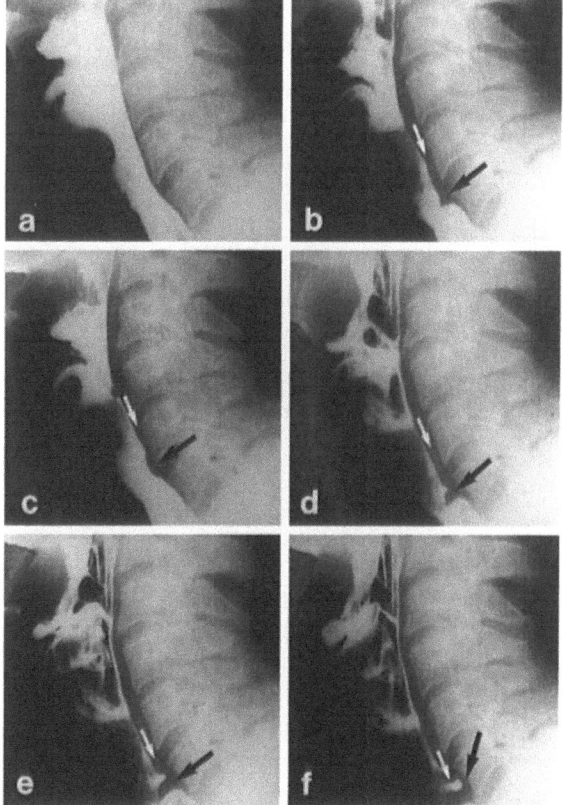

Abb. 10.7 a-f. Sequenzbilder von einem Patienten mit einem Zenker'schen Divertikel Grad II nach Brombart. **c, d, e, f** Schluß des oberen Ösophagussphinkters (*schwarze Pfeile*) vor Ankunft der dorsalen peristaltischen Welle (*weißer Pfeil*). Hierdurch wird eine hantelförmige Aussackung, ein Frühstadium eines Zenker'schen Divertikels, abgeschnürt, welches sich nach Pharynxrelaxation entleert. Als Nebenbefund zeigt sich in **b** eine verspätete Öffnung des Sphinkters. **a, b** Laryngeale Penetration an der Unterseite der Epiglottis

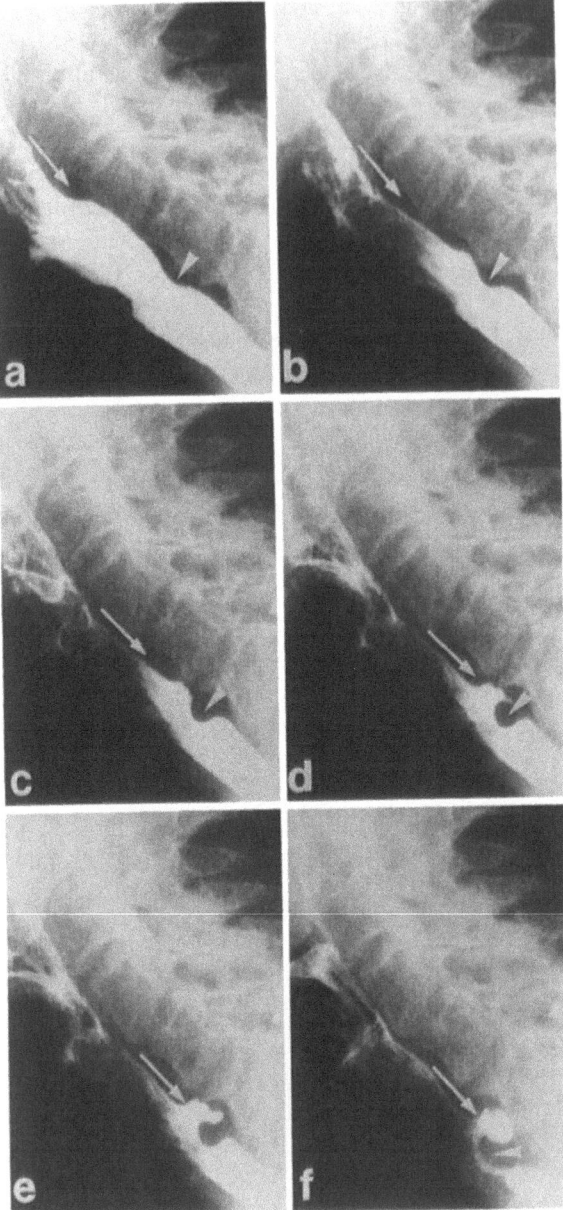

Abb. 10.8 a-f. Kinematographische Sequenz der Abschnürung eines Zenker'schen Divertikels Grad III nach Brombart. **a** Prallfüllung des Pharynx und des zervikalen Ösophagus. **b, c** Beginn der vorzeitigen Kontraktion des oberen Ösophagussphinkters (weißer Pfeilkopf). **d, e, f** Zunehmende Abschnürung des Divertikelhalses durch die dorsale pharyngeale peristaltische Welle (weißer Pfeil).

Eine verspätete Öffnung des oberen Ösophagussphinkters zeigte sich bei 45 Patienten (39,5 %). Sie war in allen Fällen mit einem vorzeitigem Sphinkterschluß kombiniert. Das Zeitintervall dieser verzögerten Öffnung lag im über allen Divertikelstadien gebildeten Mittelwert bei 200 ms.

Die "inkomplette" Öffnung oder sogenannte "zervikale Achalasie" (Siewert et al. 1981) unterscheidet sich von der verspäteten Öffnung durch die während der ganzen Boluspassage nachweisbare Prominenz der Pars horizontalis des M. cricopharyngeus. Hierbei öffnet

10.6 Ergebnisse

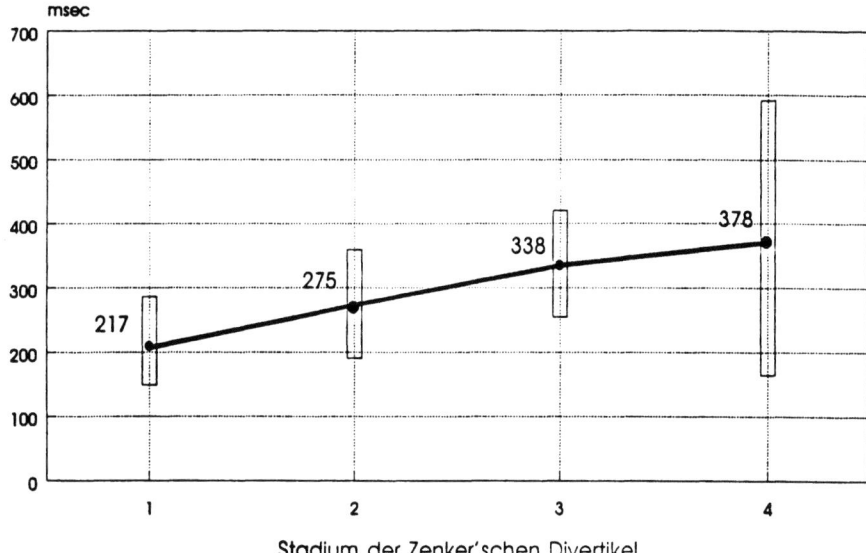

Abb. 10.9. Vorzeitiger Schuß des oberen Ösophagussphinkters (+/-SD) und Divertikelstadium. Patienten n = 114

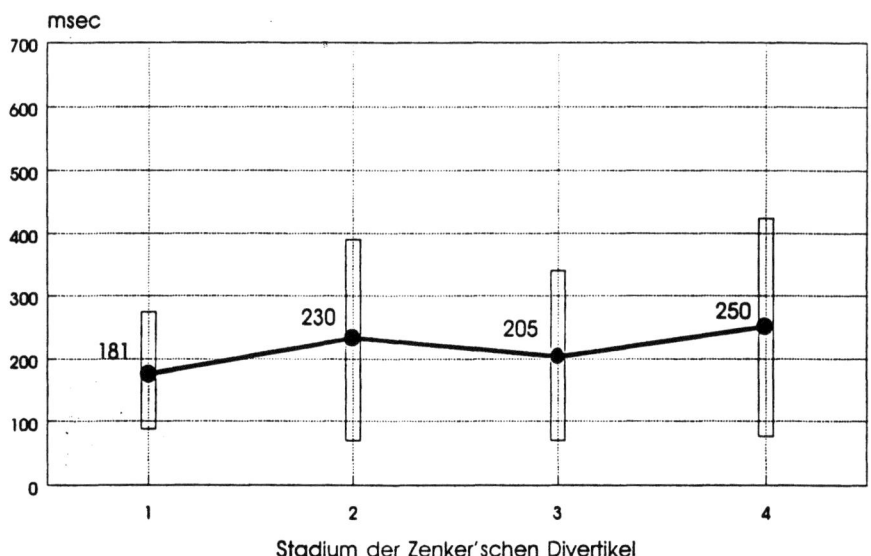

Abb. 10.10. Verspätete Öffnung des oberen Ösophagussphinkters (+/-SD) und Divertikelstadium. Patienten n = 114

der pharyngo-ösophageale Übergang inkomplett. Bei der "verspäteten" Öffnung verstreicht der anfangs deutlich sichtbare Muskelwulst während der Boluspassage.

Die Bezeichnung "zervikale Achalasie" ist von manometrischen Messungen am oberen Ösophagussphinkter abgeleitet, die methodenbedingt keine feinere Differenzierung des Motilitätsmusters dieses Sphinkters zulassen.

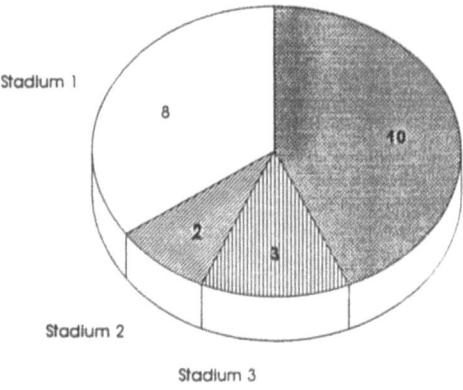

Abb.10.11. Inkomplette Öffnung des oberen Ösophagussphinkters bei den Divertikelstadien

Eine inkomplette Öffnung konnte in 23 Fällen (20,2 %) ohne signifikante Häufung in einem bestimmten Divertikelstadium gefunden werden, wie in Abb. 10.10 demonstriert.

Die mittlere Lumenobstruktion durch diese Sphinkterdysfunktion am pharyngoösophagealen Übergang betrug 34,2 %. Dies entspricht einem strömungsrelevanten Hindernis, welches eine zeitgerechte Pharynxentleerung verhindert.

Die verspätete Öffnung des oberen Ösophagussphinkters ließ ebenso wie die inkomplette Öffnung keine Relation zu den Divertikelstadien erkennen. Dies ist in Abb.10.11 graphisch dargestellt.

10.6.2 Inzidenz pharyngealer "Pouches"

Größere Ausbuchtungen, welche den Pouches Grad II und III entsprechen, konnten bei 44 (= 38,6 %) unserer Patienten mit Zenker'schen Divertikeln angetroffen werden. Über die Verteilung der Pouches nach Seitenlokalisation bezüglich dem Divertikelstadium gibt Tabelle 10.4 Auskunft.

Die seltenen, konstanten, lateralen Pharynxdivertikel fanden sich in unserem Zenkerkollektiv 5 mal (4,4 %). Davon waren 3 kleiner als 0,5 cm und 2 größer als 1 cm im cranio-caudalen Durchmesser. Unter Berücksichtigung der Gesamtzahl der Patienten in jedem Stadium ergibt sich für keinen Divertikelgrad eine auffällige Häufung.

Tabelle 10.4. Pouches und Divertikelstadium (Patienten = 114)

	Zenker-Divertikel-Stadium nach Brombart				Total
	I	II	III	IV	
Pouches					
beiderseits	14	7	3	4	28
rechts	2	0	0	2	4
links	8	2	0	2	12
Total	24	9	3	8	44

10.6 Ergebnisse

Im Vergleich zum Normalkollektiv besteht jedoch mit 38,6 % der Patienten eine signifikant höhere Inzidenz dieser Veränderung bei Patienten mit Zenker'schem Divertikel.

10.6.3 Pharyngeale Kontraktilität in Abhängigkeit vom Divertikelstadium

Zur Untersuchung der pharyngealen Kontraktilität wurden für alle Divertikelstadien die in Kapitel VI erläuterten Meßparameter eingesetzt.

Für die Ausbreitungszeit der peristaltischen Welle ergaben sich für die einzelnen Divertikelstadien die in Tabelle 10.5 aufgestellten Werte.

Diese Werte liegen höher als der entsprechende Mittelwert (614 ms, SD=+/-81,5) des Normalkollektivs. Der Unterschied ist anhand des Mann-Withney-Tests signifikant. Es besteht jedoch keine signifikante Verlangsamung oder Beschleunigung der pharyngealen Peristaltik mit ansteigendem Divertikelstadium.

Für die Pharynx-Passage-Zeit ergaben sich die in Tabelle 10.6 aufgeführten Meßwerte.

Aufgrund des Mann-Withney-Tests bestand ebenfalls eine signifikante Verlängerung der Passagezeit bei den Patienten mit Zenker'schen Divertikeln im Vergleich zum Normalkollektiv (617 ms, SD = +/-77,1). In den einzelnen Divertikelstadien konnte eine ansteigende Tendenz dieser Werte beobachtet werden.

Tabelle 10.5. Peristaltik-Zeit und Divertikelstadium

Zenker'sche Divertikel	Anzahl	Peristaltik-Zeit	Vgl.z.Normal[a]
Grad I	54	682 ms (SD = +/-114)	p = 0,0001
Grad II	26	728 ms (SD = +/-117)	p = 0,0001
Grad III	15	690 ms (SD = +/-93)	p = 0,0049
Grad IV	19	765 ms (SD = +/-145)	p = 0,0001

Patienten n = 114; SD = +/-81,5
[a] Normalwert = 614 ms

Tabelle 10.6. Pharynx-Passage-Zeit und Divertikelstadium

Zenker'sche Divertikel	Anzahl	Pharynx-Passage-Zeit	Vgl.z.Normal[a]
Grad I	54	692 ms (SD = +/-145)	p = 0,0017
Grad II	26	695 ms (SD = +/-116)	p = 0,0006
Grad III	15	707 ms (SD = +/-81)	p = 0,0007
Grad IV	19	768 ms (SD = +/-120)	p = 0,0001

Patienten n = 114; SD = +/-77,0
[a] Normalwert = 617 ms

Tabelle 10.7. Pharynx-Einschnürquotient und Divertikelstadium (Patienten n = 114)

Zenker'sche Divertikel	Anzahl	Schnürtiefe/C3		SD
Grad I	54	0,49	+/-	0,19
Grad II	26	0,53	+/-	0,32
Grad III	15	0,46	+/-	0,18
Grad IV	19	0,43	+/-	0,25

Der Einschnürquotient wird aus der planimetrisch ermittelten Einschnürtiefe der pharyngealen Peristaltik dividiert durch den sagittalen Durchmesser des zervikalen Wirbelkörpers C3 gebildet. Die Werte sind in Tabelle 10.7 für die einzelnen Divertikelstadien aufgestellt.

Der Wert im Normalkollektiv beträgt 0,47, bei einer SD von +/-0,16. Der Pharynx-Einschnürquotient der Patienten mit Zenker'schen Divertikeln entsprechen denen des Normalkollektivs.

Zusammenfassend finden sich eindeutig pathologische Veränderungen beim Zenker'schen Divertikel sowohl für die Funktion des oberen Ösophagussphinkters als auch im Bereich der pharyngealen Kontraktilität.

10.6.4 Postoperative Ergebnisse am oberen Ösophagussphinkter

Postoperative Kontrollstudie in Zusammenarbeit mit der Chirurgischen Klinik und Poliklinik unseres Hauses:

Insgesamt fanden sich 43 Patienten, bei welchen eine Operation wegen eines Zenker'schen Divertikels durchgeführt worden war zu einer Nachkontrolle ein.

Röntgenkinematographisch war bei 96 % der Patienten präoperativ eine Sphinkterdyskoordination nachgewiesen worden, manometrisch bei 60 %. Bei den Patienten des Stadiums I und II (n = 6) wurde nur eine Myotomie ohne Divertikulektomie durchgeführt. Von den 6 Patienten im Stadium III erhielten 5 nur eine Myotomie, bei 1 Patienten des Stadiums III und allen Patienten des Stadiums IV erfolgte eine Myotomie mit Divertikulektomie. Eine Nachkontrolle von 39 dieser 43 Patienten ergab anamnestisch eine völlige Beschwerdefreiheit bei 82 %, 18 % gaben eine deutliche Besserung ihrer Symptomatik an.

12 Patienten fanden sich zu einer kinematographischen und manometrischen Kontrolluntersuchung ein. Kinematographisch fand sich bei 3 dieser 12 Patienten noch eine Motilitätsstörung am oberen Ösophagussphinkter im Sinne einer vorzeitigen Kontraktion, manometrisch bei 2 Patienten eine Sphinkterdyskoordination. Ein Divertikelrezidiv fand sich bei keinem der Nachkontrollpatienten.

10.6.5 Veränderungen am Ösophagus bei Zenker'schen Divertikeln

Eine radiologisch komplette Untersuchung des tubulären Ösophagus wurde bei 102 der 114 Zenker-Patienten durchgeführt.

Bei 12 Patienten war eine Untersuchung der Ösophagusfunktion im Liegen aufgrund eines schlechten Allgemeinzustandes oder der Unfähigkeit, einen Standardbolus auf einmal zu schlucken, nicht möglich.

Abbildung 10.12 zeigt die häufigsten Ösophaguserkrankungen in unserem Kollektiv, die den oberen Ösophagussphinkter beeinflussen können und die Tabelle 10.8 ihre

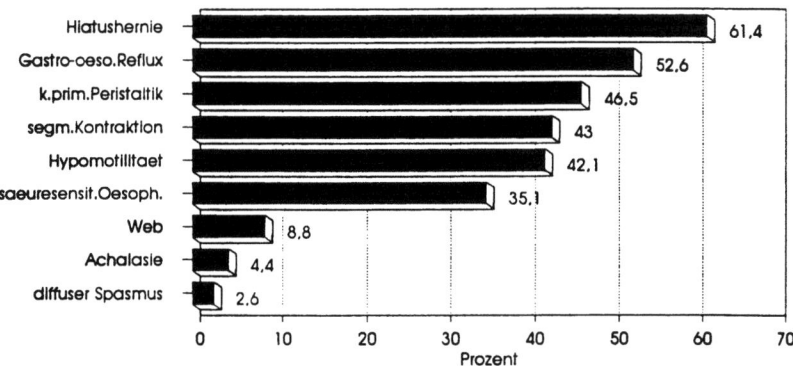

Abb. 10.12. Ösophageale Grunderkrankungen bei Zenker'schen Divertikeln (Patienten n = 114)

Tabelle 10.8. Ösophageale Grunderkrankung und Divertikelstadium

Stadium	Zenkersche Divertikel Stadieneinteilung nach Brombart				
	I	II	III	IV	total
Hiatushernie	32	17	7	14	70
Gastro-öso Reflux	27	16	8	10	60
k. prim. Peristaltik	21	15	8	9	53
segm. Kontraktion	22	12	7	8	49
Hypomotilität	22	11	5	10	48
säuresensit. Ö.	18	8	5	9	40
Web	7	0	2	1	10
Achalasie	4	1	0	0	5
diffuser Spasmus	1	2	0	0	3

Verteilung über die einzelnen Divertikelstadien. Die Untersuchung der Ösophagusfunktion ergab eine Vielzahl von pathologischen Befunden.

10.6.5.1 Störungen des ösophago-gastrischen Überganges bei Zenker'schen Divertikeln.

Die auffälligste Koinzidenz bestand zwischen dem Befund eines Zenker'schen Divertikels und dem einer Hiatushernie in 68,6 %, gefolgt von der eines gastro-ösophagealen Refluxes in 58,8 %. Eine gastro-ösophageale Refluxerkrankung wurde bei 47 der 60 Patienten (78,3 %) durch eine 24-Stunden-Langzeit-pH- und eine 24-Stunden-Langzeit-Manometrie bestätigt. 13 Patienten lehnten die pH-Metrie ab, bzw. waren wegen ihres Divertikels nicht in der Lage, die Meßsonde zu schlucken.

In 51 Fällen (85 %) bestand bei den Patienten mit gastro-ösophagealer Refluxerkrankung zusätzlich eine Hiatushernie.

Bei 5 Patienten mit einer Achalasie bei gleichzeitigem Zenker'schen Divertikel, entsprechend 4,9 %, fällt eine überproportionale Häufung auf.

Faßt man die Patienten mit einer Refluxerkrankung, die mit einer Hiatushernie, die verbliebenen 9 Fälle von gastro-ösophagealem Reflux ohne Hiatushernie und die 5 Achalasien zusammen, so bestand bei 84 von 102 Fällen ein pathologischer Befund am ösophago-gastrischen Übergang - also bei 82,4 % der untersuchten Zenker-Kollektiv-Patienten.

10.6.5.2 Störungen der Ösophagusfunktion bei Zenker'schen Divertikeln

Ein sogenannter "säuresensitiver Ösophagus" mit typischen Motilitätsveränderungen bei Gabe von auf einen pH-Wert von 1,7 angesäuertem Barium (s. Kap. 3.2) fand sich bei 40 von 45 untersuchten Patienten (88,9 %). 24 Patienten mit sowohl radiologisch als auch pH-metrisch gesicherter Refluxerkrankung zeigten eine positive Reaktion im Säuretest. Bei 9 Patienten mit Hiatushernie ohne gesicherten Reflux sowie bei 11 Patienten mit Motilitätsstörungen der Speiseröhre unklarer Genese war der "Säure-Barium-Test" in je 5 Fällen positiv.

Auffällig häufig, bei 53 der 102 Patienten (52,0 %), fand sich auch eine fehlende propulsive Peristaltik des Ösophagus, d.h. eine komplette Insuffizienz der ösophagealen Transportfunktion.

Bei 8 dieser 53 Patienten (15,1 %) war dies auf die auch manometrisch bestätigten Befunde einer hypomotilen Achalasie (5 Patienten) oder eines diffusen Ösophagusspasmus (3 Patienten) zurückzuführen. Bei 18 Patienten fand diese Motilitätstörung ihre Erklärung im endoskopisch gesicherten Befund einer Refluxösophagitis. Die verbleibenden 27 Patienten wiesen eine Hypomotilität des Ösophagus mit vermehrten tertiären Kontraktionen, wie man sie beim Presby-Ösophagus des älteren Menschen häufig beobachtet, auf.

Segmentale, nicht propulsive Konktraktionen des tubulären Ösophagus, die zum Teil im Wechsel mit hypotonen Phasen auftraten, wurden 49 mal (48,1 %) beobachtet.

Diese Motilitätsstörungen führten zwar nur in 18 Fällen zum völligen Ausbleiben einer normalen ösophagealen Transportfunktion. Sie sind aber wegen ihres deutlichen Abweichens von der normalen Motilität erwähnenswert.

Ein diffuser Ösophagusspasmus fand sich mit 2,9 %, entsprechend 3 von 102 Patienten.

10.6.5.3 Morphologische Ösophagusveränderungen bei Zenker'schen Divertikeln

Bezüglich morphologischer Veränderungen fällt die hohe Inzidenz von 10 Webs (Membranstenosen) auf. Dies entspricht 8,8 % der Zenker-Patienten. Die Inzidenz von Webs in der Normal-Bevölkerung wird je nach Autor zwischen 0,35 % (Elwood et al. 1964; Berte et al. 1977) und 6,5 % (Clements et al. 1974; Nosher et al. 1975) angegeben.

Es fand sich bei mehr als 80 % der Patienten mit Zenker'schen Divertikeln ein pathologischer Befund am ösophago- gastrischen Übergang und in mehr als 60 % eine zusätzliche oder eigenständige schwerwiegende Beeinträchtigung des ösophagealen Transportes.

10.7 Diskussion

Seit Killians (Zitat Killian) im Jahre 1907 verfaßtem Artikel über den "Mund der Speiseröhre" hat sich das Interesse vieler Forscher auf die Analyse der Motilitätsphänomene am oberen Ösophagussphinkter konzentriert (Killians 1907; 1908).

Die Aussage vieler dieser Studien unterliegt einer gewissen Limitierung auf Grund geringer Fallzahlen und, besonders im Falle der Manometrie, nachfolgend ausgeführter methodenspezifischer Probleme (Dodds et al. 1975).

Das größte uns bekannte Kollektiv von Zenker'schen Patienten ist das von Rüeti mit 55 Patienten, wobei nur Divertikelstadien Grad III und IV nach Brombart erfaßt wurden.

Unser Patientenkollektiv beinhaltet 114 Patienten mit Zenker'schen Divertikeln, die bei der röntgenkinematographischen Untersuchung von 1298 Patienten der Arbeitsgemeinschaft für Schluckstörungen diagnostiziert wurden. Zenker'sche Divertikel wurden mit einer Inzidenz von 8,8 % im Gesamt-Patientengut gefunden.

Nach Knuff und Castell ist die Divertikelinzidenz bei den Einweisungen in ein Allgemeinkrankenhaus 1 : 16 000 (Knuff et al. 1982). Bei Patienten mit dysphagischen Beschwerden erreicht sie 1,8 %. Dies entspricht einem Anstieg der Häufigkeit um den Faktor 300 bei Patienten mit dysphagischen Beschwerden. Vantrappen gibt für Patienten mit Schluckbeschwerden die Häufigkeit Zenker'scher Divertikel mit 1,8 % an (Vantrappen et al. 1974). Bei der Röntgenuntersuchung wurde ein Zenker'sches Divertikel in 0,5 - 3 % angetroffen, bei der Sektion in 5 % (Gerhardt 1976).

Der relativ hohe Prozentsatz Zenker'scher Divertikel in unserem Patientengut dürfte in erster Linie auf die hohe Sensitivität der Hochfrequenzröntgenkinematographie in der Erkennung früher, inkonstanter Protrusionen zurückzuführen sein. Nur bei 22 der 114 Patienten (19,3 %) unseres Zenker-Kollektivs war die Diagnose vor der Untersuchung bekannt. Bei allen 80 Divertikeln der Frühstadien I und II handelte es sich um Erstdiagnosen.

Die Erkennung früher Divertikelstadien ist durchaus von klinischer Relevanz, da sie, wie unsere Ergebnisse zeigen, annähernd gleich häufig zu Beschwerden führen können wie die "konstanten" Pharynxdivertikel. Im Gegensatz zu anderen Autoren (Vantrappen et al. 1974; Skinner et al. 1988), welche die Regurgitation als Leitsymptom für das Zenker'sche Divertikel ansehen, war in unserem Patientengut die Dysphagie, gefolgt vom Globusgefühl, das am häufigsten angetroffene Beschwerdebild. Die Abnahme der Patienten mit Globusgefühl und die Zunahme der dysphagischen Beschwerden in den höheren Divertikelstadien ist wohl durch die mechanische Kompression des zervikalen Ösophagus durch den Divertikelsack bedingt.

Ebenfalls durch die Zunahme der Divertikelgröße ist das vermehrte Auftreten von Regurgitationsepisoden aus dem Divertikelsack in den Pharynx erklärlich.

Unsere Ergebnisse bezüglich des Beschwerdebildes in Abhängigkeit vom Divertikelstadium bestätigen die an kleineren Kollektiven erhobenen Befunde von Brühlmann und Orringer sowie Holmgren (Holmgren 1946; Orringer 1980; Brühlmann 1985).

Eine Funktionsstörung des oberen ösophagealen Sphinkters wird von vielen Autoren als entscheidender Faktor für die Ausbildung eines Zenker'schen Divertikels angesehen. Verschiedenste Theorien über die Art der Dyskinesie am Speiseröhrenmund sind im Laufe der Jahre entwickelt worden (Killian 1908).

Negus glaubte, daß eine fehlende oder unvollständige Öffnung des oberen ösophagealen Sphinkters der peristaltischen Austreibungswelle Widerstand biete und es so durch den erhöhten intrapharyngealen Druck zur Herniation komme. Als Ursache hierfür vermutete er lokale entzündliche Veränderungen oder eine verminderte Sensibilität der Schleimhaut mit gestörter Reflexauslösung (Negus 1908).

Eine andere Theorie stammt von Wilson. Er fand bei seinen Untersuchungen gehäuft Patienten mit "Megapharynx" unter den Divertikelträgern. Er vermutete, daß durch die "Laxizität" des Pharynx der Bolus nicht komplett ausgetrieben werden könne und der retinierte Anteil in einem folgenden zweiten Schluckakt gegen die noch kontrahierten Sphinkter gepreßt werde. Die Folge sei eine Ausstülpung der Pharynxhinterwand im Bereich des Sphinkters (Wilson 1962).

Die erste ausführliche Studie über das Verhalten des oberen ösophagealen Sphinkters beim Zenker'schen Divertikel mit Hilfe der damals noch jungen Technik der Röntgenkinematographie stammt von Ardran und Mitarbeitern (Ardran et al. 1964). Er untersuchte 16 Patienten mit Zenker'schen Divertikeln, darunter auch eine nicht genannte Zahl von Frühstadien. Er fand in allen Fällen einen vorzeitigen Schluß des Sphinkters bei meist unauffälliger Öffnung. Übereinstimmend mit unseren Beobachtungen berichtet Ardran, daß Divertikel im Frühstadium nicht bei jedem Schluckakt erkennbar sind. Ardrans Aussagen waren mehr qualitativer Natur, da die niedrige Bildfrequenz und Auflösung exakte Zeitmessungen oder planimetrische Auswertungen nicht zuließen.

Das Phänomen eines vorzeitigen Sphinkterschlusses ist hier erstmalig beschrieben und konnte durch unsere Untersuchungen bestätigt werden. Eine ebenfalls von

10.7 Diskussion

Ardran rein morphologisch-quantitativ beschriebene "Abschwächung der pharyngealen Peristaltik" war bei unseren Patienten nur zum Teil nachweisbar.

Im Vergleich zum Normalkollektiv konnte eine verlängerte Hypopharyxpassage- und Wellen-Ausbreitungszeit bei erhöhtem Pharynx-Einschnür-Quotienten gefunden werden. Hierbei ist dieser Anstieg des Einschnür-Quotienten in den inkonstanten Divertikelstadien deutlicher als bei den konstanten lateralen Protrusionen.

Mit der Einführung der Manometrie wurden viele der vorgenannten Theorien angezweifelt. Insbesondere wurde Killian's Theorie abgewiesen, welche besagt, daß bei Zenker'schen Divertikeln Krampfzustände am pharyngo-ösophagealen Übergang vorlägen.

Ellis und später Lichter fanden bei Divertikelträgern normale bis erniedrigte Ruhedrucke am oberen Ösophagussphinkter. Hingegen berichten beide Autoren über eine zeitliche Dyskoordination zwischen Ablauf der pharyngealen Peristaltik und Erschlaffung des Sphinkters. Sowohl die Sphinkterrelaxation als auch die postdeglutitive Kontraktion des Ösophagusmundes seien zeitlich vorverlegt (Ellis et al. 1969; Lichter 1978). Diese Beobachtung konnte in unserem Patientengut kinematographisch bestätigt werden.

Im Gegensatz dazu fanden Knuff und Mitarbeiter in einer Serie von 9 Patienten mit Zenker'schem Divertikel keine Störung der zeitlichen Koordination (Knuff et al. 1982). Er berichtet von erniedrigten Ruhedrucken am oberen Ösophagussphinkter im Vergleich zu Normalpatienten. Diese Messungen erfolgten mit perfundierten Kathetern bei einer Perfusionsrate von 0,5 ml/min.

Nach Dodds ergaben sich mit dieser Methode falsch erhöhte Werte für die Relaxationszeit des oberen Ösophagussphinkters (Dodds et al. 1975).

Die manometrischen Befunde eines vorzeitigen Sphinkterschlusses wurden durch Ellis und Crozier in einer zweiten Studie bestätigt (Ellis et al. 1981).

Dagegen fanden Duranceau mit Koautoren und van Overbeek in Übereinstimmung mit Knuff und Mitarbeitern keine, bzw. keine regelmäßige zeitliche Dyskoordination der pharyngo-ösophagealen Motilität (Van Overbeek 1977; Knuff et al. 1982; Duranceau et al. 1983)

Tabelle 10.9 gibt einen Überblick über die Resultate der manometrischen Untersuchungen verschiedener Autoren.

Die Resultate der verschiedenen Autoren sind recht diskrepant, obwohl die Mehrzahl eine Dyskoordination des oberen Ösophagussphinkters nachweisen konnte.

Gerade für den oberen Ösophagussphinkter ist die Manometrie ein durch mehrere methodische Unsicherheiten belastetes Verfahren: Die Manometrie kann als sog. Durchzug- oder Mehrpunktmanometrie durchgeführt werden. Die Durchzugsmanometrie ermöglicht die Messung von Ruhedrucken in verschiedenen Abschnitten des pharyngoösophagealen Überganges und des tubulären Ösophagus sowie an der Kardia. Bei der Mehrpunktmanometrie bleiben die Meßpunkte stationär, es werden der Zeitpunkt des Eintreffens und die Druckamplitude der an den Meßpunkten vorbeilaufenden peristaltischen Welle gemessen. Für beide Techniken können mehrkanalige perfundierte Katheter mit seitlichen Öffnungen und externem Druckwandler oder sehr kleine, in die Sonde direkt eingesetzte, elektronische Druckabnehmer verwendet werden. Perfundierte Systeme haben den Nachteil, daß kurzzeitige

Tabelle 10.9s. Literaturübersicht über die Manometrie des oberen Ösophagussphinkters

Autor	Patienten	Befunde am OOES
Borrie (1980)	6	6 x Dyskoordination Ruhetonus normal
Hunt (1970)	5	4 x erhöhter Ruhetonus
Ellis (1981)	17	17 x Dyskoordiantion erniedrigter Ruhetonus
Lichter (1978)	6	6 x Dyskoordination Ruhetonus normal
Skinner (1988)	19	11 x Dyskoordination 7 x Ruhetonus normal 8 x Ruhetonus größer 50 mmHG
Duranceau (1983)	10	4 x Dyskoordination 6 x normaler OOES 7 x erhöhter Ruhetonus 3 x normaler Ruhetonus
Knuff (zit)	9	keine Dyskoordination 9 x erniedrigter Ruhetonus
Feussner (1989)	40	24 x Dyskoordination 16 x normaler OOES 40 x normaler Ruhetonus

Druckspitzen auch bei hoher Perfusionsrate um 40 - 70 % zu niedrig gemessen werden. Ebenso ergeben sich, abhängig von der Perfusionsgeschwindigkeit, zu hohe Werte für die Relaxationszeit des oberen Ösophagussphinkters (Dodds et al. 1987). Messungen mit hoher Perfusionsrate sind am Pharynx nicht durchführbar, da das instillierte Flüssigkeitsvolumen unkontrollierte Schluckakte auslöst.

Die Druckverteilung am pharyngo-ösophagealen Übergang zeigt eine ausgeprägte radiale und axiale Asymmetrie. Welch hat dies in einer ausgezeichneten Studie experimentell belegt. So betragen die gemessenen Ruhedrucke am oberen Sphinkter bei dorsal orientierter Druckabnehmersonde das Dreifache der Druckwerte bei ventral orientiertem Druckabnehmer (Welch et al. 1979). Die quantitativen Angaben über den Sphinkterdruck bei unbekannter radialer Orientierung des Druckabnehmers sind daher fast wertlos.

Durch die Pharynxelevation während des Schluckaktes verschiebt sich auch der obere Ösophagussphinkter in Relation zum Druckabnehmer um ca. 2,5 cm (Van Overbeek et al. 1977). Ein manometrisch registrierter Druckabfall im Bereich der Hochdruckzone beweist nicht unbedingt eine vollständige Relaxation des oberen Ösophagussphinkters, er kann auch durch die Verschiebung der Hochdruckzone aus dem Bereich des Meßpunktes bedingt sein. Zudem wird durch die Elevation des Gaumensegels der Meßkatheter um bis zu 1 cm bewegt (Nilsson 1988).

10.7 Diskussion

Bei simultan durchgeführten kinematographischen und manometrischen Messungen konnten diese störenden Relativbewegungen im Bereich des Pharynx und oberen Ösophagussphinkters ebenfalls beobachtet werden.

Es sind daher für zukünftige simultane Kinemato-Manometrien die Entwicklung spezieller, nicht perfundierter Meßsonden geplant, die über mindestens drei bis vier Druckabnehmer im Abstand von 1 cm verfügen sollen, und bei welchen durch Einbau eines röntgendichten Drehrichtungsindikators die radiale Orientierung der Druckabnehmer unter Durchleuchtung vor der simultanen Kinematographie überprüfbar ist.

Ein vorzeitiger Schluß des oberen Ösophagussphinkters als mögliche Ursache für die Ausbildung Zenker'scher Divertikel wurde bereits von mehreren Autoren postuliert (Ardran et al. 1964; Lund 1968; Ellis et al. 1969; Lichter 1978; Seaman 1983).

Lund hat sich hierbei die Divertikelausbildung bildlich wie folgt vorgestellt: Die pharyngeale Peristaltik hat man sich als eine auf den Kopf gestellte Zahnpastatube vorzustellen, die von oben nach unten mit einer Hand ausgedrückt wird. Wird nun plötzlich mit der zweiten Hand weiter unten zusätzlich gedrückt, so verbleibt zwischen den beiden Druckstellen ein kleines Residuum. Dieses entspricht der Ausbuchtung in den frühen Stadien Zenker'scher Divertikel.

10.7.1 Diskussion der eigenen Ergebnisse

In eigenen Untersuchungen wurde in allen Fällen eine Sphinkterdysfunktion diagnostiziert. Hierbei war der vorzeitige Sphinkterschluß bei 98,2 % der Patienten der dominierende Befund. Er war bei 39,5 % Patienten mit einer verspäteten Öffnung kombiniert. 20,2 % der Patienten zeigten eine inkomplette Öffnung. Bei 65,6 % der Patienten war die inkomplette Öffnung mit einer vorzeitigen Schlußbewegung des oberen Sphinkters kombiniert.

In vorliegender Arbeit wurde erstmals eine signifikante Zunahme des Zeitintervalls des vorzeitigen Schlusses mit ansteigendem Divertikelstadium feststellt: Das Zeitintervall betrug 217 ms im Stadium I und steigerte sich auf 378 ms im Stadium IV (s. Abb. 10.9).

Zeitmessungen der von vielen Autoren beschriebenen "Dyskoordination" des Öffnungs- und Schlußverhaltens des oberen Ösophagussphinkters gegenüber der Pharynxkontraktion finden sich nur spärlich. Brühlmann fand bei seiner kinematographischen Analyse von 33 Zenker-Patienten bei 18 von 33 eine vorzeitige Kontraktion und bei 9 von 33 Patienten eine inkomplette Öffnung. Die zeitliche Vorverschiebung des Sphinkterschlusses, entsprechend der Zeit vom Beginn des Sphinkterschlusses bis zum Eintreffen der peristaltischen Welle auf Sphinkterhöhe, lag bei Brühlmann im Mittelwert mit 125 ms deutlich niedriger als in unserem Kollektiv mit 274 ms. Auch fehlen bei Brühlmann Angaben darüber, ob sich die Zeitmessungen für die verschiedenen Divertikelstadien unterschieden (Brühlmann 1985). Die Aussagen über das Motilitätsmuster des oberen Ösophagussphinkters, insbesondere bezüglich des vorzeitigen Schlusses, sind bei den Autoren, die sich der Röntgenkinematographie bedienten, einheitlich (Ardran et al. 1964; Lund 1968; Brühlmann 1985).

Im Pharynx herrschen die höchsten intraluminalen Drucke während der Bolusaustreibung im Hypopharynx und erreichen ihr Maximum von 600 mmHg direkt oberhalb des oberen Ösophagussphinkters (Kennedy et al. 1988). Im cranialen, zervikalen Ösophagus hingegen besteht ein negativer Druck.

Die vorzeitige Sphinkterkontraktion tritt gerade in der Phase und dem Ort des höchsten Druckgradienten auf. Hierdurch ist eine kurzzeitige, aber mit jedem Schluckakt erneut einwirkende Obstruktion der hypopharyngealen Ausflußbahn gegeben. Je länger der Pharynx diesen Druckspitzen ausgesetzt ist, desto wahrscheinlicher wird eine Protrusion am locus minoris resistentiae auftreten. Das mit den Divertikelstadien zunehmend vorzeitige Einsetzen der Sphinkterschlußbewegung könnte durch eine Irritation der Sphinkterregion durch den Divertikelsack bedingt sein. Sie wäre somit von der Größe des Divertikels abhängig. Es wäre daher denkbar, daß auch vom Pharynx ausgehende, extraluminale Volumenreize - wie von Divertikeln - eine Alteration des Sphinkterverhaltens hervorrufen können.

Ob die von uns beobachteten Sphinkterfunktionsstörungen ursächlich für die Entstehung eines Zenker'schen Divertikels sind, bleibt in der Literatur derzeit noch fraglich. Als schwerwiegende Argumente dafür können die guten Resultate der Myotomie, mit und ohne Divertikelektomie angeführt werden.

Aus dem Krankengut unserer Klinik gaben 82 % der myotomierten Patienten völlige Beschwerdefreiheit an. Die verbliebenen 18 % wiesen eine deutlich Besserung auf.

Ähnlich günstige Ergebnisse der Myotomie werden von Ellis und Low berichtet (Ellis et al. 1969, 1981; Low et al. 1988).

Der hohe Prozentsatz beschwerdefreier Patienten nach alleiniger Myotomie im Divertikelstadium I, II und teilweise III spricht dafür, daß, zumindest in den frühen Stadien, die subjektiven Beschwerden weniger durch den Divertikelsack, als vielmehr durch die Motilitätsstörung des oberen Sphinkters verursacht werden.

10.7.1.1 Befunde am Ösophagus und am ösophago-gastrischen Übergang als pathogenetische Faktoren

Zu diskutieren ist nun, was die Ursache dieser Sphinkterdysfunktion ist.

Es könnte eine primäre Störung im Rahmen des Alterungsprozesses, etwa durch den Untergang inhibitorischer Neurone, die für die Sphinkteröffnung mitverantwortlich sind, vorliegen (Goyal, 1984). Auch primär myogene Ursachen, z.B. die Beteiligung des Sphinkters an einer Dermatopolymyositis sind denkbar.

Ein Zusammenhang mit ösophagealen Erkrankungen, vor allem mit der Refluxkrankheit, wurde seit längerem angenommen (Hannig et al. 1987).

Der obere Ösophagussphinkter ist die physiologische Schutzbarriere des Pharynx zur Verhinderung des Eintritts von Ösophagusinhalt oder saurem Magensaft. Es stellt damit einen Schutz vor einer trachealen Aspiration durch ösophago-pharyngeale Regurgitationen dar. Auch soll eine Schleimhautaffektion von Pharynx und Larynx durch sauren Magensaft verhindert werden.

10.7 Diskussion

Auf Distensions- und Säurereize im Ösophagus ist experimentell ein Anstieg des Ruhedrucks am oberen Ösophagussphinkter nachgewiesen (Gerhardt et al. 1978; Wallin et al. 1978). Hierbei ist der Druckanstieg bei Applikation einer Säure höher als bei einer neutralen Lösung. Weiterhin ist der Druckanstieg umso höher, je näher am Sphinkter die Distension ausgeübt wird (Gray 1979).

Bei Patienten mit gastro-ösophagealem Reflux haben Hunt sowie Ellis erhöhte Druckwerte des M. cricopharyngeus gemessen (Ellis et al. 1969; Hunt et al. 1970).

In Skinner's Studie ergab sich für 7 von 14 Patienten mit Zenker'schen Divertikeln ein pathologisches Ergebnis der pH-Metrie. Er fand jedoch keinen pathologisch erhöhten Ruhedruck am oberen Ösophagussphinkter.

Eine Erhöhung des Ruhedrucks am oberen Sphinkter wird für das oftmals bei Refluxpatienten angetroffene Globusgefühl mitverantwortlich gemacht (Hannig et al. 1987).

Im Gegensatz hierzu wurden von Stanciu und Benett sowie von Berte bei Patienten mit Reflux manometrisch keine erhöhten Ruhedrucke gemessen (Stanciu et al. 1974; Berte et al. 1977). Als Ursache der Diskrepanz werden unterschiedliche Meßsysteme angenommen.

Smiley und Mitarbeiter berichten über das Vorliegen einer Hiatushernie bei 32 von 34 untersuchten Divertikelpatienten (Smiley et al. 1970). Von Gage-White wurde bei Divertikelpatienten in 39 % der Fälle eine Hiatushernie festgestellt (Gage-White, 1988). In einer Kontrollgruppe waren es nur 16 %. Ellis fand bei 7 von 10 Zenker-Patienten eine Hiatushernie (Ellis et al. 1969).

Keiner dieser Autoren gibt jedoch die tatsächliche Frequenz einer Refluxerkrankung in seinem Patientenkollektiv an.

Delahunty ist der Ansicht, daß Zenker'sche Divertikel bei Patienten mit Refluxösophagitis sekundär durch die entstehende Ösophagusmotilitätsstörung ausgelöst werden. Er fand bei 6 von 7 Divertikelträgern einen gastro-ösophagealen Reflux (Delahunty et al. 1970).

Bei 11 von Jones untersuchten Patienten mit einem Zenker'schen Divertikel war in allen Fällen eine Ösophaguserkrankung vorhanden: 2 Patienten hatten eine Achalasie, 1 eine ösophageale Striktur, 2 litten unter einer gastro-ösophagealen Refluxerkrankung, 2 unter segmentalen Ösophagusspasmen. Bei 3 Patienten wurde eine Hiatushernie festgestellt und 4 Patienten zeigten einen säuresensitiven Ösophagus (Jones et al. 1985).

Bei 102 unserer 114 Zenker-Patienten konnte eine vollständige Ösophagusuntersuchung durchgeführt werden (s. Abb. 10.12).

Der dabei beobachtete gastro-ösophageale Spontanreflux bei 60 Patienten (entsprechend 58,8 %) wurde in 47 Fällen durch Langzeit-pH-Metrie gesichert. In den verbliebenen 13 Fällen ohne pH-Metrie-Kontrolle konnte eine Refluxösophagitis entweder radiologisch oder endoskopisch gesichert werden. Diese Befunde werden in Arbeiten von Feussner und Mitarbeitern zumindest teilweise bestätigt (Feussner et al. 1992).

Alle 10 beobachteten Webs oder Membranstenosen fanden sich in der Gruppe der Refluxpatienten. Dies unterstützt die Theorie, daß erworbene Webs in Regionen chronischer Schleimhautirritationen bevorzugt auftreten (Enterline et al. 1976).

Faßt man die 70 Patienten mit Hiatushernie, wobei 51 davon mit gastro-ösophagealem Spontanreflux einhergingen, die 5 Patienten mit Achalasie und die 9 Patienten mit Reflux ohne Hernie zusammen, konnte bei 82,4 % der Patienten mit Zenker'schem Divertikel eine Störung des ösophago-gastrischen Übergangs nachgewiesen werden. Zusätzlich oder gleichzeitig fand sich bei über 60 % eine schwere Motilitätsstörung des tubulären Ösophagus (s. Tabelle 10.8).

Zenker'sche Divertikel sind überproportional häufig mit den verschiedensten Ösophaguserkrankungen kombiniert. Es ist anzunehmen, daß die primäre Erkrankung im Ösophagus zu suchen ist und die Motilitätsstörung des oberen Ösophagussphinkters sekundär entsteht. Als Pathomechanismus ist ein Anfluten von Speiseröhreninhalt bzw. Magenrefluat gegen den Sphinkter mit konsekutiver Sphinktermotilitätsstörung denkbar.

Es ist jedoch nicht plausibel, daß ein zunächst bestehendes Divertikel die Erkrankung des Ösophagus auslöst.

10.7.1.2 Veränderungen am Pharynx

Im Gegensatz zu Wilson wurde bei keinem unserer Zenker-Patienten ein "Megapharynx" diagnostiziert (Wilson 1962).

Jede kurzfristige Obstruktion der Pharynxentleerung, sei es eine verspätete oder inkomplette Öffnung oder ein vorzeitiger Schluß des oberen Ösophagussphinkters, muß zu einer intraluminalen Druckerhöhung führen.

Außer am Killian'schen Dreieck, das der Durchtrittspforte des Zenker'schen Divertikels entspricht, kann es durch die Druckspitzen auch an anderen anatomischen "Schwachstellen" des Pharynx zu inkonstanten oder konstanten Protrusionen kommen.

Die sehr seltenen kongenitalen Pharynxdivertikel entsprechen wahrscheinlich Resten der Kiementaschen und sind den branchogenen Fisteln verwandt (Brühlmann 1985).

Der Hypopharynx wird seitlich durch den Schildknorpel sowie lateral und dorsal durch die sich überlappenden Muskelschichten der Pharynxkonstriktoren verstärkt (s. Kap. 4). Die Membrana thyreohyoidea bedeckt die Pharynxwand zwischen Zungenbein und Schildknorpel. Ihr Hinterrand ist durch ein gleichnamiges Ligament verstärkt. Ihre ventralen Anteile werden von den längsverlaufenden Fasern des M. thyreohyoideus überdeckt; über ihre dorso-kaudalen Anteile ziehen die oberen Fasern des M. constrictor pharyngis inferior. Die genannten Muskeln überlappen sich nicht vollständig, so daß ein kleiner, rautenförmiger, muskelfreier Bezirk an der Membran verbleibt. Zusätzlich wird die Membran an dieser Stelle von der Arteria und Vena laryngea superior und vom Ramus internus des N. laryngeus superior perforiert (Bachmann et al. 1968; Norris 1979). Eine weitere fakultative Schwachstelle liegt an der Basis der Fossa tonsillaris im lateralen Anteil der Valleculae. Hier besteht eine Lücke zwischen M. constrictor pharyngis superior und medius sowie zwischen M. palatopharyngeus und M. palatoglossus, welche die beiden Gaumenbögen bilden. In diesem Bereich liegt die Durchtrittsstelle des N. glossopharyngeus (Brühlmann 1985). Diese "Muskel-Lücken" werden als Pouches oder laterale Divertikel bezeichnet.

10.7 Diskussion

Wie in Kapitel VII beschrieben, sind die inkonstanten lateralen Divertikel oder "Pouches" nur in der Kontraktionsphase des Pharynx sichtbar, was auf eine vermehrte "Beanspruchung" dieser Pharynx-Schwachstellen während des Schluckakts hinweist.

Im Vergleich zum Normalkollektiv besteht mit knapp 40 % der Patienten eine auffällig hohe Inzidenz dieser Veränderung bei Patienten mit Zenker'schen Divertikeln. Größere Ausbuchtungen, entsprechend Pouches Grad II und III, konnte bei 38,6 % unserer Zenker-Patienten nachgewiesen werden. Die seltenen, konstanten, lateralen Pharynxdivertikel fanden sich bei 5 Patienten des Zenker-Kollektivs, entsprechend 4,4 %.

Es ist denkbar, daß die lateralen Divertikel oder die Pouches dem gleichen Pathomechanismus ihre Entstehung verdanken wie die Zenker'schen Divertikel. Die lateralen Divertikel wären dann als Spätstadien eines chronischen Pouches anzusehen.

Bei eigenen Patienten mit Zenker'schen Divertikeln konnte im Vergleich zum Normalkollektiv eine signifikant verlängerte Pharynx-Entleerungszeit nachgewiesen werden. Dies ist durch die beschriebenen Obstruktionsmechanismen erklärlich. Gleichzeitig bestand eine signifikant verlängerte Peristaltikzeit bei normaler Schnürtiefe der pharyngealen Peristaltik. Diese Beobachtung ist unseres Erachtens als Kompensationsmechanismus zur Überwindung des Hindernisses am pharyngoösophagealen Übergang zu interpretieren. Das Motilitätsmuster erinnert an eine "Widerstands-Peristaltik".

Da es nicht bei allen Patienten mit einer Motilitätsstörung des oberen Ösophagussphinkters zur Ausbildung eines Pulsionsdivertikels kommt, müssen andere Faktoren ebenfalls eine Rolle spielen.

10.7.2 Prädisponierende Faktoren zur Genese eines Zenker'schen Divertikels

Wie in Kapitel 4 beschrieben, ist die muskuläre Textur der Pharynxhinterwand von Individuum zu Individuum durchaus nicht einheitlich. Abbildung 10.13 zeigt vier verschiedene Typen der Muskelfaseranordnung der Pharynxhinterwand aus der Studie von Perrott (Perrott 1962).

Beim Typ I nach Perrott, entsprechend 40 % der Präparate (Abb.10.13 a), ist die Pars fundiformis des M. cricopharyngeus nur schwach ausgebildet, während die obliquen Fasern dominieren. Diese zeigen in ihrem Verlauf mehrere Aufgabelungen. Dadurch entstehen hauptsächlich in der Mittellinie der Pharynxhinterwand mehrere kleine Muskellücken, welche teilweise zwischen die obliquen Fasern, teilweise zwischen die obliquen und zirkulären Fasern zu liegen kommen. Diese Lücken waren z.T. so stark ausgeprägt, daß die pharyngo-basilare Faszie dazwischen freilag. Bei 2 der 14 Präparate dieses Typs zeigten sich kleine Herniationen der Fascia pharyngo-basilaris, die sehr kleinen Divertikeln oder Pharyngozelen entsprechen.

Beim Typ II nach Perrott, entsprechend 30 % der Präparate (Abb. 10.13 b), fand sich die von Killian beschriebene dreieckförmige Muskellücke zwischen einem kräftig ausgebildeten horizontalen Muskelbündel des M. cricopharyngeus und der

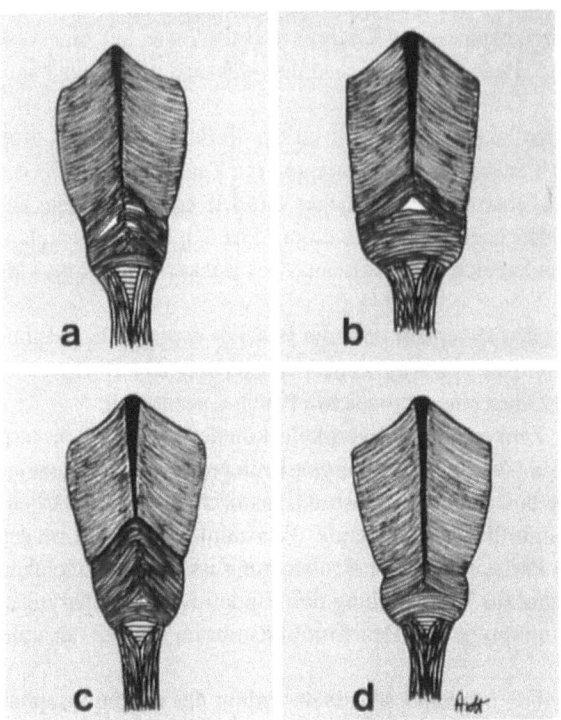

Abb. 10.13 a–d. Vier verschiedene Typen der Textur der Pharynxhinterwand nach Perrott **a** Kreuzende Fasern der Pars obliqua des M.cricopharyngeus erzeugen Dehiszenzen der buccopharyngealen Faszie, an denen sich fakultativ Divertikel ausbilden. **b** Kräftig ausgebildete Pars horizontalis des M.cricopharyngeus mit Prädisposition zur Divertikelbildung zwischen Pars horizontalis und Pars obliqua. **c** Kräftig ausgebildete Pars obliqua des M.cricopharyngeus. **d** Subtotale Verschmelzungen der schrägen und horizontalen Fasern des M.cricopharyngeus. Die Formen **c** und **d** dürften weniger zur Divertikelbildung prädisponieren.

etwas schwächer ausgebildeten schrägverlaufenden Muskelfasergruppe der Pars obliqua.

Beim Typ III nach Perrott, entsprechend 30 % der Präparate (Abb. 10.13 c, d), war keine Muskellücke zwischen schrägen und horizontal verlaufenden Muskelfasern zu erkennen. Es konnte keine klare Trennungslinie zwischen der Pars fundiformis und der Pars obliqua des M.cricopharyngeus gezogen werden. Wie in Abb. 10.13 d dargestellt, war in einigen Fällen der M. cricopharyngeus mit dem darüberliegenden M. thyreopharyngeus weitgehend verschmolzen und Pars fundiformis und Pars obliqua bildeten eine funktionelle Einheit.

Aufgrund anatomischer Überlegungen hat Perrott neben dem Killian'schen Dreieck auch andere "Bruchpforten" postuliert. Sie werden abgesehen von den Jamison Divertikeln alle den Zenker'schen Divertikeln subsummiert (Abb. 10.14).

Wo keine Schwachstelle, da kein Divertikel!

Es ist sicher nicht vermessen anzunehmen, daß die unter Typ I und II beschriebenen Verteilungsmuster der Muskelfasern weit mehr zur Entwicklung von Zenker'schen Divertikeln prädisponieren als die in Abbildung 10.13 Teil c und d dargestellten Untergruppen des Typs III.

Eine genetische Prädisposition der Pharynxhinterwandtextur ist anzunehmen. Über eine familiäre Häufung Zenker'scher Divertikel wird berichtet (Vantrappen et al. 1974).

Abb. 10.14. Mögliche Bruchpforten in der Pharynxhinterwand modifiziert nach Perrott, 1961.

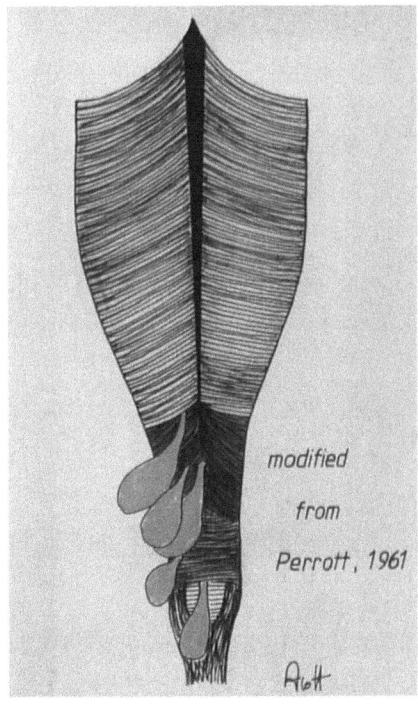

10.7.3 Alters- und Geschlechtsverteilung der Patienten mit Zenker'schen Divertikeln

Nach Rüedi (1963) beträgt die Geschlechtsverteilung beim Zenker'schen Divertikel männlich : weiblich entsprechend 5 : 1. Divertikel vor dem 40. Lebensjahr sind äußerst selten anzutreffen (Van Overbeek 1977). Nach Enterline und Thomson sind sie eine typische Erkrankung des höheren Lebensalters (Enterline et al. 1976). In Tabelle 10.1 wurde die Alters- und Geschlechtsverteilung in Abhängigkeit vom Divertikelstadium aufgezeigt. Es fällt auf, daß das Durchschnittsalter der Träger von inkonstanten Divertikeln in unserem Kollektiv um 10 Jahre niedriger liegt als das der Patienten mit Zenker'schen Divertikeln der Stadien III und IV.

Man könnte daraus folgern, daß die Entstehung eines Divertikels aus seiner Frühform sehr lange Zeit in Anspruch nimmt.

Bei einem annähernd ausgeglichenen Geschlechtsverhältnis von männlich : weiblich = 30 : 24 im Stadium I, ergibt sich mit einem Verhältnis von männlich : weiblich = 22 : 4 bereits ab Stadium II ein deutliches Überwiegen des männlichen Geschlechts.

Es ist zu diskutieren, ob geschlechtsspezifische Faktoren eine Progression in ein höheres Divertikelstadium begünstigen.

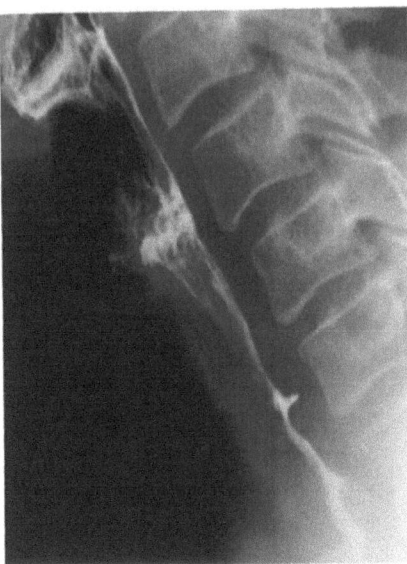

Abb. 10.15. Zenker'sches Divertikel des Stadiums I nach Brombart bei 66-jähriger Patientin mit langbestehender amotiler Achalasie Grad III

10.7.4 Verlaufsbeobachtungen von Patienten mit Zenker'schen Divertikeln

Zum besseren Verständnis der Pathogenese des Zenker'schen Divertikels ist die Verlaufsbeobachtung von besonderem Interesse. Insbesondere die Dokumentation eines Verlaufs über die theoretischen Entwicklungsstufen: Motilitätsstörung des oberen Ösophagussphinkters - inkonstantes - konstantes Divertikel ließe wertvolle Informationen zum Pathomechanismus der Divertikulogenese erwarten.

Holmgren (1946) verfolgte 4 von 18 Patienten des Divertikelstadiums I und II über 2 Monate bis 4 Jahre. Er konnte keine Größenzunahme oder Entwicklung eines konstanten Divertikels feststellen.

Ein von Seaman (1966) über 8 Jahre nachkontrollierter Fall eines inkonstanten Divertikels zeigte ebenfalls keine Veränderung der Motilität und Morphologie.

Im eigenen Krankengut wurde einmal bei einer 66jährigen Patientin mit langbestehender amotiler Achalasie die Entwicklung eines Zenker'schen Divertikels des Stadiums I beobachtet (Abb. 10.15). Eine knapp 1 Jahr zurückliegende Voruntersuchung hatte nur eine diskrete Sphinkteröffnungsstörung im Sinne einer verspäteten Öffnung um 160 ms mit einer Lumenobstruktion von 25 % ergeben.

In einem Fall eines 67-jährigen Patienten mit einem Zenker'schen Divertikel des Stadiums IV (Durchmesser = 4,6 cm) war bei Vergleich mit einer vom Patienten mitgebrachten 10 Jahre alten Voraufnahme eine Entwicklung zu verzeichnen. Das jetzt festgestellte Divertikel Grad IV ist aus dem damals diagnostizierbaren Divertikel Grad III entstanden.

Umgekehrt wurden die Krankheitsverläufe von 2 Patienten verfolgt, bei denen sich ein Divertikel des Stadiums I nach Brombart ebenso wie die begleitende Sphinkterdyskinesie völlig zurückgebildet hatte. In einem Fall handelte es sich um eine 71-jährige Patientin vor und ein Jahr nach submuköser Myotomie. Im anderen

Fall hatte sich bei einem 63-jährigem Patienten nach konsequenter Antirefluxtherapie eine Normalisierung im pharyngo-ösophagealen Übergang ergeben.

10.7.5 Schlußfolgerungen

Zusammenfassend muß die Dysfunktion des oberen Ösophagussphinkters als einer der Hauptfaktoren für die Divertikelentstehung angesehen werden, sei sie nun durch zugrundeliegende Ösophaguserkrankungen oder durch neurogene Störungen der Sphinkterfunktion verursacht.

Mit hoher Wahrscheinlichkeit handelt es sich bei der Divertikulogenese um ein multifaktorielles Geschehen. Neben der Sphinkterdysfunktion scheint zur Ausbildung eines Zenker'schen Divertikels noch eine anatomische, genetische oder geschlechtsspezifische Disposition erforderlich zu sein.

11 Funktionelle und morphologische Veränderungen des oberen Ösophagussphinkters und des Pharynx nach Laryngektomie

11.1 Anatomische Veränderungen

Die notwendige Abtrennung des Larynx von der vorderen Pharynxwand hinterläßt einen morphologisch und funktionell erheblich veränderten "Pharynxschlauch". Oft verbleibt nach Resektion größerer Pharynxanteile ein Aufbrauch oder eine Verengung der Sinus piriformes und der Valleculae. Sowohl die Konfiguration als auch der Durchmesser des so entstandenen "Pharynxschlauches" kann mit den unterschiedlichen Operationsverfahren und Nahttechniken stark variieren, so daß das postoperative radiologische Bild eine große morphologische Variabilität aufweist. Nach Angaben der Literatur leiden 16–20 % aller Patienten nach totaler oder teilweiser Laryngektomie oder auch nach primärer Radiatio an Dysphagie (Jung et al, 1980). In unserer Gruppe von 65 Patienten, die wegen Larynxkarzinomen unterschiedlichen Stadiums (s. Tabelle 11.1) behandelt wurden, litten 24 (37 %) unter Dysphagie und 12 (19 %) an einem Globusgefühl.

Diese relativ hohe Inzidenz von Dysphagie in unserer Nachkontrollpatientengruppe ist auf eine gewisse Präselektion des Patientengutes im Rahmen unserer "interdisziplinären Arbeitsgemeinschaft für Schluckstörungen" zurückzuführen. Auch sind Patienten mit Beschwerden leichter einer Nachuntersuchung

Tabelle 11.1. Beschwerdebild in Abhängigkeit von der vorausgegangenen Therapie

Therapie	Dysphagie	oder Globus Pharyngis	keine Beschwerden	Zusammen
Alleinige Chemotherapie	1	1	0	2
Chordektomie	0	2	4	6
totale (n = 42) Laryngektomie	16	8	21	42
partielle (n = 6)	2	1		6
primäre Radiotherapie	2	3	2	7
Stripping bzw. Laser	0	0	2	2
Postoperative Radiotherapie	18	5	11	34

zugänglich. Für eine posttherapeutisch auftretende Dysphagie bei einem Larynxkarzinom - Patienten kommen differentialdiagnostisch drei Hauptursachen in Frage:

1. Rezidivtumor
2. Narbige Veränderungen und Stenosen
3. Funktionelle Störungen des *Pharynxschlauches* und des pharyngo-ösophagealen Überganges.

Insbesondere funktionelle Veränderungen sind mikroendoskopisch und durch konventionelle radiologische Verfahren äußerst schwer diagnostizierbar. Ziel der hier vorgestellten Studie war es, den diagnostischen Stellenwert der Hochfrequenzkinematographie für die Analyse der veränderten Motilität des operierten Laryngopharynx und für die Treffsicherheit bei der Differentialdiagnose zwischen einem Rezidivtumor und narbigen Veränderungen festzulegen.

11.2 Einteilung des Patientengutes nach Tumorstadium und Therapieschema

Untersucht wurden 65 Patienten mit einem Durchschnittsalter von 58,8 Jahren, wobei der jüngste Patient 37 Jahre und der älteste Patient 80 Jahre alt war. Die Geschlechtsverteilung betrug männlich : weiblich 59 : 6. Alle hatten sich einer Larynxoperation, beziehungsweise einer Radiotherapie wegen einer Neoplasie unterzogen. Das aus dem intraoperativen Situs gewonnene posttherapeutische Staging erbrachte folgende Stadieneinteilung:

Stadium I:	8 Patienten
Stadium II:	21 Patienten
Stadium III:	29 Patienten
Stadium IV:	7 Patienten

Das posttherapeutische Staging umfaßte zusätzlich routinemäßig sowohl eine konventionelle radiologische Untersuchung als auch eine direkte und indirekte Spiegeluntersuchung von Seiten der HNO-Abteilung. Bei Verdacht auf ein Tumorrezidiv, beziehungsweise einen Resttumor wurde regelmäßig eine CT und bei Bedarf eine MRT durchgeführt. Zum Zeitpunkt der Studie lag die Therapie zwischen 4 Monaten und 14 Jahren zurück. 48 unserer Patienten waren einer totalen oder subtotalen Laryngektomie unterzogen worden, wobei 6 mal eine Hemilaryngektomie und 42 mal eine totale Laryngektomie durchgeführt wurde. In 4 Fällen war lediglich eine Chordektomie erfolgt. 7 Patienten waren durch primäre Radiotherapie behandelt worden, die verbliebenen 6 Patienten hatten in 2 Fällen nur eine Chemotherapie, in 2 Fällen ein sogenanntes Stimmlippen-"Stripping" erhalten und 2 Patienten waren an gleicher Stelle einer Lasertherapie unterzogen worden.

11.3 Angepaßte Methodik

Die im Methodenteil beschriebene Untersuchungstechnik wurde so modifiziert, daß die Patienten zusätzlich bezüglich ihrer Sprachqualität untersucht wurden, indem sie bei mit Kontrastmittel benetzter Pseudoglottis die Laute "a" - "e" - "i" - "o" - "u" phonierten. Weiterhin wurde der von Professor Schwab vorgeschlagene Satz "im Garten steht ein Apfelbaum" gesprochen (Schwab 1956). Vor der "dynamischen" Untersuchung wurde eine konventionelle Doppelkontrast- und Monokontrastuntersuchung des Pharynx und des Ösophagus in vier Ebenen durchgeführt. Dabei wurde bei der Darstellung des Pharynx im Doppelkontrast wieder das Müller- und das Pseudovalsalva-Manöver zur Beurteilung der Wandelastizität des Pharynx eingesetzt. Sie dienen zur Erkennung eventueller im kollabierten Hypopharynx verborgener neoplastischer Prozesse oder narbiger Residuen.

11.4 Ergebnisse

Es konnte eine große Bandbreite morphologischer und funktioneller Veränderungen nach Therapie eines laryngealen Neoplasmas beobachtet werden. Tabelle 11.2 zeigt die Ergebnisse des posttherapeutischen Stagings und die aktuellen Beschwerden der Patienten. In Tabelle 11.3 sind die Veränderungen im Bereich des oberen Ösophagussphinkters sowie des Pharynx in Abhängigkeit von der klinischen Symptomatik dargestellt.

Tabelle 11.2. Schluckbeschwerden und T-Stadium (n total = 65)

Tumorstadium	Dysphagie oder Globus Pharyngis	keine Beschwerden	Zusammen
T_1	1	7	8
T_2	9	12	21
T_3	20	9	29
T_4	6	1	7

Tabelle 11.3. Dysphagie in Folge einer Behandlung wegen eines Larynx-Malignoms

Dysphagie	ja	nein
verzögerte Öffnung des oberen Ösophagussphinkters	10	12
vorzeitiger Schuß des oberen Ösophagussphinkters	11	4
unvollständiger Schluß des oberen Ösophagussphinkters	10	5
hypopharyngeale Divertikel	8	0
Membranstenose (web)	4	2
reduzierte Kontraktilität oder Vernarbug des "Pharynxschlauches"	10	5
Tumor-Rezidiv	4	0

Tabelle 11.4. Vergleich der Kontraktionsparameter der laryngektomierten Patienten mit und ohne Dysphagie

	Dysphagie	ohne Beschwerden
Peristaltik-Zeit	1047 msec	764 msec
Pharynx-Passage-Zeit	868 msec	721 msec
Einschnürquotient	0,60	0,69

Bei 21 von 65 Patienten konnten die dysphagischen Beschwerden auf funktionelle Veränderungen zurückgeführt werden. Postradiogene oder posttherapeutische Narbenbildungen, Stenosen oder Membranstenosen fanden sich in 14 Fällen, in 4 Fällen bestand ein Rezidivtumor. Insgesamt zeigten 21 der 36 symptomatischen Patienten eine Veränderung der Motilität des oberen Ösophagussphinkters. Bei 15 asymptomatischen Patienten konnte ebenfalls eine leichte Dysfunktion der Sphinkterregion beobachtet werden, ihr Ausmaß war jedoch wesentlich geringer. So betrug z.B. die Lumenobstruktion bei einer verspäteten Sphinkteröffnung weniger als 20%.

Die Auswertung der Funktion des oberen Ösophagussphinkters erfolgte durch "Bild-bei-Bild"-Analyse und durch Planimetrie. Die mittlere Dauer der Sphinktermotilitätstörung während eines einzelnen Schluckaktes war mit 47,5 msec in der

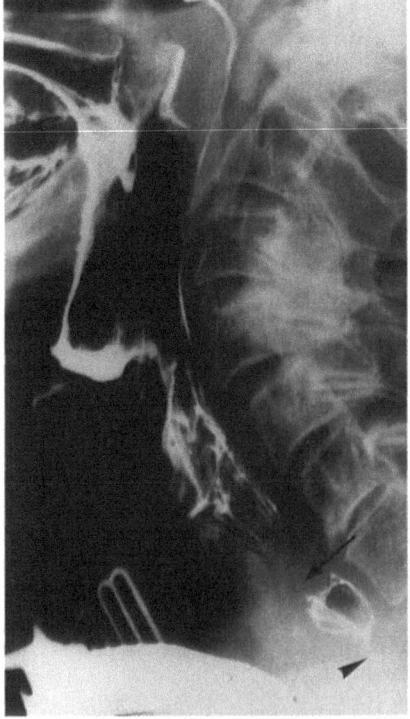

Abb. 11.1. Patient mit Zustand nach Laryngektomie. Direkt unter dem oberen Ösophagussphinkter *(Pfeil)* liegt eine zweite hyperkontraktile Zone, ein sogenannter zweiter Sphinkter *(Pfeilkopf)*

11.4 Ergebnisse

Gruppe der dysphagischen Patienten wesentlich größer als in der der asymptomatischen Patienten mit 24,5 msec. Wie Tabelle 11.1 zu entnehmen, ist unser Patientengut wegen der verschiedenen Therapieformen relativ "inhomogen". Es erscheint daher sinnvoll, genauere kinematographische Analysen nur für die Gruppe der 42 total laryngektomierten Patienten anzustellen, zumal diese alle am Klinikum rechts der Isar nach einheitlichen Operationsverfahren behandelt wurden. 16 dieser 42 Patienten mit Laryngektomie litten unter einer Dysphagie; 8 gaben ein störendes Globusgefühl an.

Es war zu überprüfen, ob die Beschwerdebilder in den Kontraktionsparametern des Neopharynx einen Niederschlag finden. In Tabelle 11.4 werden die Mittelwerte der Peristaltik-Zeit, der Pharynx-Passage-Zeit und des Einschnürquotienten bei asymptomatischen laryngektomierten Patienten und solchen mit einer Dysphagie verglichen.

Die mittlere Obstruktion am pharyngo-ösophagealen Übergang durch die gestörte Sphinkterfunktion betrug in der symptomatischen Gruppe 35 %. Es fällt auf, daß die Peristaltik-Zeit und die Pharynx-Passage-Zeit in der Gruppe der Patienten mit Dysphagie deutlich im pathologischen Bereich liegen. Im Vergleich dazu beachte man Tabelle 6.6. Störungen der Motilität des "Pharynx-Schlauches" und des oberen Ösophagussphinkters finden hier meßtechnisch ihren Niederschlag. Erwartungsgemäß liegt aufgrund der veränderten Anatomie nach Laryngektomie der "Einschnürquotient" für die Patienten mit und ohne Dysphagie im oberen Normbereich, da die peristaltische Schnürwelle wegen des fehlenden Gegendrucks des Larynx ungewöhnlich stark ausgeprägt ist.

Neben Dysfunktionen der aus dem oberen Ösophagussphinkter gebildeten "Neoglottis" konnte bei 5 Patienten unterhalb des oberen Ösophagussphinkters, also im cervicalen Ösophagus, ein zweites "sphinkterähnliches" Areal, welches sich beim Schlucken vergleichbar mit dem oberen Ösophagussphinkter verhielt, beobachtet werden. Möglicherweise dient es bei der Ösophagussprache der Regulation des Luftzustromes . Letztlich ist die Funktion dieser zweiten in Abb. 11.1 vorgestellten "hyperaktiven Zone" noch unklar.

Fallbeispiele

Die Zusammensicht einer kinematographischen Sequenz in Abb. 11.2 demonstriert ein Beispiel für die Bildung eines posterioren pharyngealen Divertikels im Rahmen einer vorzeitigen Sphinkterschlußbewegung bei einem laryngektomierten Patienten.

15 Patienten zeigten eine reduzierte Kontraktilität oder einen relativ engen Pharynxschlauch. Bei 3 von ihnen war der verringerte Pharynxdurchmesser auf eine narbige Veränderung zurückzuführen. Dies war bei einem Patienten mit Zustand nach Radiotherapie, wie in Abbildung 11/3 gezeigt, und bei 2 Patienten bei Zustand nach einer chronischen Entzündung bei schlecht verheilender postoperativer Fistelung ohne Radiotherapie der Fall.

Bei 9 unserer Patienten mit verzögerter Pharynxentleerung wegen insuffizienter pharyngealer Peristaltik des verbliebenen Pharynxschlauches konnte ein bemer-

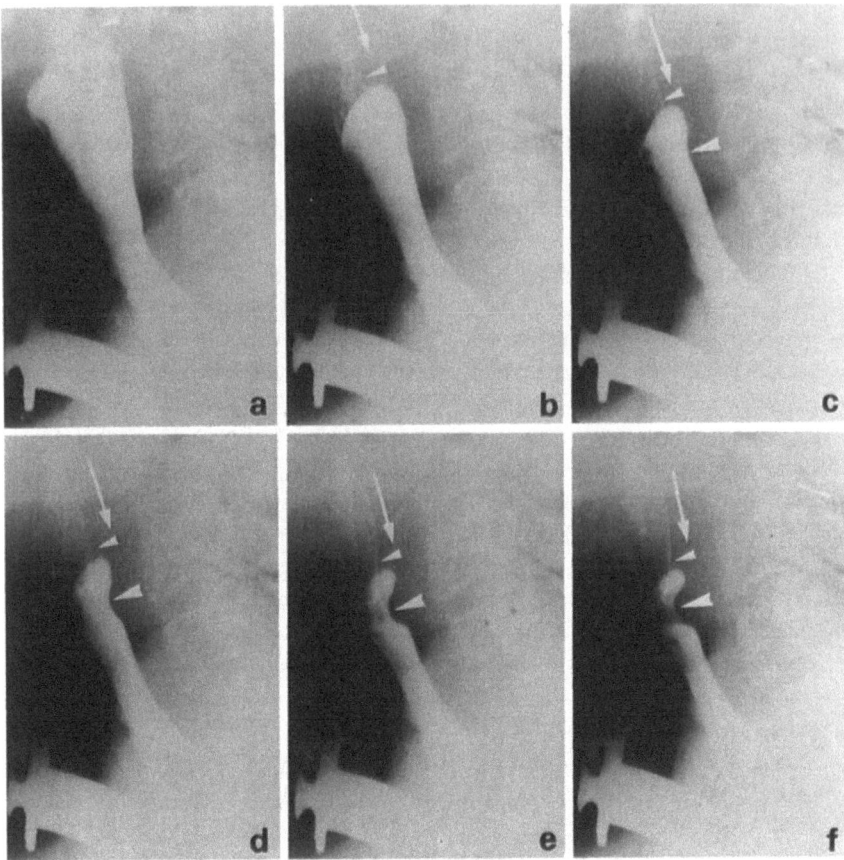

Abb. 11.2 a–f. 40-jähriger Patient mit Zustand nach Laryngektomie leidet unter Dysphagie. **a–c** Gute peristaltische Aktivität der Vorderwand des Neopharynx. **b** Zeigt den Ablauf der peristaltischen Welle *(weißer Pfeil)* und das Niveau der Welle (kleiner Pfeilkopf). **c–f** Der *große Pfeilkopf* markiert den sich vorzeitig schließenden oberen Ösophagussphinkter. **e–f** Das Zenkersche Divertikel schnürt sich ab

kenswertes Kompensationsmanöver der Zunge beobachtet werden, welches man als "Pumpaktion" des Zungengrundes beschreiben kann. Das heißt, es konnte eine akzentuierte caudal-dorsal Bewegung, insbesondere im Bereich des Zungengrundes nachgewiesen werden, welche den Bolus stempelartig durch den Pharynx beziehungsweise in den Eingang des Pharynxschlauches beförderte. In einigen Fällen konnte eine zusätzliche Hyperexkursion der Passavant'schen Wulst und der Region des M. constrictor pharyngis superior beobachtet werden. Dies führt dazu, daß die hintere Pharynxwand und der Zungengrund längerstreckig in Kontakt treten, wie in Abb. 1.4 vorgestellt.

Abb. 11.4. a Patient nach Laryngektomie. Darstellung des Pumpmechanismus des Zungengrundes. **b–d** Hyperexkursion des Zungengrundes nach dorsal (Pfeil) bei kräftiger Peristaltik der Pharynxhinterwand *(Pfeilkopf)*

11.4 Ergebnisse

Abb. 11.3. Radiogene Stenose 5 Jahre nach primärer Radiatio eines T4 Larynx-Carcinoms mit 60 Gy/HD. Hypopharyngeale Stase mit Aspiration

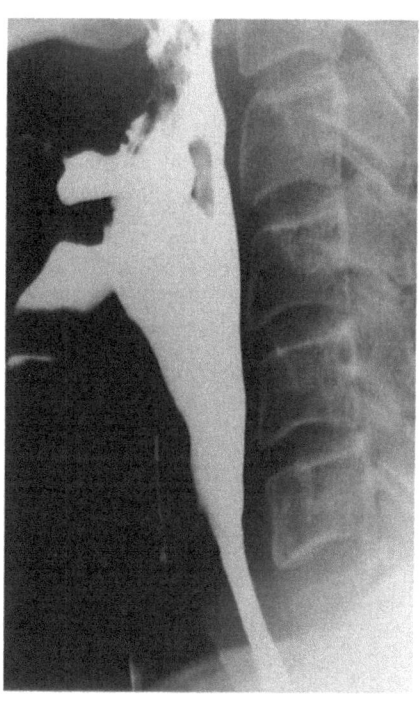

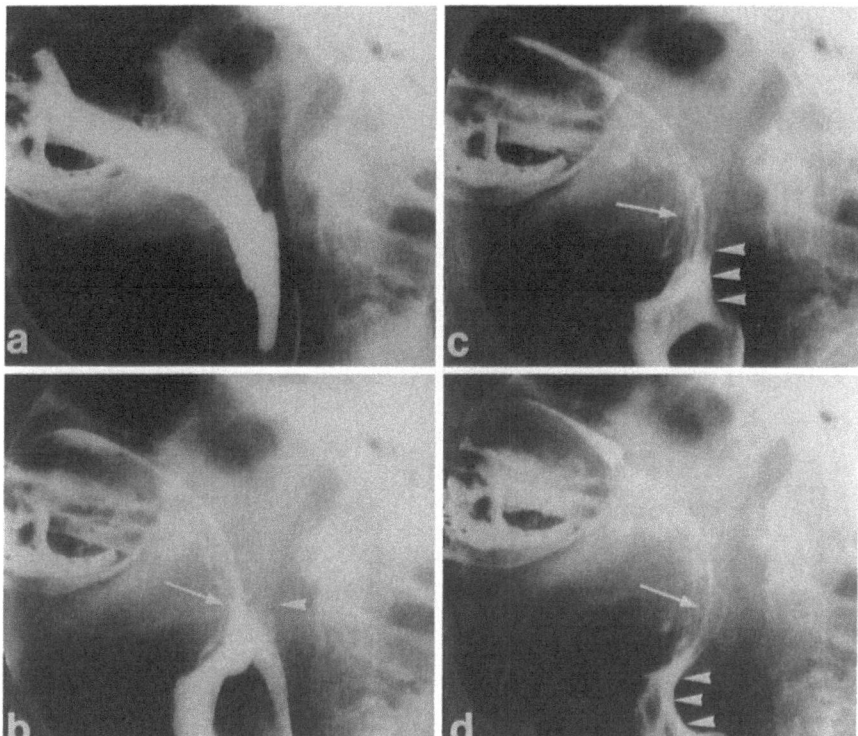

Unsere Mono- und Doppelkontrastpharyngographien auf den Übersichtsaufnahmen zeigen häufig einen stark verbreiterten prävertebralen Weichteilsaum, welcher ohne Kenntnis der speziellen postoperativen anatomischen Veränderungen leicht als retropharyngeales bzw. prävertebrales Tumorrezidiv falsch zu interpretieren gewesen wäre. Da der M. thyreopharyngeus und der M. cricopharyngeus durch die Laryngektomie von ihrem normalen Insertionsort abgetrennt werden, resultiert eine im Vergleich akzentuiertere Ventralbewegung dieser Strukturen während der Pharynxkontraktion. Besonders der fehlende Gegendruck durch den entfernten Larynx ist an dieser vermehrten Ventralexkursion beteiligt. Das dynamische Aufzeichnungsverfahren ist an dieser Stelle der statischen Pharyngographie überlegen, da es wegen der Harmonie dieser peristaltischen Ventralbewegungen besser gelingt ein Tumorrezidiv auszuschließen, als durch die konventionellen Röntgenaufnahmen. Bei 42 Patienten mit Zustand nach totaler Laryngektomie konnte in 31 Fällen eine solche übermäßige Ventralbewegung der Pharynxhinterwand festgestellt werden.

Normalerweise ist die ventrale Pharynxwand wegen ihrer Fixation an Schild- und Ringknorpel nicht an der peristaltischen Aktivität des Pharynx beteiligt. Wie Abb. 11.2 a-c zeigt, konnte jedoch bei den Patienten mit vorrausgegangener totaler Laryngektomie auch eine symmetrische Kontraktion der Pharynxvorderwand beobachtet werden, die ebenfalls zur Entleerung des Pharynxschlauches beitrug.

Diese Beobachtungen sind unseres Wissens in der Literatur bisher noch nicht beschrieben.

Viele der Störungen, die in Tabelle 11.3 aufgeführt sind, waren oftmals gleichzeitig bei einem Patienten nachzuweisen. So zeigten zum Beispiel alle 8 Patienten

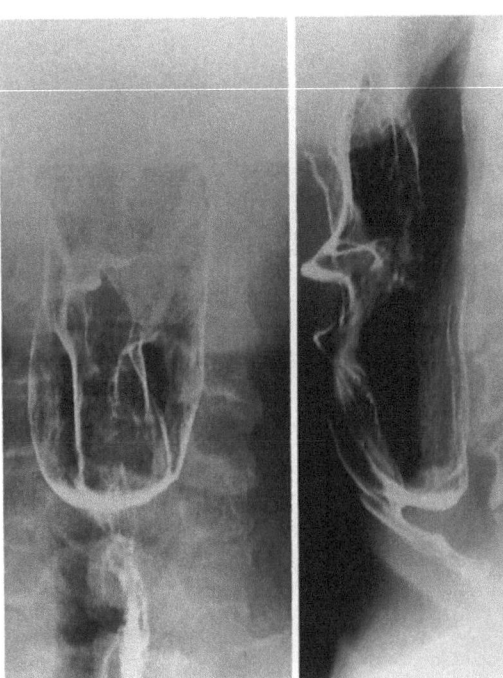

Abb. 11.5. Sogenannte "cervicale Achalasie" bei Patienten mit Hemilaryngektomie. In beiden Ebenen erkennt man den dilatierten Pharynx im Doppelkontrast. Massive Ventralbewegung des oberen Ösophagussphinkters

Abb. 11.6. Patient mit plötzlich aufgetretener Dysphagie bei vorrausgegangener Laryngektomie. Im postero-anterioren Strahlengang kommen links zwei submurale Vorwölbungen zur Darstellung (*Pfeil* markiert die craniale der beiden parapharyngealen Raumforderungen)

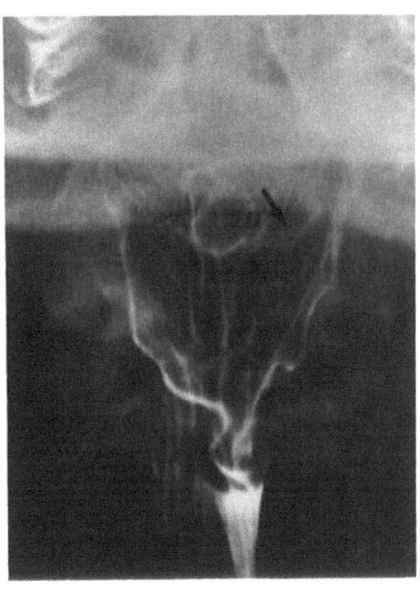

mit hypopharyngealen Divertikeln auch einen vorzeitigen Schluß des oberen Ösophagussphinkters. Ein solcher Fall wird in Abb. 11.2, wo ein typisches Beispiel einer Obstruktion des pharyngo-ösophagealen Überganges durch einen vorzeitigen Schluß des oberen Ösophagussphinkters, welcher zu dysphagischen Beschwerden führt, vorgestellt. Abbildung 11.5 zeigt ein Beispiel eines Patienten mit einer sogenannten "cervicalen Achalasie", das heißt einer insuffizienten Öffnung des oberen Ösophagussphinkters nach Teil-Laryngektomie mit Dilatation des Pharynxschlauchs.

Durch eine in adäquater Technik durchgeführte Doppelkontrast-Pharyngographie mit "Pseudo-Valsalva"- und "Müller"-Manöver ist es auch möglich, parapharyngeale Rezidive zu erkennen. Ein Beispiel hierfür ist Abb. 11.6.

Natürlich ist die CT und die MRT das Mittel der Wahl zur Erkennung parapharyngealer Rezidive oder eines Lymphknoten-Befalls. Der den Pharynxschlauch von links pelottierende Rezidivtumor konnte durch die CT und schließlich auch operativ bestätigt werden.

11.5 Diskussion

Die radiologische Nachsorge der Patienten mit behandeltem Larynxkarzinom ist oftmals lokal durch posttherapeutische Fibrosen, Strikturen oder Entzündungen erschwert. Es kann sowohl die klinische Untersuchung als auch die Endoskopie behindert und in manchen Fällen sogar unmöglich gemacht werden.

Das Pharyngo- und Ösophagogramm im Mono- und Doppelkontrast ist ein wertvolles zusätzliches Hilfsmittel in der Nachsorge, vor allem wenn prä- und posttherapeutische Verlaufskontrollen vorliegen.

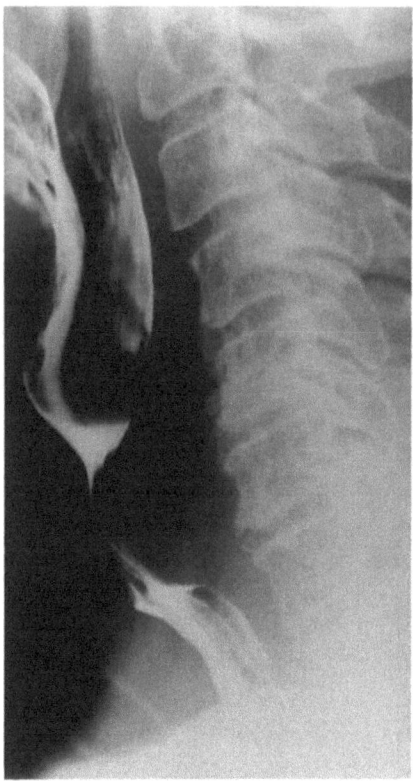

Abb. 11.7. Normales Doppelkontrast-Pharyngogramm bei einem Patienten mit Zustand nach Laryngektomie. Die massive Vorwölbung der Pharynx-Rückwand entsteht bei fehlendem Gegendruck durch den Larynx

In Abb. 11.7, einem normalen postoperativen Doppelkontrast-Pharyngogramm nach Laryngektomie wird der verbreiterte prävertebrale Weichteil-Anteil in Höhe des oberen Ösophagussphinkters und der unteren Pharynxkonstriktoren illustriert. Dies ist ein normaler post-operativer Befund und darf nicht mit einem retropharyngealen Rezidivtumor verwechselt werden.

Es ist hervorzuheben, daß jede radiologische Untersuchung des Pharynx den Ösophagus miteinbeziehen muß, um andere Abnormalitäten, wie zum Beispiel ösophageale Zweitkarzinome oder benigne Strikturen, als Ursache einer Dysphagie auszuschließen (Duranceau et al. 1976; Jung et al. 1980, Balfe et al. 1982). Dies ist gerade bei Larynxkarzinompatienten von besonderer Bedeutung, da in der Literatur mit 5–11 % eine sehr hohe Inzidenz von ösophagealen Zweitneoplasien bei Patienten mit Larynxkarzinomen beschrieben wird (Gibbons et al. 1985).

Besteht nach Laryngektomie eine kurzfristig aufgetretene Dysphagie, so sollte an erster Stelle ein Rezidivtumor ausgeschlossen werden. Die niedrige Inzidenz von Rezidivtumoren in unserem kleinen Patientengut ist möglicherweise durch eine gewisse Präselektion durch die Tumorsprechstunde unserer otorhinolaryngologischen Abteilung, die eine sehr engmaschige postoperative Nachkontrolle betreibt,

11.5 Diskussion

zu erklären. So erfolgte die Überweisung zur Kinematographie in den meisten Fällen zur Suche nach der anderweitig "unklaren" Dysphagie bei negativen klinischen und endoskopischen Befunden.

Dies mag auch ein Grund für die Prädominanz der funktionellen Veränderungen sein, die bei unseren Larynxpatienten angetroffen wurden. Sie stehen im Gegensatz zu der relativ höheren Inzidenz morphologischer Erkrankungen, wie sie von anderen Autoren beschrieben werden (Gates, 1980; Hanks et al., 1981; Balfe et al., 1982; Di Santis et al., 1983).

In der postoperativen oder posttherapeutischen Nachsorge von Larynxtumoren wird eine dynamische Aufzeichnungsmethode wie die Röntgenkinematographie nur in wenigen Zentren angewandt. Sie weist in unserer Studie bei einer hohen Inzidenz von pharyngealen Motilitätsstörungen eine hohe Sensitivität auf. Gibbons weist ausdrücklich darauf hin, daß "funktionelle Abnormalitäten" sehr schwierig ohne kinematographische oder Videoaufzeichnung aufzudecken sind. Gibbons glaubt, daß bei 12 von 73 Patienten, die er kinematographisch untersuchte, eine sogenannte cricopharyngeale Prominenz für die Dysphagie der Patienten verantwortlich sei. Art und Ausmaß dieser "Prominenz" wird jedoch nicht näher spezifiziert (Gibbons et al. 1985). Balfe fand 5 Fälle von Dysfunktionen des M. cricopharyngeus in einem Patientengut von 45 Patienten nach totaler Laryngektomie (Balfe et al. 1982).

Auch die hohe Nachweisrate von 8 Divertikeln der hinteren Pharynxwand ist auf die Aufnahmetechnik der Hochfrequenzkinematographie zurückzuführen, da 6 dieser 8 Divertikel nur in der Kinematographie, nicht jedoch in der normalen Pharyngographie und Durchleuchtung erkannt wurden. Diese Divertikel waren nur während der kurzen Zeitspanne von 0,2–0,4 s der Pharynxkontraktion zu beobachten.

Eine Messung des prävertebralen Weichteilsaumes, wie sie von Jung und Adams beschrieben wird (Jung et al. 1980), verspricht unserer Meinung nach nur dann eine Zusatzinformation, wenn diese Messung während des Maximums der Exkursion der pharyngealen Schnürwelle auf einer determinierten Höhe der HWS durchgeführt wird. Auch sollte eine Fehlbeurteilung der Dicke des prävertebralen Weichteilsaums während der einzelnen Phasen der dorsalen peristaltischen Welle beim Schluckakt bedacht werden.

Die Dicke des Weichteilsaums wurde in Relation zum Sagittaldurchmesser des Referenzwirbelkörpers HWK 3 gemessen. Dieser Quotient kann einfach errechnet werden, indem man die Breite des Weichteilsaums hinter dem bariumgefüllten Pharynxschlauch auf dem Cine-Analyzer planimetrisch abgreift und sie zum Sagittaldurchmesser des ebenfalls planimetrisch abgegriffenen HWK 3 in Beziehung setzt. Der Vergleich dieses während der maximalen Wandexkursion gewonnenen Wertes mit der Breite des prävertebralen Weichteilsaums während der Pharynxrelaxation erlaubt eine relativ zuverlässige, wenn auch semiquantitative Aussage über die Kontraktilität des neopharyngealen Muskelapparates. Durch "Bild-bei-Bild"-Analyse wurde die Geschwindigkeit der peristaltischen Welle des Pharynxschlauches von der Passavantschen Wulst bis zum oberen Ösophagussphinkter bestimmt. Diese peristaltische Geschwindigkeit war in der Gruppe der laryngektomierten Patienten mit Dysphagie wesentlich geringer als in der der laryngektomierten Patienten ohne Dysphagie (1047 ms versus 753 ms).

Der "Stempelmechanismus" des Zungengrundes ist bei den laryngektomierten Patienten als wichtiger Faktor zur Boluspropulsion und Entleerung des Pharynxschlauches erkannt worden. Als operative Konsequenz ergibt sich daraus, daß zu exzessive Resektionen im Bereich des Zungengrundes nach Möglichkeit vermieden werden sollten.

Aus den vorgelegten Ergebnissen ist zu folgern, daß die Hochfrequenzkinematographie ein wertvolles zusätzliches diagnostisches Instrument bei der Untersuchung der posttherapeutischen Dysphagien bei Patienten des Larynxkarzinom-Kollektivs darstellt.

12 Indikationen für die Hochfrequenz-kinematographie beim Staging maligner Pharynxprozesse

12.1 Stufendiagnostik beim Pharynxmalignom, Definition des Studienzieles

Ziel dieses Kapitels war es, den Stellenwert der Hochfrequenzröntgenkinematographie im prä- und posttherapeutischen Stufenprogramm zum Staging maligner Pharynxtumoren festzulegen. Insbesondere sollte die Frage überprüft werden, ob durch diese konventionelle radiologische Methode in Ergänzung zur Endoskopie und zu der CT bzw. MRT bei bestimmten Tumorlokalisationen noch therapierelevante Zusatzinformationen erhalten werden können.

Beim Pharynxkarzinom ist die Differenzierung des Tumorstadiums III und IV von entscheidender Bedeutung für das weitere therapeutische Vorgehen.

An erster Stelle der Stufendiagnostik steht unzweifelhaft die indirekte Pharyngolaryngoskopie (Bähren 1985; Classen et al. 1992). Tumoren des Oropharynx sind der indirekten Spiegeluntersuchung leicht zugänglich - sie ermöglicht aber bei tiefer sitzenden Prozessen nur eine Teilansicht in die fakultativ tumortragenden Areale. Auch durch die flexible Mikroendoskopie ist eine sichere Beurteilung von Anteilen der Valleculae, des unteren Hypopharynx und insbesondere des pharyngo-ösophagealen Überganges sowie der Retrocricoidal-Region oft nicht befriedigend möglich. Die diagnostisch aussagekräftigere starre Endoskopie erfordert bereits eine Vollnarkose.

Ein relativ umfassender räumlicher Eindruck raumfordernder Prozesse und deren Beziehung zu Nachbarstrukturen ist durch die statische Pharyngographie bei fehlender Invasivität zu erzielen (Bergeron et al. 1984; Schmitt et al. 1986; Semenkovich et al. 1985). Deshalb sollte dieses Röntgenverfahren bereits in der Vorfelddiagnostik eingesetzt werden.

In Abhängigkeit vom Sitz des Tumors können sich die starre und die flexible Endoskopie, die Hochfrequenzkinematographie und die CT und MRT im nachfolgenden Staging sinnvoll ergänzen, wobei nicht alle Methoden obligat zur Anwendung kommen müssen.

12.2 Spezielle Anatomie der retropharyngealen Kompartimente – Konsequenzen für die Tumorausdehnung

Die Erfassung einer Infiltration in die retropharyngealen Kompartimente ist bei Pharynxtumoren wegen der hierdurch möglichen Dissemination nach mediastinal von Bedeutung. Gemäß den anatomischen Erkenntnissen von Perrott wird der

Pharynx dorsal von der buccopharyngealen Faszie umscheidet, welche zusammen mit der Alar Faszie im Sinne einer Faszienduplikatur den retropharyngealen Raum begrenzt (Perrott 1962). Erst dorsal dieser Faszien beginnt der Prävertebral-Raum, ventral der prävertebralen Faszie, welcher eine freie Verbindung zum hinteren Mediastinum darstellt (vgl. Abb. 4.3). Der Pharynx bewegt sich einschließlich der Alar Faszie gegenüber der prävertebralen Faszie um 2,5 bis 3,5 cm cranio-caudalwärts (Nielsson 1988) während des Schluckaktes. Diese physiologische Verschieblichkeit wird vor allem zum Staging der Tumoren der Pharynxhinterwand genutzt.

12.3 Spezielle Untersuchungstechniken bei der "statischen" und "dynamischen" Pharyngographie (HFK)

12.3.1 Statische Pharyngographie

Wegen der hohen Ortsauflösung eines in adäquater Technik angefertigten Pharyngogramms läßt sich mit dieser Methode der intraluminale Tumoranteil oft besser darstellen als in der CT (Abb. 12.1, 12.2)(Richter 1983; Apter et al. 1984; Schmitt et al. 1986, 1987).

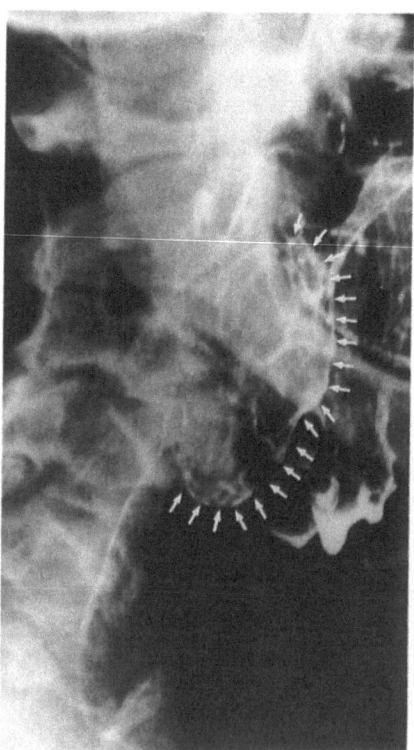

Abb. 12.1. Auf der Schrägaufnahme im Doppelkontrast kommt deutlich der polypöse intraluminale Anteil des Oro-Hypopharynx Plattenepithel-Karzinoms zur Darstellung

12.3 Spezielle Untersuchungstechniken

Abb. 12.2. Exophytisch wachsendes Oro-Hypopharynx-Karzinom, sog. "Zwei-Etagen-Tumor", *(schwarze Pfeile)*. Die Epiglottis ist teilweise ummauert

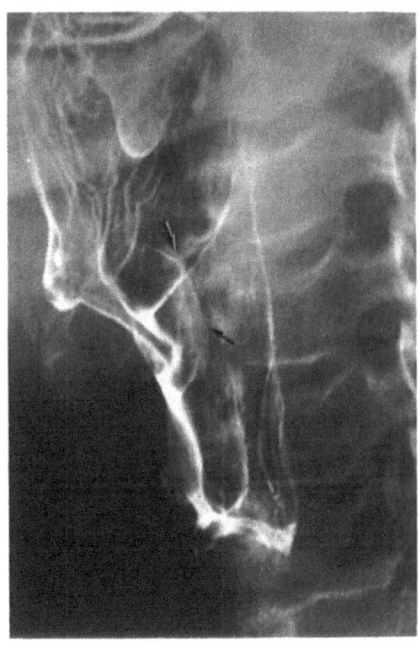

Die Beurteilung dieser "statischen" Pharyngogramme erfordert allerdings eine genaue Kenntnis der Röntgenanatomie dieser Region und Aufnahmen in 4 Ebenen bei optimalem Kontrastmittel-Beschlag.

Es hat sich bewährt, unter Durchleuchtung die Pharynxwand durch unterschiedlich starke Pseudo-Valsalva-Manöver mehr oder minder stark zu distendieren, wodurch auch die KM-Schicht mehr oder weniger stark transparent wird.

Der Glottisschluß wird in der a.p. Projektion durch ein Valsalva-Manöver und eine "I-Phonation", die Öffnung durch "A-Phonation" überprüft (Semenkovich et al. 1985; Hannig et al. 1987).

Auf den Aufnahmen bei lateralem Strahlengang gelingt es durch "E-Phonation" des Patienten, den Sagittaldurchmesser des Pharynx aufzuweiten, was einen guten Einblick in die Strukturen des Zungengrundes erlaubt.

Für die statische Pharyngographie wurde eine Mischung Micropaque flüssig und Micropaque HD 220 g% verwandt. Diese Mischung erlaubte die unseres Erachtens beste Oberflächenbenetzung bei gleichzeitig transparentem Wandbeschlag auch beim Valsalva-Manöver.

12.3.2 Hochfrequenzkinematographie

Als einzige bildgebende Methode erfaßt die Röntgenkinematographie als "dynamische" Pharyngographie die Funktionsabläufe des Schluckaktes und der Pharynxpassage.

Tabelle 12.1. Austellung der Patienten mit Pharynxtumoren

Patient	Geschlecht	Alter	Diagnose	Tumorstaging vor und nach HFK		gewonnene Zusatzinformation	Bewertungsfaktor
K.M.	m	50	Oropharynx links Plattenepithelkarzinom	T2	T2	keine	0
W.H.	m	47	Hypopharynx Plattenepithelkarzinom	T2	T2	keine	0
H.T.	w	63	Zungengrund-Hypoph. Adenozystisches Karzinom	T4	T4	Hiatushernie mit Reflux	I
M.E.	w	78	Oro-Hypopharynx Plattenepithelkarzinom	T4	T4	Infiltration der Epiglottis und d. OÖS, Aspiration	II
H.J.	m	46	Zungengrund-Oropharynx Plattenepithelkarzinom	T3	T3	keine	0
K.K.	m	47	Hypoph., prox. Ösoph. Plattenepithelkarzinom	T4	T4	Infiltration der Epiglottis Aspiration	II
W.P.	m	59	Hypopharynx Plattenepithelkarzinom	T3	T4 !	Infiltration der Epiglottis und d. Larynx, Aspiration	III
A.R.	m	49	Hypopharynx Plattenepithelkarzinom	T4	T3 !	gute Tumorverschieblichkeit keine Infiltration	III
B.S.	m	77	Hypopharynx Plattenepithelkarzinom	T2	T3 !	Infiltration der Epiglottis	III
H.L.	m	59	Oro-Hypoph., prox. Ösoph. Plattenepithelkarzinom	T4	T4	keine	0
B.A.	w	83	Hypoph., prox. Ösoph. Plattenepithelkarzinom	T4	T4	Sphinkterinfiltration Aspiration	I

12.3 Spezielle Untersuchungstechniken

K.W.	m	60	Oro-Hypopharynx Plattenepithelkarzinom	T4	T4	Infiltration der Epiglottis prädegl. Aspiration	II
I.J.	m	63	Pharynx Plattenepithelkarzinom	T3	T3	refluxbedingte Ösophagusstenose	I
H.M.	w	72	Zungengrund Plattenepithelkarzinom	T4	T3 !	geringe Tumorinfiltration	III
S.M.	m	60	Gaumenbogen rechts Plattenepithelkarzinom	T1	T1	Nasopharynx-KM-Penetration Dysfunktion d. OÖS	I
M.J.	m	48	pharyngo-ösoph. Übergang Plattenepithelkarzinom	T4	T3 !	Sphinkterareal gut verschieblich, geringe Aspiration	III
K.J.	m	74	parapharyngeal links Lymphoepitheliales Karzinom	T3	T3	keine	0
S.E.	w	26	Oro-Hypoph. Vorderwand Chondrosarkom	T4	T4	LK Kompression bd. Sinus piriformes	I
M.G.	m	54	Oro-Hypopharynx Plattenepithelkarzinom	T4	T4	Aspirationsneigung	I
P.H.	w	81	Oropharynx links malignes Histiozytom	T3	T4 !	Larynxinfiltration und Kompression d. Hypopharynx	III
G.J.	m	83	Oropharynx Lymphoepitheloides Karzinom	T4	T4	Epiglottisbefall Aspiration	II
S.J.	m	72	Oro-Hypopharynx Plattenepithelkarzinom	T4	T4	keine	
R.C.	w	77	Pharynxhinterwand Plattenepithelkarzinom	T4	T3 !	gute Tumorverschieblichkeit keine Infiltration d. Nachbarstrukturen	III

Sie ermöglicht somit eine bessere Beurteilung der intraluminalen Tumorausdehnung etwaiger Wandstarren und der Tumorverschieblichkeit gegen benachbarte Strukturen. Eine Kompression aus dem Parapharyngealraum kommt wegen der Pharynxdistension durch den Bolus besser zur Darstellung. Unseres Erachtens ist deshalb auch eine Abschätzung der Tumorinfiltration in den Parapharyngealraum zumindest teilweise möglich.

12.4 Patientengut

Untersucht wurden 23 Patienten mit histologisch gesicherten primären Pharynxneoplasien (7 Frauen und 16 Männer). Das Durchschnittsalter betrug 62,1 Jahre. Histologisch fand sich in 18 Fällen ein Plattenepithelkarzinom, in zwei Fällen ein lymphoepitheales Karzinom und je ein adenoidcystisches Karzinom, ein Chondrosarkom und ein malignes Histiozytom. Die einzelnen Patientendaten sind der Tabelle 12.1 zu entnehmen. Hierbei ist in der rechten Spalte angegeben, bei welchen Patienten durch die HFK eine diagnostische Zusatzinformation erzielt werden konnte.

Die Wertigkeit dieser diagnostischen Zusatzinformation wurde mit einer der folgenden Bewertungsziffern versehen:

0 = keine weitere Aussage

I = röntgenkinematographischer Nebenbefund

II = fakultativ relevanter Befund

III = Befund, welcher zu einer Änderung des präoperativen Stagings führte

In der Tabelle 12.2 werden nur die T-Stadien berücksichtigt, da die weitere Klassifikation nach den N- und M-Stadien überwiegend durch klinischen Befund, CT und MRT erbracht wurde.

Wie dort ebenfalls ersichtlich, führte der Einsatz der HFK bei 7 von 23 Patienten zu einer Veränderung des T-Stagings. Von besonderer klinischer Bedeutung war die Rückstufung in das Tumorstadium 3 bei 4 von 14 ursprünglich als technisch inoperabel erachteten Patienten, die unter Zugrundelegung des niedrigeren Stagings kurativ operiert und nachbestrahlt werden konnten.

Bei 3 Patienten zeigte die ergänzende statische Pharyngographie und die Hochfrequenzkinematographie einen ausgedehnteren Tumorbefall als nach klinischem

Tabelle 12.2. Verbesserung des Staging nach der Hochfrequenzkinematographie

Eingangsstaging	Staging nach statischer und dynamischer Pharyngographie	
T1 = 1	T1 = 1	+0/–0
T2 = 3	T2 = 2	+0/–1
T3 = 5	T3 = 9	+5/–1
T4 = 14	T4 = 12	+2/–4

12.4 Patientengut

Befund, Endoskopie und CT vermutet. So konnte in 2 Fällen eine vorher nicht bekannte Larynxinfiltration durch neoplasiebedingte Störungen des Verschlusses des Vestibulum laryngis mit Infiltration der Epiglottis und einmal ein isolierter Epiglottisbefall mit dadurch gestörtem Epiglottisschluß nachgewiesen werden. Bei allen 3 Patienten bestand klinisch eine in unterschiedlichem Maße ausgeprägte Neigung zur Aspiration besonders von rheologisch dünnen Flüssigkeiten.

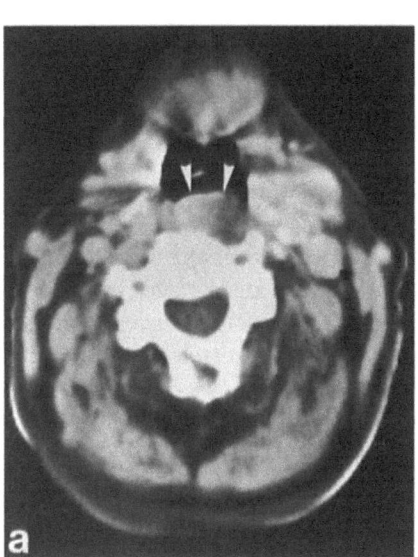 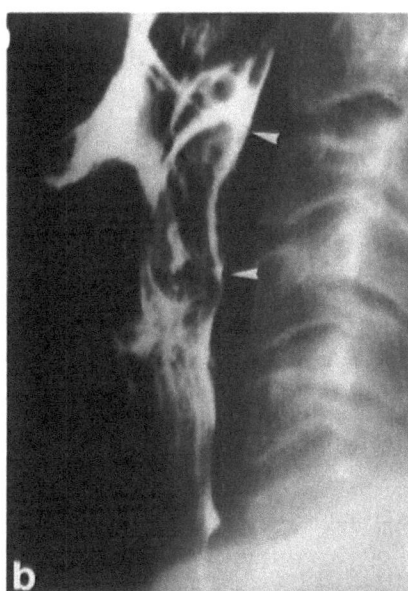

Abb. 12.3 a,b. Computertomogramm und statisches Pharyngogramm eines 49-jährige Patienten. **a** Der Oro-Hypopharynx-Hinterwand-Tumor ist mit weißen Pfeilköpfe markiert. **b** Die craniocaudale Ausdehnung des Tumors ist deutlich abgrenzbar.

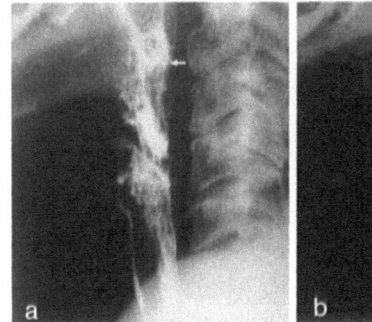 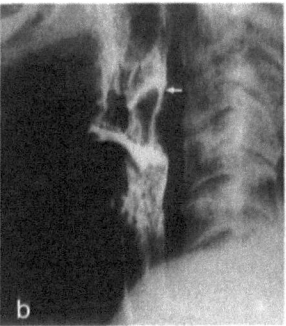 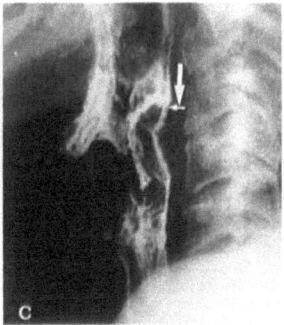

Abb. 12.4 a–c. Röntgenkinematographische Einzelbilder aus einer Kinosequenz von Patient 1. Der Tumor zeigt eine Verschieblichkeit gegen die prävertebralen Strukturen von ca. 1,5 Wirbelkörperhöhen. Der Pfeil symbolisiert die cranio-caudale Verschieblichkeit der Tumormasse während des Schluckvorgangs. **a** Zeigt den maximalen Endpunkt cranial, **c** den caudalen Endpunkt der Exkursion während der Deglutition.

Fallbeispiel 1

Bei einem 49-jährigen Patienten ergab die endoskopische Untersuchung den Befund eines ausgedehnten Tumors der Oro-Hyperpharynxhinterwand mit Verdacht auf Mitbeteiligung des oberen Ösophagussphinkters und der Postcriciodalregion. In der CT, wie in Abb. 12.3a ersichtlich, war eine Tumorinfiltration in den Prävertebralraum nicht auszuschließen. Aufgrund dieser Befunde wurde zunächst ein Tumorstadium T4 angenommen.

In der statischen Pharyngographie, wie in Abb. 12.3b gezeigt, war der endoluminale, polypöse Tumoranteil auf dem Bild bei frontalem Strahlengang in seiner cranio-caudalen Ausdehnung gut darzustellen.

In der Hochfrequenzkinematographie war während der Deglutition eine Verschieblichkeit der Tumormasse um knapp 1,5 Wirbelkörperhöhen nachweisbar, wie in Abb. 12.4 mit Pfeilen angedeutet.

Die Region des oberen Ösophagussphinkters zeigte eine regelrechte Kontraktilität und unauffällige Schleimhautverhältnisse. Der retrocricoidale Venenplexus, der auf Röntgenübersichtsbildern häufig als pathologische Raumforderung dieser Region mißgedeutet wurde, erwies sich in der Röntgenkinematographie in typischer Weise als formvariabel. Das heißt, er änderte sein röntgenmorphologisches Erscheinungbild einer polypösen retrocricoidalen Kontrastmittel-Aussparung im Prallfüllungsbild in Abhängigkeit von den während der pharyngealen Bolusaustreibungsphase auftretenden intraluminalen Drucke und der Relativbewegung der Mucosa. Es konnte eine Infiltration dieser schwer einsehbaren Region somit weitgehend ausgeschlossen werden.

Bei fehlenden Fernmetastasen wurde aufgrund dieses Befundes ein Stadium T3 angenommen und eine operative Therapie mit nachfolgender Radiatio eingeleitet. Der Tumor konnte problemlos von der prävertebralen Faszie abgelöst werden. Das Operations-Präparat ist in Abb. 12.5 wiedergegeben.

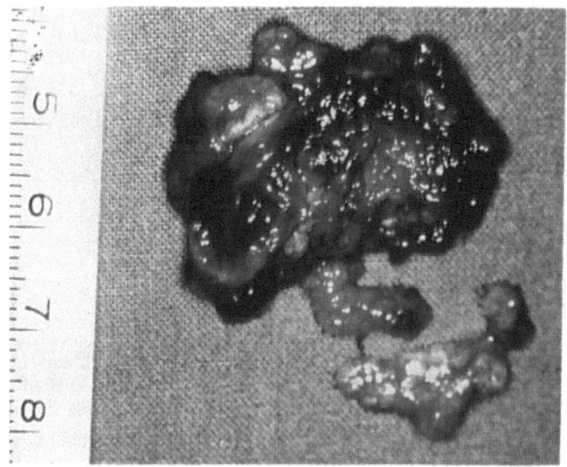

Abb. 12.5. OP-Präparat des Pharynxhinterwandkarzinoms. Die radiologisch angegebene Tumorgröße und wahrscheinliche Infiltrationstiefe korreliert sehr gut mit dem intraoperativen Befund

Abb. 12.6. Kontrollpharyngogramm ein Jahr nach OP und Radiochemotherapie: Kein Anhalt für Tumorrezidiv

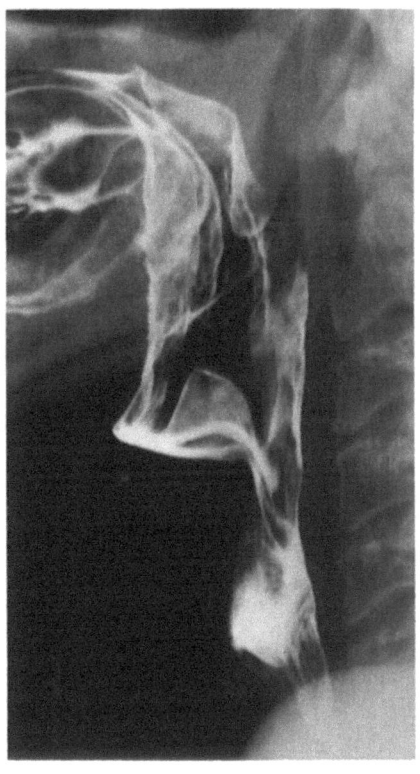

Der Patient erholte sich sehr gut. Bei einer Kontrolle nach einem Jahr und Zustand nach Radiochemotherapie fanden sich regelrechte Schleimhautverhältnisse (Abb. 12.6).

Fallbeispiel 2

Die 64-jährige Patientin litt an einem fortgeschrittenen Zungengrund-Oropharynxvorderwand-Tumor.

Histologisch handelte es sich um ein Plattenepithelcarcinom. In der Computertomographie konnte wegen Zahnfüllungsatefakten die craniale Tumorgrenze nicht festgelegt werden. Eine MRT war wegen der Klaustrophobie nicht möglich.

Die Hochfrequenzkinematographie ließ eine unbehinderte Cranio-Caudal-Bewegung der Tumormasse mit dem Zungengrund erkennen, wie in Abbildung 12/8 gezeigt. Die orale Boluspropulsion war kaum eingeschränkt, was nur auf eine geringe Infiltration der Zungenmuskulatur schliessen ließ. Vor allem der regelrechte Epiglottisschluß machte eine Tumorinfiltration bis in den Epiglottisgrund unwahrscheinlich.

Trotz des endoskopisch großflächigen Tumorwachstums konnte eine primäre Resektion mit nachfolgender Chemotherapie durchgeführt werden.

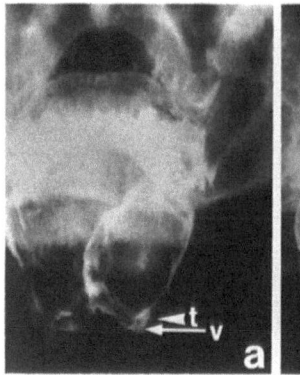 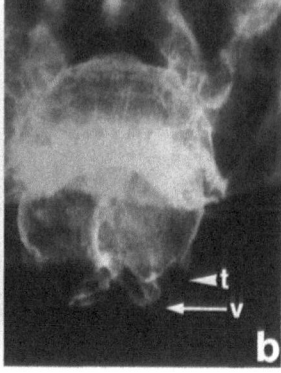

Abb. 12.7 a,b. Bilder aus einer kinematographischen Sequenz. Die cranio-caudale Verschieblichkeit des polypösen Zungengrund-Oropharynx-Vorderwandtumors wird durch den *Pfeil* gekennzeichnet.

12.5 Diskussion

Verbesserte Endoskopieverfahren, CT (Gamsu et al. 1981; Feuerbach et al. 1982; Larsson et al.1982; Hagemann et al. 1983; Muriaki et al. 1983; Schratter et al. 1984; Bähren 1985) und MRT (Dillon et al. 1984; Mancuso et al. 1985; Lufkin et al. 1986, Mancuso et al. 1989; Vogl 1992) haben in den letzten Jahren große Fortschritte in der Früherkennung und dem Staging maligner Pharynxprozesse erbracht. Dennoch stellen verfeinerte konventionelle Röntgenverfahren, wie die statische Pharyngographie (Fayos 1981; Richter 1983; Schmitt et al. 1987) und die Hochfrequenzkinematographie (Fabrikant et al. 1965; Hannig et al. 1987) mehr als nur ein wichtiges Bindeglied zwischen der otorhinolaryngologischen Inspektion und den weiterführenden bildgebenden Verfahren dar. Der Hochfrequenzkinematographie kommt aufgrund spezieller Vorteile eine besondere Bedeutung in der Pharynxdiagnostik zu.

Auf dem Gebiet der Pharynxtumoren ist der Umfang der durch dieses Verfahren zu erlangenden Mehrinformation wesentlich vom Ausmaß und der *Lokalisation* der Neoplasie abhängig. Tumoren der Tonsillenloge oder des Zungengrundes sind der indirekten Spiegeluntersuchung und unseres Erachtens nach der Palpation leicht zugänglich.

Allerdings bereitet die direkte und indirekte Inspektion sowie die Endoskopie gerade bei Tumorpatienten nicht selten Schwierigkeiten. Oft ist der Patient nicht ausreichend kooperativ oder die Tumormasse bzw. das Ödem des Patienten verwehren den vollen Einblick. So können zum Beispiel große supraglottische Tumore oft endoskpisch nicht überwunden - und ihre caudale Begrenzung oft nicht sicher festgelegt werden.

Fragen des Funktionsablaufes sind endoskopisch kaum klärbar und können bei einer in Narkose durchgeführten Untersuchung überhaupt nicht beantwortet werden. Dagegen erfaßt die röntgenkinematographische Pharyngographie als einziges bildgebendes Verfahren die Funktionsabläufe des Schluckaktes und der Pharynxpassage.

12.5 Diskussion

Die Erfassung einer Infiltration in die retropharyngealen Kompartimente ist bei Pharynxtumoren wegen der möglichen Dissemination nach mediastinal von besonderem klinischen Interesse.

Die Architektur der Pharynxhinterwand aus buccopharyngealer, Alar- und prävertebraler Faszie erschwert sowohl in der CT (Schratter et al., 1984) als auch in der MRT (Dillon et al. 1984; Lufkin et al. 1986) einen sicheren Ausschluß einer Infiltration dieser Region.

Gerade retropharyngeal spielen sich während der Deglutition Wandexkursionen von ca. 2,5 bis 3,5 cm Umfang ab, so daß im "dynamischen" Pharyngogramm hier eine höhere diagnostische Treffsicherheit möglich erscheint.

Da die Tumorgrenze mit dieser Technik in der Übergangszone zwischen starrer und regelrecht kontrahierender Pharynxwand festzulegen ist, kann sie während der intradeglutitiven Pharynxkontraktion definierten anatomischen Strukturen zugeordnet werden.

Im Gegensatz zur Endoskopie ist es mit dieser Methodik möglich, den Schluckakt von "außen", das heißt von einer nicht der Schluckbewegung unterworfenen Position aus zu betrachten, was eine bessere Abschätzung der Relativbewegungen ermöglicht.

Eine vergleichende Betrachtung von endoskopischen versus radiologischen Verfahren sei hier erlaubt. Die Endoskopie bietet eine direkte Schleimhautbeurteilung in den von ihr einsehbaren Arealen bei gleichzeitig möglicher Biopsieentnahme. Die radiologische Untersuchung erlaubt durch die Gesamtansicht des Organs eine genauere topographische Zuordnung pathologischer Prozesse und häufig eine bessere Aussage über eine eventuelle Infiltration benachbarter Strukturen.

Die CT und wegen ihrer besseren Weichteil-Kontraste in wachsendem Umfang auch die MRT sind für ein korrektes TNM-Staging unerläßliche Untersuchungsverfahren (Feuerbach et al. 1982; Lenz et al. 1983; Lufkin et al. 1985; Bähren 1985; Schwab 1965, 1989).

a. Hinsichtlich des N-Stagings kann die CT das vorläufig festgelegte Stadium durch die Aufdeckung nicht palpabler homo- und kontralateraler vergrößerter Lymphknoten entscheidend beeinflussen (Lenz et al. 1983). Eine Dignitätsaussage, das heißt die Differentialdiagnose zwischen entzündlich reaktiv oder metastatisch vergrößerten Lymphknoten, ist oft nicht möglich. Dies gilt besonders für die Lymphknoten von weniger als 10 mm Durchmesser.

b. Alle Patienten unseres Kollektivs wurden einer CT-Untersuchung unterworfen, die zusammen mit dem klinischen und endoskopischen Befund in 7 von 23 Fällen *keine* korrekte Tumorklassifikation erbrachte. Die durch die Hochfrequenzkinematographie neu erfolgte Bewertung konnte operativ in 4 Fällen bestätigt werden, wodurch sich eine Zurückstufung um jeweils ein Tumorstadium in 4 Fällen ergeben hat. Bei den 3 Patienten, die um eine T-Kategorie ungünstiger eingeschätzt wurden, konnte keine direkte therapeutische Konsequenz gezogen werden.

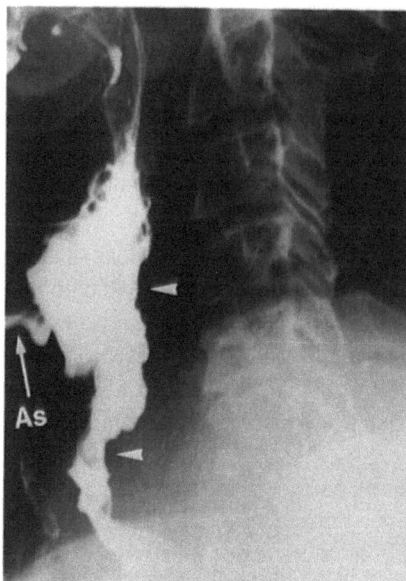

Abb. 12.8. Pharyngeale Prallfüllung: Völlige Destruktion des pharyngo-ösophagealen Übergangssegmentes, verbreiteter prävertebraler Weichteilsaum als Ausdruck eines fortgeschrittenen Tumorwachstums mit pharyngealer Stase und trachealer Aspiration. *Therapie:* Radiatio und Gastrostomie

Zusammenfassend liegen die Vorteile der CT in der Erfassung extraluminaler Tumoranteile, wobei im Bereich unzureichender Weichteilkontraste die Entscheidung über eine Tumorinfiltration, zum Beispiel in den Prävertebralraum, oft nicht mit ausreichender Sicherheit getroffen werden kann.

In der Beurteilung der intraluminalen Tumoranteile ergeben sich deutlich bessere Ergebnisse durch den Einsatz der Hochfrequenzkinematographie.

Durch eine Analyse des Schluckvorganges war bei allen Patienten eine Quantifizierung der Pharynxfunktionseinschränkung möglich. Dies gilt sowohl für die Beurteilung der Einschnürtiefe während der Pharynxkontraktion als auch für die Messung der peristaltischen Welle im Pharynx und im pharyngo-ösophagealen Übergang. Die endoskopisch - und im Anfangsstadium auch computertomographisch - schwer zu beantwortende Frage nach einer Infiltration in das pharyngo-ösophageale Übergangssegment war röntgenkinematographisch in allen Fällen mit hoher Zuverlässigkeit zu klären.

Auch zur Erfassung des Schweregrades einer durch den Tumor verursachten Aspiration erwies sich die Hochfrequenzkinematographie als Methode der Wahl. Das so abgeschätzte Risiko der Entwicklung einer Aspirationspneumonie wurde zur Entscheidungsgrundlage für die Indikationsstellung zur parenteralen Ernährung oder zur Anlage eines Gastrostomas (Abb. 12.8).

Somit leistet die Hochfrequenzkinematographie nicht nur einen Beitrag zum Staging des tumorös befallenen Pharynx, sondern bietet auch eine Entscheidungshilfe bei der symptomatischen und kausalen Therapie von im Krankheitsverlauf aufgetretenen Funktionsstörungen.

13 Zusammenfassung

Die gastroenterologische Röntgendiagnostik muß neben der Beschreibung rein morphologischer Veränderungen auch auf die diagnostische Bewertung der Motilität ausgerichtet sein. Hierzu sind dynamische Aufzeichnungsverfahren notwendig.
Ziel der Studie war Art und Häufigkeit pharyngo-ösophagealer Funktionsstörungen bei den Leitsymptomen Dysphagie und Globus pharyngis durch speziell entwickelte quantitative Meßparameter zu analysieren. Diese wurden zum Teil planimetrisch ermittelt und so die quantitative Beurteilung der Motilität ermöglicht. In einer prospektiven Studie wurde die Motilität und die Morphologie von Pharynx und Ösophagus bei ausgewählten Diagnosegruppen (n=1233) und 65 Normalpatienten gemessen. Es sollte ermittelt werden, welche funktionellen Störungen Krankheitsbildern mit Dysphagie und Globus pharyngis zugrundeliegen, sofern morphologische Veränderungen ausgeschlossen werden konnten. Die Ergebnisse wurden im Rahmen der interdisziplinären Arbeitsgruppe für Dysphagie des Klinikums rechts der Isar durch ergänzende diagnostische Maßnahmen erhärtet (z.B. Endoskopie, 24h-pH und -Manometrie).

Für den Ablauf eines Schluckaktes ist die wohlkoordinierte Aktion von 5 Hirnnerven und 26 Muskelgruppen erforderlich. Diese komplexen motorischen Abläufe erfolgen durchschnittlich innerhalb von 0,5–0,7 s, so daß ihre Beurteilung in der Durchleuchtungsbeobachtung kaum möglich ist. Durch die Hochfrequenzkinematographie (HFK) auf 35 mm-Film und Bildfrequenzen von 50 Bildern/s kann eine Funktionsstörung mittels Einzelbildanalyse mit einer Genauigkeit von +/- 20 ms bestimmt werden. Die Auswertung der für jeden Patienten erhobenen 82 Meßdaten erfolgte durch einen standardisierten Computerbogen. Es wurde ein an 200 Freiwilligen experimentell ermitteltes "Standardbolusvolumen" verabreicht. Zur Abklärung der Festkörperdysphagie wurde zusammen mit der Apotheke unseres Klinikums eine prall-elastische Barium-Gelatinekugel von 1,4 cm Durchmesser entwickelt. Um manometrische und radiologische Messungen am tubulären Ösophagus vergleichbar zu machen, wurden simultane Kinemato-Manometrien mit Mitarbeitern der Chirurgischen Klinik der Technischen Universität durchgeführt.

Bei den 65 *Normalpatienten* fand sich eine regelrechte Funktion des oro-pharyngo-ösophagealen Transports. Anhand von 9 quantitativen und 47 qualitativen Meßparametern wurde eine Charakterisierung der Pharynxmotilität erreicht. Der ösophageale Transport wurde durch einen quantitativen und 18 qualitative Meßparameter bestimmt. Diese Parameter waren bei pathologischen Veränderungen in unterschiedlichem Ausmaß gestört. Eine Altersabhängigkeit der Pharynxmotilität konnte nur für die "Pharynx-Passage-Zeit" nachgewiesen werden. Ein mittleres Schluckvolumen wurde experimentell ohne Strahlenexposition an 200 Freiwilligen bestimmt.

Im Kollektiv der Patienten mit *Dysphagie, Globus pharyngis* (n=532 bzw. 392) zeigte sich häufig als Ursache der Beschwerden eine Dysfunktion des oberen Ösophagussphinkters, welche bei der "benignen" Dysphagie im Sphinkterniveau zu einer mittleren Lumenobstruktion von 54,5% und beim Globus pharyngis von 33,3% führte. Als hauptsächliche Ursache der Dysfunktion des oberen Ösophagussphinkters konnte beim Globus pharyngis ein gastro-ösophagealer Reflux nachgewiesen werden. Bei der Dysphagie war er in deutlich geringerem Umfang anzuschuldigen. Hier lagen häufiger neurologische Erkrankungen oder Motilitätsstörungen des tubulären Ösophagus zugrunde.

Bei den Patienten mit *neurologischen Schluckstörungen* (n=143) ergab die Analyse des gestörten Schluckaktes eine klinisch relevante Differenzierung zwischen einer prä-, intra- und postdeglutitiven Aspiration, das heißt einer Aspiration vor, während und nach Triggerung des Schluckreflexes. Dadurch wurde eine causal orientierte effiziente konservative Therapie ermöglicht. Die HFK diente auch zur Planung operativer Eingriffe. Dabei wurde die neue Operationsmethode der "Laryngo-Hyoido-Mento-Pexie" entwickelt. Bei Verlaufskontrollen bewährte sich die von uns definierte Einteilung der Aspiration in die Schweregrade I–III.

Bei 114 Patienten mit *Zenker'schen Divertikeln* fand sich vor Ankunft der peristaltischen Welle am pharyngo-ösophagealen Übergang ein vorzeitiger Schluß des OÖS, wodurch das Divertikel abgeschnürt wurde. Das Zeitintervall dieses vorzeitigen Schlusses nahm mit dem Divertikelstadium von 217 ms auf 378 ms zu. Hieraus folgt, daß Funktionsstörungen des OÖS zusammen mit genetischen Faktoren zu der Divertikulogenese beitragen. Gleichzeitig fand sich mit 85% eine hohe Koinzidenz ösophagealer Erkrankungen. 36,5 % der Patienten nach *Larynx-Operation* (n=65) litten unter Dysphagie : Durch die HFK war eine Differenzierung zwischen Funktionsstörung, Narbe und Tumorrezidiv möglich. Es ergaben sich neue Erkenntnisse über die "Neoglottis" nach Larynx-OP. Die Funktion eines "Zungengrund-Mechanismus" zur Pharynxentleerung wurde beschrieben.

Bei der *Achalasie* (n=56) und dem *diffusen Ösophagusspasmus* (n=18) fanden sich bei 46% der Patienten eine Dysfunktion des OÖS in Verbindung mit anderen Pharynxveränderungen wie lokalen Wandschwächen, Membransegeln und Zenker'schen Divertikeln.

Die HFK ergab bei unseren 23 Patienten mit *Pharynxmalignomen* einen weiteren Aufschluß über die Tumorverschieblichkeit, was in 7 Fällen zu einer Änderung des klinischen T-Stagings führte.

Schlußfolgerung

Die HFK steht wegen ihres hohen zeitlichen und apparativen Aufwandes in der Abklärung einer Dysphagie oder eines Globusgefühls nicht an der ersten Stelle in der Stufendiagnostik, verspricht jedoch Erfolg bei Funktionsstörungen der pharyngo-laryngealen Interaktion und des Pharynx sowie des pharyngo-ösophagealen Überganges. Am OÖS ist sie der manometrischen Funktionsdiagnostik überlegen. Durch die von uns eingeführten Meßparameter konnten weiterführende Erkenntnisse über die Pathophysiologie des Schluckaktes gewonnen werden.

Literaturverzeichnis

Abel W (1913) The arrangement of the longitudinal and circular musculature at the upper end of the oesophagus. J.Anat.Physiol.; 157: 381-390
Akerlund A, Welin S (1944) Roentgen diagnosis of malignant tumor within the boundary region between the pharynx and esophagus. Acta Radiol.; 25: 883-911
Akl BF, Blakeley WR (1974) Late assessment of results of criopharyngeal myotomy for cervical dysphagia. Am.J.Surg.; 120: 818-824
Ancona E, Frasson P, Peracchia A (1979) La myotomie du sphincter oesophagien supérieur dans les dyskinésies pharyngo-oesophagiennes. Ann.Chir.; 33:467-473
Andersen AE (1982) Psychogenic dysphagia, globus hystericus and psychiatric aspects of organic swallowing disorders. Directions in Psychiatry; Lesson 14
Anderson DJ (1968) Mastication. In: Code CF (ed). Handbook of Physiology. Am.Physiol.Soc.; 4: 1811-1820
Apter AJ, Levine MS., Glick SN (1984) Carcinomas of the base of the tongue: diagnosis using double-contrast radiography of the pharynx. Radiology; 151: 123-126
Ardran GM, Kemp FH (1952) The protection of the laryngeal airway during swallowing. Brit. J. Radiol.; 25: 406-416
Ardran GM, Kemp FH (1956) Closure and opening of the larynx during swallowing. Brit.J.Radiol.; 29: 205-208
Ardran GM, Kemp FH, Lund WS (1964) The etiology of the posterior pharyngeal diverticulum : a cineradiographic study. J.Laryngol.Otol.; 78: 333-349
Ardran GM (1982) Feeling a lump in the throat: thoughts of a radiologist. J.Royal Soc.Medicine; 75: 242-244
Arnold W, Nager F (1991) Dysphagie : Definiton. Therapeutische Umschau; 48,3: 135-138
Atkinson M, Kramer P, Wyman SM, Ingelfinger FJ (1957) Dynamics of swallowing. In: Normal pharyngeal mechanism. J.Clin.Invest.; 36: 581-595
Atkinson M., Summerlin MD (1966) Oesophageal changes in systemic sclerosis. Gut; 7: 401-408
Auffermann W, Geisel T, Wohltmann D, Günther RW (1988) Tissue reaction following endobronchial application of iopamidol and ioxithalamate in rats. Europ.J.Radiol.; 8: 13-17
Augustiny N, Wolfensberger M, Brühlmann W (1984) Die Bedeutung der Röntgen-Kinematographie bei der Diagnose von Funktionsstörungen des pharyngo-oesophagealen Übergangs. HNO; 32: 494-497
Augustiny N, Schmid H, Brühlmann WF (1987) Die Bedeutung der Röntgenkinematographie des Schluckakts für die Indikation zur Myotomie des pharyngoösophagealen Sphincters. Fortschr. Röntgenstr.; 146, 5: 510-514
Bachman AL, Seaman WB, Macken KL (1968) Lateral pharyngeal diverticula. Radiology; 91: 774-782
Bähren W (1985) Einsatz der Computertomographie in der Diagnostik maligner Tumoren des Hypopharynx und Larynx. HNO 33: 97-102
Balfe DM, Koehler RE, Setzen M et al. (1982) Barium examination of the esophagus after total laryngectomy. Radiology 143: 501-508
Barsony T (1926) Funktionelle Speiseröhrendivertikel. Wien, Klin Wschr; 47: 1363
Bartlett JG, Gorbach SL (1975) The triple treat of aspiration pneumonia. Chest 68: 560-566
Barthlen W, Feussner H, Hannig C, Hölscher AH, Siewert JR (1990) The impact of cervical myotomy. For the treatment of Zenker's diverticulum. Dysphagia 5: 13-19
Batch AJG (1988) Globus pharyngeus (Part 1). J Laryngol.Otol. 102: 152-158
Batch AJG (1988) Globus pharyngeus (Part 2). J.Laryngol.Otol.; 102: 227-230

Baum S, Güntner S, Hannig C, Wuttge-Hannig A (Mai 1988) Bariumsulfat-Gelatinekugeln zur Röntgendiagnostik. PZ; 20: 30-31
Belsey R (1966) Functional disease of the esophagus. J.Thorac.and Cardiovasc.Surg.; 52: 165-188
Bergeron RT, Osborn AG, Som PM (1984) Head and neck imaging - excluding the brain. The C.V.Mosby Company, St.Louis, Toronto
Bergmann AB, Lewicki AM (1977) Complete esophageal obstruction from cricopharyngeal achalasia. Radiology 123: 289-294
Bernstein LM, Baker LA, (1958) A clinical test for esophagitis. Gastroenterology; 37 : 760
Berte LE, Winans CS, (1977) Lower-esophageal sphincter function does not determine restin upper esophageal sphincter pressure. Digestive Diseases; 22, 10: 877-880
Biesinger E, Schrader M, Weber B, (1989) Die Osteochondrose der Halswirbelsäule als Ursache von Globusgefühl und Dysphagie. HNO; 37: 33-35
Bischoff K, (1962) Der Wert der Strahlenpulsung bei den modernen Verfahren der Röntgenkinematographie. Fortschr.Röntgenstr.; 97: 82-89
Bishop LC, Riley WT, (1988) The psychiatric management of the globus syndrome. Gen.Hosp.Psych; 9: 214-219
Blackwell JN, Hannan WJ, Adam RD, Heading RC, (1981) Radionuclide transit studies in the detection of oesophageal dysmotility. Gut; 24: 421-426
Blakeley WR, Garety EJ, Smith DE (1968) Section of the cricopharyngeus muscle for dysphagia. Arch.Surg.; 96: 745-759
Blitzer A, (1985) Evaluation and management of chronic aspiration. Am Arch ENT ; Oct
Blum AL, Siewert JR, (1977) Hiatushernie, Refluxkrankheit und Refluxösophagitis. Internist; 18: 423-435
Bockmeyer M, Hannig C, Wuttge-Hannig A, Clasen B, Stenglein C, (1987) Diagnostik der Dysphagie aus HNO-ärztlicher Sicht. Therapiewoche; 30: 2855-2859
Böhme G, Clasen B, (1989) Vergleichende Studien zur Qualität der Ösophagusstimme nach Laryngektomie: Insufflationstest und umgekehrte Sprachaudiometrie. HNO; 37: 358-364
Böhme G, (1991) Globus pharyngis:Pharyngolaryngoskopie und phoniatrische Aspekte. Zentralblatt für HNO (1991) im Druck
Bollschweiler B, Feussner H, Hölscher AH, Hannig Chr, Wuttge-Hannig A, Lorenz R, (XXXX) Wertigkeit verschiedener diagnostischer Verfahren bei Reflux. In : Gastrointestinale Funktionsstörungen in der Chirurgie Hrsg.: Fuchs KH, Hamelmann H.Blackwell Wissenschaft : 75-85
Bonanno PC, (1971) Swallowing dysfunction after tracheostomy. Ann.Surg; 174: 29-33
Booth DJ, Kemmerer WT, Skinner DB, (1968) Acid clearing from the distal esophagus. Arch. Surg.; 96: 731-734
Borgström PS, Ekberg O, (1988) Pharyngeal dysfunction in the elderly. JMI; 2: 74-81
Borrie J, Wilson RLK, (1980) Oesophageal diverticula: principles of management and appraisal of classification. Thorax; 35: 759-767
Bosma FJ (1956) Myology of the Pharynx of cat, dog and monkey with interpretation of the mechanism of swallowing. Annals of Otology, Rhinology and Laryngology; 65(4): 981-992
Bosma JF, (1975) Development of feeding. Clin.Nutrit.; 5:210-218
Bosma JF, Donner MW, (1980) Physiology of the pharynx. Otolaryngology Edit; 2: 332-345
Bosma JF (1985) Postnatal ontogeny of performances of the pharynx, larynx, and mouth. Am Rev Respir Dis; 131, Suppl.: S10-S15
Bosma JF, Donner MW, Tanaka E, Robertson D, (Feb. 1986) Anatomy of the pharynx, pertinent to swallowing. Dysphagia; 1: 23-33
Bradley PJ, Narula A, (1987) Clinical aspects of pseudodysphagia. J. Laryngol.and Otol.; 101: 689-694
Bräutigam W, Christian P, (1975) Psychosomatische Medizin. G. Thieme, Stuttgart, 2te Auflage
Brombart M, (1983) Radiologie des Verdauungstraktes. Thieme, Stuttgart
Brühlmann WF, (1985) Die roentgenkinematographische Untersuchung des Schluckakts. Verlag Hans Huber, Bern; S. 62
Buchholz DW, Bosma JF, Donner MW, (1985) Adaptation, compensation, and decompensation of the pharyngeal swallow. Gastrointest.Radiol.; 10: 235-239
Butler H. (1951) The veins of the esophagus. Thorax; 6: 276-96

Buttermann G, (1985) Nuklearmedizinische Untersuchungsverfahren in Aktuelle gastroenterologische Diagnostik,Hsg. AL Blum, JR Siewert, R Ottenjann, L Lehr; Springer Verlag 347-353
Caldarelli DD, Andrews AJ, Derbyshire AJ, (1970) Esophageal motility studies in globus sensation. Ann. Otol. Rhinol. Laryngol.; 79: 1098-1100
Cannon WB, Moser A, (1898) The movement of the food in the oesophagus. Am.J.Physiol.; 1: 435-444
Castell DO, (1976) Achalasia and diffuse esophageal spasm. Ach.Intern.Med; 136: 692-696
Castell DO, Johnson LF, (1983) Esophageal function in health and disease. Elsevier Biomedical, New York
Castell DO, Donner MW, (1987) Evaluation of dysphagia : a careful history is crucial. Dysphagia; 2: 65-71
Cattau EL, Castell DO, (1982) Symptoms of esophageal dysfunction.Year Book Medical Publishers; 151-181
Chernow B, Johnson LF, Janowitz WR, Castell DO, (1979) Pulmonary aspiration as a consequence of gastro-esophageal reflux : a diagnostic approach. Dig.Dis.Sci.; 24: 839-844
Cherry J, Siegel CI., Margulies SI, Donner MW, (1970) Pharyngeal localization of symptoms of gastro-oesophageal reflux. Ann.Otol.Rhinol.Laryngol.; 79: 912-915
Chirarugi G, Bucciante L (1976) Istituzioni di Anatomia dell'Uomo, Testo atlante, Edt.XI, Vol. 3. Casa Editrice Dr. Francesco Vallardi
Christensen CM, (1984) Food texture perception. In: Advance in Food Research, eds. Wrak EM and Stewart GF. Academic Press, New York; 29: 159-199
Christensen J. (1978) The innervation of motility of the esophagus. Front Gastrointest. Res.; 3: 18-32
Christrup J, (May 1964) Normal swallowing of foodstuffs of pasty consistence. Danish Medical Bulletin; pp 79-91
Clasen B, (1990) Globus Pharyngis. 2. Interdisziplinäres Symposium der Arbeitsgemeinschaft für Schluckstörungen, München, Klinikum rechts der Isar, 13.2.1989. Zentralblatt für HNO 138 (1990) 591-596
Clasen B, (1991) Globus Pharyngis, Manual der interdisziplinären Diagnostik. (mit Beiträgen von Böhme G, Classen M, Feussner H, Hagenmüller F, Hannig C, Liebermann-Meffert D, Lorenz R, Schwab W, Siewert RJ, Thumfart , Wuttge-Hannig a et alii). Karger-Verlag, Basel (1992) im Druck
Classen M, Rösch W, (1973) Fiberendoskopische Entfernung von Fremdkörpern aus dem Verdauungstrakt. Leber, Magen, Darm; 3,4: 169-171
Classen M, Fehèr J, (1991) Krankheiten des Mundes, des Rachens und der Speicheldrüse. S. 458-461 in : Innere Medizin Hrsg: Classen M, Diehl, Kochsiek, Urban & Schwarzenberg.
Clements JL, Cox GW, Torres WE, Weens HSt, (1974) Cervical esophageal webs - a roentgenanatomic correlation. Am.J.Roentgenol.; 121: 221-231
Cohen MD (1987) Choosing contrast media for evaluation of the gastrointestinal tract of neonates and infants. Radiology; 162: 447-456
Creamer B, Andersen HA, Code CF, (1956) Esophageal motility in patients with scleroderma and related diseases. Gastroenterologia, Basel; 86: 763-775
Crichlow TVL (1956) Cricopharyngeus in radiography and cineradiography. Br.J.Radiol.; 29: 546-556
Crowther JA, Ardran GM, (1985) Dysphagia due to cervical spondylosis. Journal of Laryngology and Otology; 99: 1167-1169
Curtis DJ, Sepulveda GU, (1983) Epiglottic motion: video recording of muscular dysfunction. Radiology; 148,2: 473-477
Curtis DJ, Cruess DF, (1984) Videofluoroscopic identification of two types of swallowing. Radiology; 152: 305-308
Curtis DJ, Cruess DF, Berg T, (1984) The cricopharyngeal muscle: A videorecording review. AJR; 142: 497-500
Curtis DJ, Cruess DF, Dachman AH, Maso E, (1984) Timing in the normal pharyngeal swallow. Prospective selection and evaluation of 16 normal asymptomatic patients. Investigation Radiol.; 19: 523-529
Curtis DJ, Cruess DF, Dachman AH, (1985) Normal erect swallowing normal function and incidence of variations. Investigative Radiology, Vol. 20, 5: 717-725

Curtis DJ (1986) Radiographic anatomy of the pharynx. Dysphagia; 1: 51-62
Curtis DJ, Hudson T, (1987) Laryngotracheal aspiration: analysis of specific neuromuscular factors. Radiology; 149: 517-522
Curtis DJ, Cruess DF, Crain M, Sivit C, Winters C, Dachman AH, (1988) Lateral pharyngeal outpouchings: a comparison of dysphagic and asymptomatic patients. Dysphagia; 2: 156-161
Delahunty JE, Ardran GM, (1970) Globus hystericus - a manifestation of reflux esophagitis? J.Laryngol.Otol. 84,2: 1049-1054
DeMeesters TR, Johnson LF (1976) The evaluation of objective measurements of gastroesophageal reflux and their contribution to patients management. Surg.Clin.North.Am.; 56: 39-53
Di Santis DJ, Balfe DM, Koehler RE, Lee KT, et al. (Aug. 1983) Barium examination of the pharynx after vertical hemilaryngectomy. AJR, 141: 335-339
Didio LJA, Andersen MC (1968) The sphincters of the digestive system. Anatomical functional und surgical considerations. Williams und Wilkins, Baltimore
Dillon WP, Mills CM, Kjos B, Degroot J, Brant-Zawadzki M, (1984) Magnetic resonance imaging of the nasopharynx. Radiology; 152: 731-738
Dinsmore RE, Goodman D, Dreyfuss JR, (1966) The air esophagogramm: a sign of scleroderma involving the esophagus. Radiology; 87:348-349
Dodds WJ, Harell GS, (1973) Motility disorders chapter. In: Alimentary tract roentgenology.Hrsg.:Margulies AR, Burhenne HJ. Vol.1, St. Louis,Mosby 1973
Dodds WJ , Hogan WJ, Lynden SB, Stewart ET, Stef JJ, Arndorfer RC, (1975) Quantitation of pharyngeal motor function in normal human subjects. J.Appl.Physiol; 39: 692-696
Dodds WJ, (1977) Current concepts of esophageal motor function: Clinical implications for radiology. Am.J.Roentgenol; 128: 549-561
Dodds WJ, Stewart ET, Vlymen WJ (1982) Appropriate contrast media for evaluation of esophageal disruption. Radiology; 144: 439-441
Dodds WJ, (1988) Physiology of swallowing. In Ravich WJ, Donner MW, Johnes B (eds) Second Symposium on Dysphagia. Logemann, Baltimore
Dodds WJ, Kahrilas PJ, Dent J et al., (1987) Considerations about pharyngeal manometry. Dysphagie; 1: 206-214
Dohlman G, Mattson O, (1959) The role of the cricopharyngeal musclein cases of hypopharyngeal diverticula: a cineroentgenographic study. AJR; 81: 561-569
Donner MW, Silbiger ML, (1966) Cineflourographic analysis of pharyngeal neuromuscular disorders by cineradiography. The Am J Med Sci; 251,5: 134/600-135/616
Donner MW, Silbiger ML, Hookman P, Hendrix TR, (1966) Acid barium swallows in the radiographic evaluation of clinical esophagitis. Radiol.; 67: 220-225
Donner MW, (1974) Swallowing mechanism and neuromuscular Disorders. Seminars in Roentgenology; 9: 273-281
Donner MW, (1976) Spezielle Röntgendiagnostik von Funktionstörungen der Speiseröhre. in J.R. Siewert, A.L. Blum, F. Waldeck : Funktionsstörungen der Speiseröhre, Springer Verlag, 80-100
Donner MW, (1980) Physiology of the esophagus. in Otolaryngology, Edt. 2, Hrsg. MA Paparella, DA Shumrick. Saunders Philadelphia
Donner MW, Saba GP, Martinez OR, (1981) Diffuse disorders of the esophagus: A practical approach, Seminars in Roentgenology, Vol. XVI, No 3
Donner MW, (1983) Radiology in swallowing disorders, Radiology today, 2. Ed. by F.H.W. Heuck and M.W. Donner. Springer Verlag
Donner MW, Gayler BW, Beck TJ, (1983) Cineradiography of the gastrointestinal tract. in: Alimentary Tract Radiology c.v. Moshby Corp.
Donner MW, Bosma JF, Robertson DL, (1985) Anatomy and physiology of the pharynx. Gastrointest.Radiol.; 10: 196-212
Donoghue F., Winkelmann R., Moersch H, (1960) Esophageal defects in dermatomyositis, Ann.Otol. (St. Louis); 69: 1139-1145
Doty RW, Bosma JF, (1956) An electromyographic analysis of reflex deglutition. J.Neurophysiol.; 19: 44-60
Doty RW, (1968) Neural organization of deglutition. In: Handbook of Physiology. Alimentary Canal. Amer.Physiol.Soc., Wash. DC; Sect. 6, Vol. 4, ed. CF Cose, pp. 1861-1902

Drane WE, Johnson DA, Hagan DP, Cattau EL, (1987) "Nutcracker" esophagus: Diagnosis with radionuclide esophageal scintigraphy versus manometry. Radiology; 163: 33-37

Duranceau A, Jamieson G, Hurwitz AL, et al. (1976) Alteration in esophageal motility after laryngectomy. The American J. of Surgery; 131: 30-35

Duranceau A, Rheault MJ, Jamieson GG, (1983) Physiologic response to cricopharyngeal myotomy and diverticulum suspension. Surgery; 10, 83: 655-662

Duranceau A, Liebermann-Meffert D (1991) Embryology, anatomy and physiology of the esophagus in: Surgery of the Alimentary-Tract ; 3rd Edition, Zuidema GD, Orringer MB Eds. WBS Saunders Co Philadelphia, London, Toronto, Montreal, Sydney, Tokyo: 3-49

Edwards DAW, (1974) History and symptoms of functional disorders of the esophagus. in: G. Vantrappen, J. Hellemans : Diseases of esophagus. New York, Springer Verlag

Ekberg O, (1981) Cervical esophageal webs in patients with dysphagia. Clin. Radiology 32: 633-641

Ekberg O, (1981) Cineradiography in normal and abnormal pharyngo-esophageal deglutition. Doctoral Dissertation; 1-184

Ekberg O, (1982) Defective closure of the laryngeal vestibule during deglutition. Acta Otolaryngol; 93:692-696

Ekberg O, Nylander G, (1982) Cineradiography of the pharyngeal stage of deglutition in 150 individuals without dysphagia. Brit.J.Radiol.; 55: 253-257

Ekberg O, Nylander B (1982) Dysfunction of the cricopharyngeal muscle. Radiology 143: 481-486

Ekberg O, Nylander G, (1983) Lateral diverticula from the pharyngo-esophageal junction area. Radiology; 146(1): 117-122

Ekberg O, Nylander G, (1983) Webs and weblike formations in the pharynx and cervical esophagus. Diagn. Imaging; 52(1): 10-18

Ekberg O, Wahlgren L, (1985) Dysfunction of pharyngeal swallowing. Acta Radiologica Diagnosis; 26: 389-395

Ellis FH, Schlegel JF, Lynck VA, Payne WS, (1969) Cricopharyngeal myotomy for pharyngoesophageal diverticulum. Ann.Surg.; 170: 340-349

Ellis F, (1971) Upper esophageal sphincter in health and disease. Surgical Clinics of North America; 51: 553-565

Ellis FH, Crozier FE, (1981) Cervical esophageal dysphagia indications for and results of cricopharyngeal myotomy. Ann.Surg.; 194: 279-289

Elwood PC, Jacobs A, Pitman RG, Entwistle CC (1964) Epidemiology of the Paterson-Kelly-Syndrome. Lancet; 2: 716-720

Elze C, Beck K, (1918) Die venösen Wundernetze des Hypopharynx. Z. Ohrenhk; 77: 185-94

Ennis JT, Lewicky AM, (1973) Mecholyl - esophagography. A.J.R.; 119: 241-244

Enterline H., Thompson J, (1976) Pathology of the esophagus. Springer, Berlin Heidelberg New York

Enzmann DR, Harell GS, Zboralske FF, (1977) Upper esophageal responses to intraluminal distension. in: man. Gastroeterology; 72: 1292-1298

Fabrikant JI, Dickson RJ, (1965) The use of cinefluorography for the radiological examination of the larynx and hypopharynx in cases of suspected carcinoma. Brit.J.Radiol.; 38: 28-38

Fayos JV, (1981) Carcinoma of the oropharynx. Radiology; 138: 675-681

Feinstein B, Lindegard B, Nyman E, Wohlfart G (1955) Morphological studies of motor units in normal human muscles. Acta Anat.; 23: 127-142

Feuerbach S, Gullotta U, Schmeisser KJ, (1982) Computed tomography of pharyngo-laryngeal carcinoma. Europ. J. Radiol.; 2: 105-108

Feussner H, Brombeck T, Hannig C, Weiser F, (1987) Computer-aided oesophageal manometry. in : Diseases of the oesophagus. Edit. JR Siewert, AH Hölscher. Springer Berlin, Heidelberg, New York

Feussner H, Kreis M, Weiser HF, (1988) Motilitätsstörungen des Ösophagus bei progessiver systemischer Sklerodermie. Der Hautarzt; 39: 291-297

Feussner H, Siewert JR, (1992) Zenker's diverticulum and reflux. Hepato-Gastroenterol.; 39: 100-104

Fisher MA, Hendrix TR, Hunt JN, Murrills AJ, (1978) Relation between volume swallowed and velocity of the bolus ejected from the pharynx into the esophagus. Gastroenterology; 74: 1238-1240

Fite F (1955) Granuloma of the lung due to radiographic contrast medium. Arch.Pathol.; 59: 673-676

Fleshler B, (1967) Diffuse esophageal spasm. Gastroenterology; 52: 559-563

Flores TC, Cross FS, Jones RD, (1981) Abnormal esophageal manometry in globus hystericus. Ann.Otol.Rhinol.Laryngol.; 90: 383-386

Frech RS, Davie JM, Adatepe M, Feldhaus R, McAlister WH (1970) Comparision of barium sulfate and oral 40 % diatrizoate injected into the trachea of dogs. Radiology; 95: 299-303

Freeland AP, Ardran GM, Enrys-Roberts E, (1974) Globus hystericus and reflux esophagitis. J.Laryngol.Otol.; 88: 1025-1031

Freiman JM, Diamant NE, (1976) Upper esophageal sphincter (UES) resnose to esophageal distention and acid, and its alteration with nerve blockade. Gastroenterology; 70: 970-987

Frenckner P, (1949) X-ray cinematografic demonstration of swallowing procedure in normal and pathologic cases. Acta Otolaryngol; 78: 83-90

Freud S, (1892-1899) Gesammelte Werke, chronol. geordnet. 1. Band, IMAGO-Publishing Co. Ltd, London

Friedland GW, Filly R, (1975) The postcricoid impression masquerading as an esophageal tumor. Digestive Diseases; Vol. 20, No. 3: 287-291

Gage-White L, (1988) Incidence of Zenker's diverticulum with hiatus hernia. Laryngoscope; 98: 527-530

Gaillard J, Haguenauer JP, Pignal JL, Dubreuil C (1980) Cancerisation d'un diverticule pharyngooesophagien. J.Fr.Otorhinolaryngol.; 29: 400-402

Gamache FW, Voorhies RM, (1980) Hypertrophic cervical osteophytes causing dysphagia. I.Neurosurg.; 53: 338-344

Gamsu G, Webb WR. Shallit JB, Moss AA, (1981) CT in carcinoma of the larynx and pyriform sinus: Value of phonation scans. AJR; 136: 577-584

Gatenby RA, Rosenblum JS, Leonard CM, Moldofsky PJ, Broder GJ (1985) Esophageal speech: Double-contrast evaluation of the pharyngo-esophageal segment. Radiology; 157:127-131

Gates GA, (1980) Upper esophageal sphincter: pre- and post-laryngectomy - A normative study. The Laryngoskope; 90: 454-464

Gay I, Crisin R, Elidan J, (1984) Myotomy of the cricopharyngeal muscle. A treatment for dysphagia and aspiration in neurological disorders. Revue de Laryngologie; 105: 271-274

Gelfand DW (1980) Complications of gastrointestinal radiologic procedures: 1. complications of routine fluoroscopic studies. Gastrointest.Radiol.; 5: 293

Gerhardt DC, Shuck TJ, Bordeaux RA, Winship DH, (1978) Human upper esophageal sphincter response to volume, osmotic and acid stimuli. Gastroenterology; 75: 268-274

Gerhardt P, (1976) Röntgenologie der Dysphagie. Therapiewoche; 26: 244-256

Gibbons RG, Halvorsen RA, et al. (June 1985) Esophageal lesions after total laryngectomy. AJR; 144: 1197-1200

Ginai AZ, ten Kate FJW, ten Berg RGM, Hoornstr K (1984) Experimental evaluation of various available contrast agents for use in the upper gastrointestinal tract in case of suspected leakage: Effects on lungs: Clin.Radiol.; 37: 895

Gmeinwieser J, Golder W, Lehner K, Bartels H (1988) Röntgendiagnostik des oberen Gastrointestinaltraktes bei Aspirationsgefahr mit einem nicht-ionischen isoosmolaren Kontrastmittel. Röntgenpraxis; 41: 361-366

Goldberg N, Noyek AM, Pritzker KP II, (1978) Laryngeal Granunloma secondary to gastro-esophageal reflux. J.Otolaryngol.; 7: 196-202

Goyal RK, Cobb BW, (1981) Motility of the pharynx, esophagus and esophageal sphincters. In: Johnson LR (ed). Physiology of the Gastrointestinal Tract. Raven Press, New York; 358-391

Goyal RK, (Feb. 1984) Disorders of the cricopharyngeal muscle. Otolaryngol.Clin.of N.Am.;Vol. 17, Nr. 1

Gray JE et al., (1979) Response of the upper esophageal spincter and upper esophagus to intraluminal esophageal balloon distension. Gastroenterology; 76: A1143

Gray LP, (1983) The relationship of the "inferior constrictor swallow" and "globus hystericus" or the hypopharyngeal syndrome. The Journal of Laryngology and Otology; 97: 607-618

Groher ME, (1984) Dysphagia - diagnosis and management. Butterworth Publishers

Gromet M, Homer MJ, Carter BL, (1982) Lymphoid hyperplasia at the base of the tongue Radiology; 144: 825-828

Habel MB, Murray JE, (1972) Surgical treatment of life endangering chronic aspiration pneumonia. Plast Recon Surg, 49: 305-311

Hagemann J, Witt CP, Jend-Rossmann I, Hörmann C, Jend HH, Bücheler E, (1983) Wertigkeit der Computertomographie bei Tumoren des Epi- und Oropharynx. Fortschr.Röntgenstr.; 139, 4:373-378

Hagers Handbuch der Pharmazeutischen Praxis, (1967) 4. Neuausgabe, I. Band, Springer Verlag, S. 733

Hale CH, Schatzki R, (1944) The roentgenological appearance of the gastrointestinal tract in scleroderma. Amer.J.Roentgenol; 51: 407-420

Hallewell JD, Cole BT (1970) Isolated head and neck symptoms due to hiatus hernia. Arch.Otolaryngol.; 92: 499-501

Hanks JB, Fisher SR, Meyers WC, et al., (1981) Effect of total larynectomy on esophageal motility. Ann.Otol.Rhinol.Laryngol.; 90: 331-334

Hannig C, Wuttge-Hannig A, (1987) Röntgendiagnostik von Motilitätsstörungen des Pharynx und Ösophagus. Leber Magen Darm; 1: 7-17

Hannig C, Wuttge-Hannig A, (1987) Stellenwert der Hochfrequenzröntgenkinematographie in der Diagnostik des Pharynx und Ösophagus. Röntgenpraxis; 40: 358-377

Hannig C, Wuttge-Hannig A, Bockmeyer M, (1987) Nachweis einer hohen Inzidenz pathologischer somatischer Befunde beim Globusgefühl durch Einsatz der Hochfrequenzkinematographie. HNO; 35: 296-301

Hannig C, Wuttge-Hannig A, Feussner H, (1987) Motor dysfunction of the upper esophageal sphincter in posterior hypopharyngeal diverticula, results of a motility study by highspeed cineradiography. In: J.R. Siewert, A.H. Hölscher (eds) Diseases of the esophagus. Springer, Berlin Heidelberg New York

Hannig C, Wuttge-Hannig A, Amon K, Feussner H, (1989) Funktionelle und morphologische Veränderungen des Pharynx bei der Achalasie und dem diffusen Ösophagusspasmus. Radiologe; 29: 363-370

Hannig C, Wuttge-Hannig A, Daschner H, Baum St, Günthner St, (1989) Bariumsulfat - Gelatinekugeln zur Diagnostik spezieller pharyngo-ösophagealer Fragestellungen. Röntgenpraxis; 43: 15-19

Hannig C, Wuttge-Hannig A, Hörmann M, Herrmann IF, (1989) Kinematographische Untersuchung des Pathomechanismus der Aspirationspneumonie. Fortschr.Röntgenstr.; 150,3: 260-267

Heitmann P, Espinoza J, (1964) Funktionelle Störungen des Ösophagus bei Patienten mit Sklerodermie. Dtsch.med.Wschr.; 93: 1960-1966

Hellemans J, Pelemans W, Vantrappen G, (1981) Pharyngoesophageal swallowing disorders and the pharyngoesophageal sphincter. Medical Clinics of North America; 63(6): 1149-1171

Hellström B, Holmgren HJ (1949) The reaction of the lung on bronchography with viscous umbradil (umbradil-viskös B) astra, umbradil (astra) und carboxymethyl cellulose. Acta Radiol.(Diagn.): 32: 471-485

Helsper JT, Lance JS, Baldridge ET, Vap JG (1978) Cricopharyngeal achalasia. Am.J.Surg.; 128: 521-532

Henderson RD, (1976) Disorders of the pharyngooesophageal function. In: Henderson R.D., Godden J.O.: Motor disorders of the esophagus. Williams & Wilkins, Baltimore: 184-202

Henderson RD, Woolf C, Marryatt G. (1976) Pharyngo-esophageal dysphagia and gastroesophageal reflux. Laryngoscope; 86: 1531-1539

Henderson RD (1983) Reflux induced cricopharyngeal dysphagia-pathologic change in muscle biopsies. (Abstr.) Second International Conference on Diseases of the Esophagus, Chicago, 19.-21.5.1983

Herrington JP, Burns TW, Balart LA, (1981) Dysphagia in patients with prologed peristaltic contractile duration: a clinical and manometric analysis. Gastroenterology; 80: 1173A

Hillel AD, Goode RL,(1983) Lateral laryngeal suspension: A new procedure to minimize swallowing disorders following tongue base resection. Laryngoscope; 93: 26-31; 35

Hippocrates (1849) The genuine works. Translated by Adams F. London, Vol 1, 77

Holmgren BS, (1944) Röntgenbilder von kleinen Zenkerschen Pulsionsdivertikeln in verschiedenen Schlingphasen. Acta radiol.; 25: 40-55

Holmgren BS, (1946) Inkonstante Hypopharynxdivertikel: eine röntgenologische Untersuchung. Acta radiol.; Suppl. 61

Hörmann M, Hannig C, Wöhrle G, Wuttge-Hannig A, (1989) Oropharyngeal Dysphagie bei Neuromuskulären Erkrankungen - Diffentialdiagnose, Untersuchungsgang und Therapie. Fortschr. Neurol.Psychiatr; 56: 565-572

Holstege G, Graveland G, Bijker-Biemond C, Schuddeboom I, (1983) Location of motoneurons innervating soft palate, pharynx, und upper esophagus : anatomical evidence for a possible swallowing center in the pontine reticular formation. Brain Behav Evol; 23 : 47

Hunt PS, Connell AM, Smiley TB, (1970) The cricopharyngeal sphincter in gastric reflux. Gut.; 11: 303-306

Hüpscher DN, (1976) Hypopharyngeal and oesophageal outpouching and dysmotility. Radiol. clin.; 45: 74-87

Hurwitz AL, Nelson JA, Haddad JK, (1975) Oropharyngeal dysphagia - manometric and cineesophagraphic findings. Dig.Dis.; 20, 4: 313-324

Hurwitz AL, Duranceau A, (1978) Upper-esophageal sphincter dysfunction: pathogenesis and treatment. Am.J.Dig.Dis.; 23: 275-281

Isberg A, Nilsson ME, Schiratzki H, (1985) Movement of the upper esophageal sphincter and a monometric device during deglutition. Acta Radiologica Diagnosis; 26: 381-388

Isberg A, Nilsson ME, Sciratski H (1985) The upper esophageal sphincter during normal deglutition. Acta Radiol. (Diagn.)(Stockh.); 26: 536-568

Jacobson E, (1927) Spastic esophagus and mucous colitis. Arch. Intern. Med.; 39: 433-445

Janker R, (1931) Zur Röntgenkinematographie. Roefo; 44: 658-668

Janker R, Schwab W, (1958) Die Bedeutung der Röntgenkinematographie im Bereich des oberen Speisewegs und der oberen Luftwege. Arch.Oto-Rhino-Laryngol. 171,1: 215-224

Janker R, Schwab W, (1958) Die Bedeutung der Röntgenkinematographie für das Studium normaler und pathologischer Bewegungsvorgänge im Bereich des oberen Speiseweges und der unteren Luftwege. Arch.Oto-Rhino-Laryngol.; 171: 215-223

Janker R (1960) Kineradiography with image intensifier and televison. Med.Biol. III, 10: 179-190

Jones B et al., (1985) Pharyngoesophageal interrelationships: observation and working concepts. Gastrointest.Radiol.; 10: 225-233

Jones B, Kramer SS, Donner MW, (1985) Dynamic imaging of the pharynx. Gastrointest.Radiol.; 10: 213-224

Jones B, Donner MW, Rubesin SE, Ravich WJ, Hendrix TR, (1987) Pharyngeal findings in 21 patients with achalasia of the esophagus. Dysphagia; 2: 87-92

Jones B, Donner MW (edit.) (1991) Normal and abnormal swallowing-imaging in diagnosis and therapy. Springer Verlag, New York Inc.

Jung TK, Adams GL, (1980) Dysphagia in laryngectomised patient. Otolaryngol., Head, Neck Surg.; 88: 25-33

Kagan LJ, Hochman RB, Strong EW (1983) Cricopharyngeal obstructions in inflammatory myopathy (polymyositis/ dermatomyositis). Arthritis Rheum.; 28: 630-635

Kaufmann PW, Lierse J, Stelzner F, (1968) Die Muskelanordnung in der Speiseröhre. Ergeb.Anat.Entwickl.Gesch; 40: 3-34

Kennedy JG, Kent RD, (1988) Physiological substrates of normal deglutition. Dysphagia; Vol. 3, 1: 24-38

Killian G., (1907) The mouth of the eosophagus. Laryngoscope; 17: 421-428

Killian G, (1908) Über den Mund der Speiseröhre. Z.Ohrenheilk.; 55: 1-41

Kilman WJ, Goyal RK, (1976) Disorders of pharyngeal and upper esophageal sphincter motor function. Arch.Intern.Med.; 136: 592-601

Kharilas PJ, Dodds WJ, Dent J, Logeman JA, Shaker R (1986) Upper esophageal sphincter function during belching. Gastroenterology; 91: 133-140

Knuff TE, Benjamin SB, Castell DO, (1982) Pharyngoesophageal (Zenker's) diverticulum: a reappraisal. Gastroenterology; 32, 4: 734-736

Knuff TE, Castell DO, (1983) Esophageal diverticula. In: Castell D.D., Johnson L.F. (Hrsg.) Elsevier Biomedical, New York Amsterdam Oxford; 53-71

Köberle F, Penha PA, (1959) Chagas-Megaösophagus. Tropenmed.Parasit.; 10: 291

Kramer SS, (1985) Special swallowing problems in children. Gastrointest.Radiol.; 10: 241-250

Kraus F, (1912) Die Bewegungen der Speisröhre unter normalen und pathologischen Verhältnissen auf Grund röntgenkinematographischer Untersuchungen. Z.exp.Path.Ther.; 10: 363-380
Kreitner KF, Teifke A, Staritz M, Heintz A, (1990) Zur Röntgenologie und Klinik der krikopharyngealen Achalasie. Röntgen-Bl.; 43: 89-93
Kreis M, Hannig Chr, Wuttge-Hannig A, Borelli S, (1987) Radiocinematographic analysis of the esophageal motility in CREST-Syndrom. XVII. Congressus Mundi Dermatologiae, 24.-29.5.87, Berlin. veröffentlicht: Kongressberichte
Krejs GJ, Lobsinger MM, Rau R, Bron BA, Peter P, Pirozyneski W, von Büren US, Blum AL, (1976) Ösophagusfunktion bei Sklerodermie. Acta hepato-gastroenterologica
Kronecker H, Meltzer SJ, (1883) Der Schluckmechanismus, seine Erregung und seine Hemmung. Arch. Anat. Physiol.; Abt.7, Suppl. Festausgabe: 328-362
Kronfeld A, (1934) Oesophagus-Neurosen. Psychother. Prax.; 1: 21-26
Kühn JH, Fleischer U (1986-1988) Index Hippocraticus, cui elabor. interfuer. sodales. Thes. Linguae Graec. Hamburg, cur. postremas adhib.K.Alpers, A.Apastassiou. Winter Verlag Heidelberg
Laimer E, (1983) Beitrag zur Anatomie des Ösophagus. Med.Jb; 16: 333-388
Lambert JR, Tepperman PS, Jimenez J, Newman A, (1981) Cervical spine disease and dysphagia. Am.J.Gastroenterol.; 76: 35-40
Larsson SG, Mancuso A, Hanafee W, (1982) Computed tomography of the tongue and floor of the mouth. Radiography; 143: 493-500
Lareau DG, Berta JW (1976) Fatal aspiration of thick barium. Radiology; 120: 317
Larrain A, Lira E, Otero M, Pope CE II, (1981) Posterior laryngitis: A useful marker of esophageal reflux. Gastroenterology (Abstr.); 80: 1204
Lear CSC, Flanagan JB, Moorrees CFA, (1965) The frequency of deglutition in man. Arch.Oral.Biol.; 10: 83-99
Lehtinen V, Puhakka H, (1976) A psychosomatic approach to the globus hystericus syndrome. Acta psychiat.scand.; 53: 21-28
Lenz M, Bähren W, Haase S, Ranzinger G, Wierschin W, (1983) Beitrag der Computertomographie zur Diagnostik maligner Tumoren der Mundhöhle, des Hypopharynx und des Larynx sowie ihrer regionären Lymphknotenmetastasen. Röntgenpraxis; 36: 333-349
Leonhard JR, Smith H, (1970) Cricopharyngeal achalasia. J.Otol.Rhinol.Laryngol.; 19: 907-911
Levine MS, Rubesin SE, Ott DJ, (1990) Update on esophageal radiology. A.J.R.; 155: 933-941
Lichter I, (1978) Motor disorder in pharyngoesophageal pouch. J.Thorac.Cardiovasc.Surg.; 76: 272-275
Liebermann-Meffert D, (1966) Die Muskelwand des Menschlichen Föten im Vergleich zum Aufbau der Magenwand des Erwachsenen. Morphologisches Jahrbuch Mailand; 108:391-400
Liebermann-Meffert D, Allgöwer M, Schmid P, Math SD, Blum A (1979) Muscular equivalent of the lower esophageal sphincter. Gastroenterology; 76, 1: 31-37
Liebermann-Meffert D, Lüscher U, Neff U, Rüedi TH, Allgöwer M, (1987) Esophagectomy without thoracotomy: Is there a risk of intramediastinal bleeding? A study on blood supply of the esophagus. Ann.Surg; 206: 184-92
Liebermann-Meffert D, Geissdörfer K, (1991) Is the transition of striated into smooth muscle precisely known? in "Primary motility disorders of the esophagus" edited by R Giuli, RW McCallum, DB Skinner; O.E.S.O., John Libbey Eurotext, Paris, Londres, Rome: 108-112
Liebermann-Meffert D, Siewert JR, (1992) Arterial anatomy of the esophagus. A review of the literature with brief comments on clinical aspects. Gullet, Review; 2: 3-10
Lierse W, Stelzner F, (1968) Konstruktionsanalyse für die Operation des Ösophagus. Verh. Anat. Ges.; Suppl.121: 437-439
Linden P, Siebens AA, (1983) Dysphagia : predicting laryngeal penetration. Arch.Phys.Med.Rehabil.; 64: 281-284
Lindsay JR, Templeton FE, Rothman S, (1943) Lesions of the esophagus in generalized progressive scleroderma. J.Amer.med.Ass.; 123: 745-750
Linsell JC, Owen WJ (1986) Editorial The globus sensation. Clin.Otolaryngol.; 11: 303-305
Lissner J (1965) Röntgenkinematographie; in Schinz et al. (Hrsg.) Lehrbuch der Röntgendiagnostik, Band I: Allgemeine Grundlagen und Methoden, Georg Thieme Verlag Stuttgart 1: 207-213

Logemann JA, (1979) Swallowing disorders in three types of head and neck surgical patients. Cancer; 44: 1095-1105
Logemann JA, (1983) Evaluation and treatment of swallowing disorders. College-Hill Press, Inc., San Diego, CA :6-19
Logemann JA, (1988) Swallowing physiology and pathophysiology. Otolaryngologic Clinics of North America; 21,4: 613-623
Lorber SH, Zarafonetis CJ, (1963) Esophageal transport studies in scleroderma. Amer.J.med.Sci; 245: 654
Lorenz R, Hagenmueller F, Feussner H, Wuttge-Hannig A, Hannig Chr, Classen M, (1988) Diagnostische Verfahren bei gastro-ösophagealer Refluxkrankheit. XVII. Kongress der Deutschen Gesellschaft für Endoskopie und Bildgebende Verfahren DGE-EV, 3.-5.3.88, München. Kongressbericht 1988
Low DE, Hill LD, (1988) Cervical esophageal web associated with Zenker's diverticulum. Am.J.Surg.; 156: 34-37
Lucke C, Meffert O, Weiß D (1984) Cricopharyngeale Achalasie beim Schlaganfallpatienten. Dtsch.med.Wochenschr.; 109: 792-794
Ludlow, A., (1767) A case of obstructed deglutition, from a preternatural dilatation of, an bag formed in, the pharynx (communcated by Hunter W.) Med.Oberserv.Inquiries; 3: 85
Lufkin RB, Larson SG, Hanafee WN, (1983) Work in progress: NMR anatomy of the larynx and the tongue base. Radiology; 14: 173-175
Lufkin RB, Worthan DG, Dietrich RB, Hoover LA, Larsson SG, Kangarloo H, Hanafee WN, (1986) Tounge and oropharynx: Findings on MR imaging. Radiology; 161: 69-75
Lund WS, (1965) The function of the cricopharyngeal sphincter during swallowing. Acta oto-laryng.; 59: 497-510
Lund WS, (1968) The cricopharyngeal sphincter: its relationship to the relief of pharyngeal paralysis and the surgical treatment of the early pharyngeal pouch. J.Laryngol.Otol.; 82: 353-367
Luschei ED, Goldberg LJ, (1981) Neural mechanisms of mandibular control: mastication and voluntary biting. In: Brooks VB (ed.) Handbook of Physiology. Am.Physiol.Soc., Wash. DC; 2: 1237-1272
Mac Intyre J, (1897) X-ray records for cinematograph. Arch.Skiagraphy; 1: 37
Mair WS, Schroder KE, Modalsli B, Maurer HJ, (1974) Aetiology of the globus symptom. J Laryngol and Otol.; 88: 1033-1040
Malcomson KG, (1966) Radiological findings in globus hystericus. Br.J.Radiol.; 39: 583-586
Mancuso AA, Hanafee WN, (1985) Computed tomography and magnetic resonance imaging of the head and neck. Williams & Wilkins, Baltimore, London, Los Angeles, Sydney; 2nd ed.
Mancuso AA, Harnsberger HR, Dillon WP, (1989) MRI and CT of the head and neck. Williams & Wilkins, Baltimore, London, Los Angeles, Sydney; second edit.
Mandelstam P, Siegel CI, Lieber A, Siegel M, (1969) The swallowing disorders in patients with diabetic neuropathy-gastroenteropathy. Gastroenterology; 56: 1-12
Mandelstam P, Lieber A, (1976) Esophageal dysfunction in diabetic neuropathy-gastroenteropathy (clinical and roentgenological manifestations). J.Amer.med.Ass; 210: 582
Mansson I, Sandberg N (1974) Effects of anesthesia on deglutition in man. Laryngoscope; 84: 427-437
Maurer HJ, Odegaard HI, Mair ISW, Natvig K, (1973) Röntgenbefunde beim Globus-Syndrom. I.Konventionelle Röntgenuntersuchung von Ösophagus und Magen mit Erweiterung durch saures Barium. RöFo; 118,4: 446-450
Mays EE, (1976) Intrinsic asthma in adults: Association with gastro-esophageal reflux. JAMA; 236: 2626-2628
McAlister WH, Siegel MJ (1984) Fatal aspirations in infancy during gastrointestinal series. Pediatr.Radiol.; 14: 81
McAlister WH, Askin FB (1983) The effect of some contrast media in the lung: an experimental study in the rat and dog. Am.J.Roentgenol.; 140: 245-251
McConnel FMS, Cerenko D, Mendelsohn MS, (1988) Manoflourographic analysis of swallowing. Otolaryngologic Clinics of North America; 21,4 : 625-635
Mc Connel FMS (1989) Analysis of pressure generation and bolus transit during pharyngeal swallowing. Laryngoscope; 98: 71-78

McConnel FMS, Cerenko D., Mendelsohn MS (1989) Analyse des Schluckaktes mit Hilfe der Manofluorographie. extracta otorhinolaryngologica; 11, 4: 165-171

McKinnon WMP, Ochsner JL (1974) Immediate closure and Heller procedure after Mosher bag rupture of the esophagus. Amer.J.Surg.; 127: 115-118

Mercer CD, Hill LD (1985) Esophageal web associated with Zenker's diverticulum: a possible cause of continuing dysphagia after diverticulectomy. Can.J.Surg., 28, 4: 375-376

Meyer GW, Castell DO, (1983) Anatomy and physiology of the esophageal body. in Esophageal function in health and diesease, Hsg. DO Castell, LF Johnson, Elsevier Biomedical, New York 1-15

Miller AJ (1982) Deglutition. Physiol.Rev.; 62: 129-184

Miller AJ (1987) Neurophysiological basis of swallowing. Dysphagia; 1: 91-100

Miller FR, Sherrington CS (1916) Some observations on the buccopharyngeal stage of reflex deglutition in the cat. Q.J.Exp.Physiol.; 9: 147-186

Mills CP (1956) A "lump" in the throat. J Laryngol.and Otol.; 70: 530-538

Mills CP (1973) Dysphagia in pharyngeal paralysy treated by cricopharyngeal Sphincterotomy: Lancet; 1:455-457

Montgomery WW (1975) Surgical laryngeal closure to eliminate chronis aspiration. N E J M 292: 1390-1391

Moloy PJ, Charter R (1982) The globus symptom. Arch.Otolaryngol; 108: 740-744

Mosher HP (1927) X-Ray study of movements of the tongue, epiglottis and hyoid bone in swallowing, followed by a discussion of difficulty in swallowing caused by retropharyngeal diverticulum, postericoid webs and exostoses of cervical vertebrae. Laryngoscope; 37: 235-262

Müller-Lissner S (1987) Motilitätstörungen der Speiseröhre. Leber Magen Darm; 17: 19-27

Murakami Y, Fukuda H, Kirchner JA (1972) The cricopharyngeus muscle. Acta Oto-laryngol.; 311:3-19

Muraki AS, Mancuso AA, Harnsberger HR, Johnson LP, Meads GE (1983) CT of the oropharynx, tougue base, and floor of the mouth: normal anatomy and range of variations, and applications in staging carcinoma. Radiology; 148: 725-731

Myrhaug H (1983) Globus hystericus-occlusional parafunction. J Royal Soc Med; 76: 162

Nahum AM, Harris JW, Davidson TM (1981) The patient who aspirates-diagnosis and management. J Otolaryngol Head Neck Surg; 90: 434-441

Negus EV (1957) The etiology of pharyngeal diverticula. Bull. John Hopkins Hosp. 101: 209-223

Nelson SW, Christoforidis AJ, Pratt PC (1964) Further experience with barium sulfate as a bronchographic contrast medium.Am.J.Roentgenol.; 92: 595-613

Nilsson ME (1988) The Upper Esophageal Sphincter. Repro Print HB; 6-32

Norris CW (1979) Pharyngoceles of the Hypopharynx. Laryngoscope; 89: 1788-1807

Nosher JL, Campbell WL, Seaman WB (1975) The clinical significance of cervical esophageal and hypopharyngeal webs. Radiology; 117: 45-47

Olson AM (1970) The spectrum of aspiration pneumonitis. Ann.Otol.Rhinol.Laryngol.; 79: 875-888

Orlowski J, Dodds WJ, Linehan JH (1982) Requirements for accurate manometric recording of pharyngeal and esophageal peristaltic pressure waves. Invest.Radiol.; 17: 567-572

Orringer MB (1980) Extended cervical esophagomyotomy for cricopharyngeal dysfunction. J. Thorac. Cardiovasc.Surg.; 30: 669-78

Ott DJ, Gelfand DW, Wu WC, Castell DO (1984) Esophagogastric region and its rings. AJR; 142: 281-287

Overholt RH, Ashraf MM (1966) Esophageal reflux as triggerin asthma. NY State J.Med.; 66: 3030-3032

Padikal TN, Fivozinsky SP (1982) Nationwide evaluation of X-ray trends, private communication (1977) in Medical Physics Data Book. U.S.Department of Commerce, Malcolm Baldrige, Secretary, National Bureau of Standards, Ernest Ambler, Director

Palmer ED (1976) Disorders of the cricopharyngeus muscle: a review. Gastroenterology 71: 510

Palmer JB, Tanaka E, Siebens AA (1988) Motions of the posterior pharyngeal wall in swallowing. Laryngoscope; 98 : 414

Passavant G (1869) Über die Verschliessung des Schlundes beim Sprechen. Virchows Arch. path. Anat.; 46.1

Patterson JF, Wiezbinski SJ (1962) Digestive system manifestations of the collagen diseases. Med.Clin.N. Amer.; 46: 1387-1389

Pearson CM (1969) Polymyostis and related disorders. In: Disorders of voluntary muscle. (Ed. J.N. Walton), London Churchill, 2nd Ed: 501-539

Perrott JW (1962) Anatomical aspects of hypopharyngeal diverticula. Aust.N.Z.J.Surg. 31: 307-317

Pommerenke WT (1928) A study of the sensory areas eliciting the swallowing reflex. Am.J.Physiol. 84: 36-41

Pratt LW, Tobin WH, Gallagher RA (1976) Globus hystericus-office evaluation by psychological testing with the MMPI. Laryngoscope; 86: 1540-1551

Produkt Information Blanc fixe XR,HX und HN, Sachtleben Chemie GmbH, Pestalozzistr. 4, Duisburg-Homberg

Puhakka HJ, Lehtinen V, Aalto T (1976) Globus hystericus- a psychsomatic disease? J.Laryngol.Otol.; 90(11): 1021-1026

Puhakka HJ, Kirveskari P (1988) Globus hystericus: globus syndrome? J. Laryngol. Otol. 102: 231-234

Purcell J (1707) A teatise of vapours or hysteric fits. 2 nd. edition, London

Ramsey GH, Watson JS, Gramiak R, Weinberg SA (1955) Cinefluorographic analysis of the mechanism of swallowing. Radiology; 64: 498-518

Ramsey WO (1986) Suckle facilitation of feeding in selected adult dysphagic patients. Dysphagia; 1: 13-18

Ravich WJ, Jones B, Kramer SS, Donner MW (1983) Unexplained pharyngeal dysphagia - the role of esophageal disease. Gastroenterology (Abstr.); 84: 1282

Ravich WJ, Wilson RS, Jones B., Donner MW (1987) Psychogenic dysphagia and globus-reevaluation of 23 patients. in "Diseases of the Esophagus", edited by JR Siewert and AH Hölscher, Springer Verlag

Reich SB (1969) Production of pulmonary edema by aspiration of water-soluble non-absorbable contrast media. Radiology; 92: 367-370

Rethi A (1935) Anatomisches Spiegelbild des Mechanismus der Taschenbandstimme und die Rekurrensfrage. III. Mitteilung über den Schluckakt. Monatsschr.Ohrenheilkd.; 69: 129-140

Richter E (1983) Zur Röntgendiagnostik der oberen Speise- und Luftwege. Röntgenpraxis; 36: 79-87

Roed-Peterson K (1979) The pharyngoesophageal sphincter: a review of the literature. Dan. Med. Bull.; 26: 275-281

Rohen J (1955) Über den funktionellen Zusammenhang zwischen glatter und quergestreifter Muskulatur im menschlichen Oesophagus. Anat.Anz.; 102: 210-6

Roman C, Gonella J (1981) Extrinsic control of digestive tract motility. In: Johnson LR (ed). Physiology of the gastrointestinal tract. Raven Press, New York; 289-333

Ross ER, Green R, Auslander MD, Biller HF (1982) Cricopharyngeal myotomy: Management of cervical dysphagia. Otolaryngol.Head Neck Surg.; 90: 434-441

Rubesin SE, Jessurun J, Robertson D, Jones B, Bosma JF, Donner MW (1987) Lines of the pharynx. RadioGraphics; 7, 2: 217-237

Rubesin SE, Rabischong P, Bilaniuk LT, Laufer I, Levine MS (1988) Contrast examination of the soft palate with cross sectional correlation. RadioGraphics; 8, 4: 641-665

Rubin J, Nagler R, Spiro HM, Pilot ML (1962) Measuring the effect of emotions on esophageal motility. Psychosom. Med.; 24: 170-176

Rüedi TP (1963) Die chirurgische Behandlung des Zenker'schen Divertikels. Dissertation, Zürich

Russell CHO, Hill LD, Holmes ER III, Hull DA, Gannon R, Pope CE II (1981) Radionuclide transit : a sensitive screening test for esophageal dysfunction. Gastroenterology; 80: 887-892

Sackner MA (1966) Scleroderma. Modern Medical Monographs; 45-46, Grune & Stratton, New York London

Saffouri MH, Ward PH (1974) Surgical correction of dysphagia due to cervical osteophytes. Ann. Otol.; 83: 65-70

Sakuda M, Wada K, Otsuka T (1975) The frequency of deglutition in man: a preliminary report. J.Dent.Res., St. Lous; 54: C103-10

Saladin TA, French AB, Zarafonetis CJ, Pollard HM (1966) Esophageal motor abnormalities in sceroderma and related diseases. Amer.J.dig.Dis.; 11: 522-535

Säuberli H, Euginidis N, Lerf B, Wirth W (1982) Oesophagussarkom in einem Zenker'schen Divertikel. Fortschr.Röntgenstr.; 136: 599-600

Saunders JBdeC, Davis C, Miller ER (1951) Mechanism of deglutition (second stage) as revealed by cine-radiography. Ann.Otol.Rhinol.Laryngol; 60: 897-917

Sawyers JL, Foster JH (1967) Surgical considerations in the management of achalasia of the esophagus. Ann.Surg.; 165 : 780-785
Schatzki R (1963) The lower esophageal ring. AJR; 90 : 805-810
Schmitt R, Richter E, Herbolsheimer M, Richter W (1986) Die Doppelkontrastpharyngographie bei operierten und/oder bestrahlten Oro- und Hypopharynxmalignomen. Fortschr.Röntgenstr.; 145,5: 493-502
Schmitt R, Richter E, Brunner FX, Bohndorf W, Feyerabend T, Herbolsheimer M (1987) Zum Stellenwert der Pharyngographie im diagnostischen Stufenprogramm von Pharynxmalignomen. HNO; 35: 70-77
Schofield GC (1968) Anatomy of muscular and neural tissues in the alimentary canal. In: Handbook of Physiology. Sect. 6: Alimentary Canal. Vol IV pp. 1579-1627. American Physiological Society, Washington D.C.
Schratter M, Imhof H, Kumpan W, Hajek P, Ulrich W (1984) Zum Stellenwert der Computertomographie bei Malignomen der Mundhöhle und des Pharynx. Radiologe; 24: 554-560
Schwab W (1956) Röntgenuntersuchung und Kinematographie des oberen Speiseweges nach Laryngektomie (Röntgen-Kinofilm). Arch. Oto-Rhino-Laryngol. 169: 301-303
Schwab W (1962) Untersuchungen normaler und pathologischer Bewegungsvorgänge im Bereich des oberen Speiseweges unter Berücksichtigung laryngologischer Krankheitsbilder. Arch. Oto-Rhino-Laryngol. 180: 787-789
Schwab W (1963) Die Passage des oberen Speisewegs nach Kehlkopfoperationen wegen maligner Geschwülste. Laryngologie-Rhinologie-Otologie; Heft 3, 204-206
Schwab W (July 1965) Cineradiography in otorhinolaryngology. Radiographica; 11: 247-264
Schwab W, Bauer H (1966) Möglichkeiten des Röntgenkinotonfilms zum Studium der Sprache der Taubstummen im Vergleich zu Normalhörenden. Sonderdruck Röntgen-Blätter; 19. Jahrgang, 41-48
Schwab W, Clasen B, Steinhoff HJ (1988) Nachtrag zu neue und geänderte Richtlinien zum TNM-System im Kopf-Hals-Bereich. HNO; 36: 171-172
Schwab W, Clasen B (1989) Praxis in der Krebsbehandlung in der Otorhinolaryngologie. W Schwab Hrsg. Demeter Verlag Gräfelfing
Schwartz EE, Tucker JA, Holt GP (1981) Cervical dysphagia: pharyngeal protrusions and achalasia. Clinical Radiology; 32: 643-650
Schwörer I, Ermert K (1981) Der Röntgenbefund des Hypopharynx nach Laryngektomie. Fortschr. Röntgenstr.; 134: 507-512
Seaman WB (1966) Cineroentgenographic observations of the cricopharyngeus. Am.J.Roentgenol.; 96: 922-931
Seaman WB (1969) Functional disorders of the pharyngoesophageal junction: achalasia and chalasia. Radiol.Clin.North.Am.; 7: 113-119
Seaman WB (1983) In: Margulis AR, Burhene M, Louis S (eds) Alimentary tract roentgenology. Vol 1. Mosby, Philadelphia, S 491-518
Semenkovich JW, Balfe DM, Weyman PJ, Heiken JP, Lee JKT (1985) Barium pharyngography: comparison of single and double contrast. AJR; 144: 715-720
Shannon IL, Suddick RP, Dowd FJ (1974) Saliva: composition and secretion. Monographs in Oral Science; Basel S.Karger; 2: 53-90
Shiflett DW, Gilliam JH, Wallace C, Wu WC, Auston WE, Ott DJ (1979) Multiple esophageal Webs. Gastroenterology; 77: 556-559
Shinghai T, Shimada K (1976) Reflex swallowing elicited by water and chemical substances. Jpn. J. Physiol.; 26: 455-469
Siewert R, Blum AL, Waldeck F (1976) Funktionsstörungen der Speiseröhre. Springer Verlag,
Siewert R, Lepsien G, Blum AL (1979) Motilitätsstörungen der Speiseröhre als pathogenetisches Prinzip. Internist; 20: 1-9
Siewert JR, Blum AL (1981) Divertikel. In: Chirurgische Gastroenterologie 2. Springer Verlag; 338-343
Siewert JR, Blum AL (1984) Hiatushernien. In: Klinische Gastroenterologie. Thieme Verlag; 228-236
Siewert JR, Harder F, Allgöwer M, Blum AL, Creutzfeldt W, Hollender LF, Peiper HJ (1990) Chirurgische Gastroenterologie. Springer Verlag, Berlin, Heidelberg

Silbiger ML, Pikielney R, Donner MW (1967) Neuromuscular disorders affecting the pharynx; cineradiographic analysis: Invest. Radiol.; 2:442-448

Sinclair WJ (1970) Initiation of reflex swallowing from the naso- and oropharynx. Am.J.Physiol.; 221: 1260-1263

Sivit CJ, Curtis DJ, Crain M, Cruess D, Winters C (1988) Pharyngeal swallow in gastroesophageal reflux disease. Dysphagia; 2: 151-155

Skinner DB, Altorki N, Ferguson M, Little G (1988) Zenker's diverticulum clinical features and surgical management. Dis.Esoph.; 1, 1: 19-22

Smiley TB, Caves DK, Porter DC (1970) Relationship between posterior pharyngeal pouch and hiatus hernia. Thorax; 25: 725-731

Sokol EM, Heitman P, Wolfe BS, Cohen BR (1966) Simultaneus cineradiographic and manometric study of the pharynx, hypopharynx, and cervical esophagus. Gastroenterology; 51: 960-974

Sonies BC, Baum BJ (1988) Evaluation of swallowing pathophysiology. Otolaryngologic Clinics of North America; 21,4: 637-648

Stacher G (1983) Schlucken und Psyche. Wiener klinische Wochenschrift; 95: 502-511

Stanciu C, Bennett JR (1974) Upper esophageal sphincter yield pressure in normal subjects and in patients with gastroesophageal reflux. Thorax; 29: 459-462

Stark P (1981) Die Achalasie des Musculus cricopharyngeus - ein diagnostisches und therapeutisches Problem. RÖFO; 134: 211

Stelzner F, Lierse W (1968) Der angiomuskuläre Dehnverschluß der terminalen Speiseröhre. Langenbeck's Arch. klin.Chir.; 321: 35-64

Stevens MB, Hookman P, Siegel CL, Esterly JR, Shulman LE, Hendrix TR (1964) Aperistalsis of the esophagus in patients with connective tissue disorders and Raynaud's phenomenon. New Engl.J.Med.; 270: 1218-1222

Storey AT (1968) Laryngeal initiation of swallowing. Exp.Neurol.; 20: 359-365

Sugarbaker DJ, Rattan S, Goyal RK (1984) Swallowing induces sequential activation of esophageal longitudinal smooth muscle. Am J Physiol; 247 : G515

Szczesniak AS (1963) Classification of textural characteristics. J.Food.Sci.; 2: 385-389

Tatelman M, Keech M, (1966) Esophageal motility in systemic lupus erythematosus, rheumatoid arthritis and scleroderma, Radiology; 86: 1041-1046

Templeton RE, Kredel RA (1943) Cricopharyngeal sphincter: roentgenologic study. Laryngoscope; 53: 1-12

Tenner R (1984) Verbesserte Detailerkennbarkeit bei der Doppelkontrastuntersuchung des Magens durch neue Kontrastmittelmischung. Röntgen-Blätter; 37: 13-15

Thompson WG, Heaton KW (1982) Heartburn and globus in apparently healthy people. CMA Journal/January; 1,126: 46-48

Toellner R (1986) Illustrierte Geschichte der Medizin. Andreas u. Andreas Verlagsbuchhandlung Salzburg; Band 4: 2157-2159

Torres WE, Clements JL, Austin GE, Knight K (1984) Cricopharyngeal muscle hypertrophy: radiologic anatomic correlations. A.J.R.; 141: 927-930

Treacy WL, Baggenstoss AH, Slocumb CH, Code CF (1963) Scleroderma of the esophagus: a correlation of histological and physiological findings. Ann.Intern.Med.; 59: 351-356

Tytgat GNJ, van den Brandt-Grädel V, Tio TL (1985) Dysphagie und Sodbrennen. In: Aktuelle gastro-enterologische Diagnostik, Hsg. Blum AL, Siewert JR, Ottenjann R, Lehr L ; Springer Verlag, Berlin Heidelberg

Uexküll T (1986) Psychosomatische Medizin. Urban & Schwarzenberg, München, Wien, Baltimore,3.Auflage

Umerah BC, Mukherjee BK, Jbenxe O (1981) Cervical spondylosis and dysphagia. J. Laryngol. Otol.; 95: 1179-1183

van Overbeek JJM (1977) The hypopharyngeal diverticulum. Endoscopic treatment and manometry: Thesis.The Netherlands, pp 31,32,101,106,118

van Overbeek J, Betlem HC (1979) Cricopharyngeal myotomy in pharyngeal paralysis. Ann.Otol.; 88: 596-602

Vakil NB, Karhilas PJ, Dodds WJ, Vanagunas A (1989) Absence of a upper esophageal sphinkter resonse to acid reflux. Gastroenterology; 84: 606-610

Vantrappen G, Deloof W (1974) The hypopharyngeal diverticulum (Zenker'sches Diverticulum). In: Vantrappen G, Hellemanns: Disease of the oesophagus. Springer, New York Berlin Heidelberg

Vantrappen G, Hellemans J (1974) Diseases of the esophagus. Springer Verlag, New York

Vogel H (1986) Risiken der Röntgendiagnostik. Urban & Schwarzenberg, München-Wien-Baltimore

Vogl TJ (1989) MRI of the head and neck. Springer

Waldeyer A (1972) Die Anatomie des Menschen. Walter De Gruyter-Verlag; 571-572

Wallin L, Boesby S, Madsen T (1978) The effect of HCI infusion in the lower part of the esophagus on the pharyngoesophageal sphincter pressure in normal subject. Scand.J.Gastroenterol.; 13: 821 - 826

Ward PH (1974) Surgical Correction of Dysphagia due to Cervical Osteophytes. Ann.Otol. 83: 65-70

Warren KW: Some technical considerations in the management of pharyngo-esophageal diverticulum. 633-643

Watson WC, Sullivan SN (1974) Hypertonicity of the cricopharyngeal sphincter : a cause of Globus sensation. Lancet; 2: 1417-1419

Weisbrodt NW (1976) Neuromuscular organization of esophageal and pharyngeal motility. Arch. Intern. Med; 136: 524-38

Weisskopf A (1980) Reflux of esophagitis (sic): A cause of globus. Read before the American Academy of Otolarygology, Anaheim, Calif., Sept 28-Oct.2, 1980

Welch RW, Luckmann K, Ricks PM, Drake ST, Gates GA (1979) Manometry of the normal upper esophageal sphincter and its alterations in laryngectomy. J.clin.Invest.; 63: 1036

White IL (1981) Severe complication of a Zenkers diverticulum with endoscopic diverticulotomy rescue. Laryngoscope; 91: 708-719

Wienbeck M (1976) Achalasie. in: Funktionsstörungen der Speiseröhre. Hsg.:RJ Siewert, AL Blum, F Waldeck. Springer Verlag Berlin, Heidelberg, New York : 154-158

Wildhagen FK (1965) Das Globus-Syndrom, funktionelle oder organische Störung? Hals-, Nasenu. Ohrenarzt; 13: 93-95

Wilson CP (1962) Pharyngeal diverticula, their cause and treatment. J.Laryngol.Otol. 76: 151-180

Wilson JA, Heading RC, Maran AGD, Pryde A, Piris J, Allan PL (1987) Globus sensation is not due to gastro-oesophageal reflux. Clin.Otolaryngol.; 12: 271-275

Winans CS (1972) The pharyngoesophageal closure mechanism. A manometric study. Gastroenterology; 75:268-274

Winship DH, Viegas de Andrade SR, Zboralske FF (1970) Influence of boultemperature on human esophageal motor function. J.clin.Invest.; 49:243-250

Wolf S, Almy TP (1949) Experimental observations on cardiospasm in man. Gastroenterology; 13: 401-412

Zaino C, Jacobson HG, Lepow H, Ozturk CH (1970) The pharyngoesophageal sphincter. C.C. Thomas Publisher, Springfield, Illinois; pp 15, 52-53

Zaino C, Beneventano TC (1977) Radiologic examination of the oropharynx and esophagus. Springer Verlag, New York Heidelberg Berlin

Zenker FA., v. Ziemssen H (1878) Pulsionsdivertikel. In: v. Ziemssen H (Hrsg.): Handbuch der speziellen Pathologie und Therapie, F.C.W. Vogel Verlag, Leipzig; Bd. 7: 51-66

Zuckerbraun L, Bahna MS (1979) Cricopharyngeus myotomy as the only treatment for Zenker diverticulum. Ann.Otol.Rhinol.Laryngol.; 88: 798-803

Sachverzeichnis

24-h-pH-Metrie 95
A-Phonation 213
Achalasie 16, 147, 148, 163, 196
- amotil 148
- cervical 135, 178, 206, 207
- hypermotil 148, 150
- hypomotil 148
Adalat 163
Aditus laryngis 86
Alar Faszie 212
Alter 174
Altersabhängigkeit 70
Altersverteilung, Normalpatient 69
Anamnesebogen, standardisiert 6
Anatomie 43
- Ösophagus 43
- Pharynx 43
Antazida, orale 16
Anticholinergika 16
Antirefluxtherapie 197
Aphagie 156
Arbeitsgemeinschaft für Schluckstörungen 1
Aspiration 86, 88, 117, 171, 175
- intradeglutitive 86, 119, 127, 130, 134, 135
- postdeglutitive 86, 120, 128, 129, 132, 134
- prädeglutitive 85, 86, 119, 130
- tracheal 87, 117
Aspirationspneumonie 120, 171
Atemzentrum 59
Atmung, glossopharyngeal 62
Augenlinsendosis 11
Auswahl, Normalpatienten 68

Barium-Gelatine-Kugel 18
Bariumsulfatkugel, Kontraindikation zur Anwendung 25
Barium-Sulfat-Präparation 12
Barrett-Ösophagus 99
Barrett-Ulkus 99, 101
Barsonyische Pseudovertikel 154
Bernsteintest 15
Bild-bei-Bild-Analyse 209
Bildverstärker 9
Bolusaustreibungsgeschwindigkeit 62
Bolusgeschwindigkeit 33
Boluskontrolle, oral 38, 117

Bolusvolumen, mittleres 29
- standardisiert 76
Brombart 155, 168

Ca^{++}-Antagonisten 152
Carbachol 153
- Test 14
Cardia-Dysfunktion 162
Chargas-Krankheit 16, 150
Cholinergika 16
Chordektomie 200
Computerbogen, standardisiert 223
CT 211

Dermatopolymyositis 190
Dilatation, Behandlung 152, 154
- pneumatisch 155
- Therapie 21
Distensionsreiz 191
Divertikel, epiphrenisch 162
- inkonstant 91, 173, 174
- Invagination 172
- konstant 174
- lateral 91, 92, 192
- oropharyngeal 91
- passagere lateral 38
Divertikulektomie 182, 190
- einzeitige 172
- zweizeitige 172
Divertikulogenese 167, 197
Divertikulopexie 172
Divertikulotomie, endoskopisch 172
Doppelbestimmung 176
Doppelkontrast-Ösophagogramm 55
Doppelkontrast-Pharyngographie 207
Druck, intraluminal 164
Druckabfall, schluckreflektorisch 64
Durchzugsmanometrie 187
Dysphagie 81, 88, 103, 155, 165, 170, 174, 199
- benigne 140
- Definition 81
- Dysarthrie 85
- Dyskinesie 85
- Geschlechtsverteilung 84
- intersiziplinäre Sprechstunde 5

Dysphagie
- neurogen 117, 119
- prozentuale Altersverteilung 83
- Störung der oralen Motorik 85

E-Phonation 213
Einschnür-Quotient 31, 35, 89, 182, 203
Eissonden-Stimulation 14
Entartung, maligne 171
Entleerungsphase, oral 57
Entwicklung 196
Ependymom 130
Epiglottis 61, 85
- Kippung 78, 85
- Relaxation-Zeit 35, 89
- schluß 77, 121, 164
- schlußzeit 32, 35, 89
Erregung, psychisch 83

Faszie, buccopharyngeal 212
Festkörperdysphagie 18, 79
Fistel, branchogen 192
foetor ex ore 171
Frosch-Atmung 62
Funktion, Ablauf 220
- oral 37
- Störung 156

Geschlecht 174
Globus Dysarthrie 85
- Dyskinesie 85
- Störungen der oralen Motorik 85
Globusgefühl 81, 95, 155, 164, 165, 171, 174, 199
Globus hystericus 82
Globus pharyngis 87, 88, 103, 144
- Definition 82
- Geschlechtsverteilung 84
- prozentuale Altersverteilung 83
Glottisadduktion 117
Glottisschluß defizient 127
Glucagon 17, 163
Glyzeroltrinitratkapseln 17
Gonadenbelastung 11

Haupttriggerareale 58
Hauteinfallsdosis (Hals) 11
Heiserkeit 171
Herniation 186
Hernie 192
Hiatushernie 94, 95
Hirnstamminsulten 121
HNO-Spiegeluntersuchung 3
Hochfrequenzkinematographie 3
Hustenreflex 176
Hypopharynx 44

I-Phonation 213
Impaktation 19
Impression, retrocricoidal 39
- spondylophytär 79
Inhibition, deglutitiv 79
Innervation, Larynx 47
- Pharynx 47
Inter-Untersucher-Varianz 76
Interaktion pharyngo-laryngeal, Störungen 85
Intra-Untersucher-Varianz 76
Inzidenz 185
Iotrolan 25
Ischämieschmerz 154
Isthmus palato-pharyngeus 39

Jetphänomen 96

Kalzium-Antagonisten (s. Nifedipine) 152
Karzinom 151
Kaubewegung 58
Kiliansches Dreieck 91, 167
Kinofilme 10
Kinokamera 9
Knopfbiopsie 152
Kollagenose 96
Kompartiment, retropharyngeal 211, 221
Kompensationshaltung 38
Kontraktion, tertiär 63, 148
Kontraktionsparameter, Ermittlung eines Referenzbereiches 73
- laryngektomierter Patient 202
- Mittelwert 70
- Normalkollektiv 68
- pharyngeal 88
Kontrastmittel, Auswahlkriterien 26
- dimere 13
- hyperosmolar 13
- iso-osmolar 13
- Jod-haltig 13
- Wahl 11
- wasserlöslich 13

Lamina muscularis propria 162
Langzeit-Manometrie 163
Langzeit-pH-Metrie 95
Laryngektomie 199, 200
Laryngo-Hyoido-Mento-Pexie 128, 135
Laryngopharynx, Saugpumpe 61
Larynx, Elevation 66, 117, 130
- Ventral-Cranial-Bewegung 61
Larynxelevation, asymmetrisch 145
- inkomplett 127
- verspätet 127
Larynxkarzinom 199
Leaking 37, 85, 142, 143
Leuchtschirm-Kinematographie, indirekt 4
Lumenobstruktion 180

Sachverzeichnis

M. constrictor pharyngis inferior 46, 167
M. constrictor pharyngis medius 46
M. constrictor pharyngis superior 46
M. cricopharyngeus 46, 167, 194
M. Forestier 99
M. thyreopharyngeus 194
Magenrefluat 192
Mann-Witney-Test 181
Manometrie 3, 128, 184
– perfundierte Systeme 187
Manometriesonde, perfundiert 74
Meclopramid 17
Mediastinitis 171
Megapharynx 186
Mehrpunktmanometrie 187
Membrana thyrohyoidea 38, 91
Membranstenose (s. Web) 96, 97, 147, 185, 202
Meßgenauigkeit, methodenspezifisch 176
Meßparameter 30
– quantitativ 223
Metacholin 151
Mikroendoskopie, flexibel 211
Morbus Parkinson 143
Motilin 17
Motilität, pharyngo-ösophageal 14, 30
MRT 211
Müller-Manöver 201
Multiinfarkt-Syndrom 141
Muskelschichten, Ösophagus 52
Myotomie 152, 172, 190, 196
– chirurgisch 155
– dystrophisch 14

N. laryngeus superior 47
Nasopharynx 44
Nasopharynxabschluß 66
Neuron, inhibitorisch 190
Nifedipin-Test 14
Nifedipine (s. Kalziumantagonisten) 152
Nifedipinkapseln 17
Nitrat 152
Nitropräparate 152
Normalkollektiv, negative qualitative Beobachtungen 72
Normalpatienten
– Referenzbereich der Meßparameter
– – Einschnürquotient 74
– – Epiglottischschlußzeit 74
– – Epiglottisrelaxationszeit 74
– – Ösophagus-Transitzeit 74
– – Peristaltik-Zeit 74
Normalwert, – Referenzbereich 89
Nucleus ambiguus 59
Nucleus traktus solitarii 59
Nußknacker-Ösophagus 154

Odynophagie 156
Öffnung, inkomplett 178
– verspätet 178, 180
Oropharynx 44
Ortsauflösung 10
Ösophagus, Normalwert der Motilität 67
– Pseudovertikulose 82
– Säuresensibilität 15
– säuresensitiv 184
Ösophagus-Breischluck 2
Ösophagus-Transitzeit 76
Ösophagusdivertikel, epidiaphragmal 101
– epiphrenisch 100
Ösophagusfunktion, Störung 94
Ösophaguskontraktion, nicht propulsiv 83
Ösophagusmanometrie 147
Ösophagusneurose 104
Ösophagusperistaltik, Geschwindigkeit 62
– primäre 63
– segemental, nicht propulsive Kontraktion 95
Ösophagusspasmus 151
– diffus 16, 147, 152, 163
– idiopathisch 147
Ösophagussphinkter 167
Ösophagussphinkter obere 63, 117, 121
– Anatomie 48
– Asymetrie
– – axial 63
– – radial 63
– Dysfunktion 164
– Funktionsstörungen 89, 95
– Öffnung 62

Parapharyngealraum 216
Pars fundiformis 48
Pars obliqua 48
Passagezeit 181
Passavantscher Wulst 44, 204
Pastillenbasis, Herstellung 23
Penetration, episodenhaft 78
– laryngeal 32, 85, 86, 87, 123, 140
– nasal 39, 85, 141
Peristaltik, ösophageal 74
– Zeit 30, 33, 73, 106, 193
Perrott 168, 193
pH-Metrie 184
Pharmakoradiographie 14, 50
Pharyngo-Laryngogramm 54, 55
pharyngo-ösophagealer Übergang, anatomisch-histologische Bestimmung der muskulären Zusammensetzung 49
Pharyngogramm, dynamisch 221
– lateral 53
Pharyngographie 220
– statisch 12, 211, 212
Pharyngozelen 129, 164

Pharynx 35
- Einschnür-Quotient 187
- Entleerungszeit 193
- Normalwert der Motilität 67
- Passage-Zeit 31, 33, 70, 73, 74, 76, 89, 106
- Peristaltik-Zeit 76
Pharynxdilatation, neurogen 128
- myogen 128
Pharynxdistension 54
Pharynxdivertikel 180
- kongenital 192
- konstant lateral 157
- lateral 38, 93
Pharynxelevation, intradeglutitiv 141
Pharynxhinterwand 168
- Divertikel 209
- muskuläre Textur 193
- Variationen der Textur 49
Pharynxkonstriktoren 44
- Textur 44
Pharynxkontraktion, Asymetrie 164
Pharynxmalignom 211
Pharynxparalyse 130
Pharynxperistaltik 31
Pharynxschlauch 199
- Entleerung 206
Phase, oral 57
- ösophageal 62
- pharyngeal 60
- präparatorische 57
Plexus pharyngeus 47
Post-Polio-Syndrom 90, 141
Pouch 38, 78, 91, 157, 158, 164, 192, 193
Pouching 38
Presby-Ösophagus 184
Probeschlucken 118
Prominenz, cricopharyngeal 209
Protrusion, inkonstant 186
- passagere 157
Provokationsmanöver 153
Provokationstest, thermisch 14
Pseudo-Valsalva-Manöver 54, 94, 201, 213
Pseudobulbärparalyse 90, 141
Pseudodivertikel 153
Pseudoglottis 201
Pseudotumor 145
Pseudovertikulose, intramural 100
Pulsgenerator 9

quergestreifte und glatte Muskelfasern, Verteilung 50

Radiatio 199
Radio-Manometrie, simultan 75
Recessus piriformes 61
Referenzbereich 73
Reflux, gastro-ösophageal 94, 224

Refluxerkrankung 95
Refluxkrankheit 171
Refluxösophagitis 94, 99
Regurgitation 175, 186
Regurgitation 186
- nasal 61
Relaxationszeit 32
Retrocricoidal-Region 211
retropharyngealen Kompartimente
- Topographie 47
Rezidivtumor 200, 208
Ruhedruck 172, 187

Saug-Pumpen-Mechanismus 60
Saugvorgang 57
Säure-Barium-Test 15
Säure-Bariumsulfat-Test 14
Säure-Kontrastschluck 94
Säurereiz 191
Säuretest 184
Schatzki-Ringe 19, 99
Schilddrüsendosis 11
Schluck 59
- supraglottisch 127, 133
Schluckakt, Physiologie 57
- Röntgenmorphologie bei Normalpatienten 65
Schluckfunktion 117
Schluckreflex, pharyngeal 117
Schluckstörung, neurologisch 224
Schluckvolumen, mittlere 30
Schluckzentrum 59
- medullär 59
Schlußfolgerung 224
Schnürtiefe 193
Schutzbarriere, physiologisch 164
Scopolaminium-Bromid 17
Seriendünnschnitte 51
Sklerodermie 96
Sklerodermie-Ösophagus 97
Spasmolytika 16
Speiseröhreninhalt
- Anfluten 192
Sphinkterdysfunktion 189
Sphinkterdyskinesie 156
Sphinkterdyskoordination 182
Sphinktermotilitätsstörung 192
Sphinktermyotomie 128
Sphinkteröffnung, verspätet 89
Sphinkterresidualdruck 148
Sphinkterverschluß, vorzeitig 90
Spondylophyten 19
Spondylosis deformans 20, 97
Spontanreflux 94
Stadieneinteilung, radiologisch 168
Standardbolus 32
Standardbolusvolumen 223

Sachverzeichnis

Standardprojektion 26
Steakhouse-Syndrom 17, 153
Stempelmechanismus 210
Stenosen 200
Stimmbandlähmung, schlaff 127
Störung, funktionell 200
Strahlenbelastung 10
Streßtest 119
Stripping 200
Struma 104, 105
Struma calcarea 99
Struma maligna 135
Stufendiagnostik 211
Substanz, cholinerge 151
Support-level 21, 148
Symptomatik 170

T-Staging 216
Tensilon 153
Thalsche Fundoplastik 152
Therapie 172
Thermosonden-Stimulation 125, 130
Transitzeit, ösophageal 31, 77, 89
Trendelenburg-Manöver 29
Triggerareal, Stimulation 59
Triggerzone, zweiter Ordnung 58
Trompetenbläser-Krankheit 94, 129
Tumorverschieblichkeit 216

Übergang, pharyngo-ösophageal 167
Übergangssegment, pharyngo-ösophageal 222
Unibaryt R-Kapseln 24
Untersuchungsablauf, radiologisch 25

Valsalva-Manöver 29
Vaskularisation, Ösophagus 48
– Pharynx 48
Venenplexus, retrocricoidal 40, 218
Videogerät 10
Videosimultanaufzeichnung 74
Volumen-Vordehnung 35
Volumenreiz, extraluminal 190

Wandprotrusion, pharyngeal 164
Wandschwäche, pharyngeal 93
Webs (s. Membranstenosen) 97, 161
Weichteil-Anteil, verbreitert
  prävertebral 208
Weichteilsaum, prävertebral 40
– verbreitert prävertebral 206
Welle, dorsal 60
– peristaltisch 60
– sekundär peristaltisch 63
Wellen-Ausbreitungszeit 187

Zeitintervall 189
Zenkersche Divertikel 90, 97, 157, 164,
  165, 167, 224
Zungengrund, Pumpaktion 204
Zungengrundmechanismus 61
Zungenübung 130
Zusammenarbeit, interdisziplinär 103
Zweipumpensystem 61
Zweitneoplasien 208
Zyste, bronchogen 102

MIX
Papier aus verantwortungsvollen Quellen
Paper from responsible sources
FSC® C105338

If you have any concerns about our products,
you can contact us on
ProductSafety@springernature.com

In case Publisher is established outside the EU,
the EU authorized representative is:
**Springer Nature Customer Service Center GmbH
Europaplatz 3, 69115 Heidelberg, Germany**

Printed by Libri Plureos GmbH
in Hamburg, Germany